Von der Ordnung der Welt

Mittelalterliche Glasmalereien
aus Esslinger Kirchen

Ausstellung
in der Franziskanerkirche
am Blarerplatz in Esslingen
vom 11. Mai bis 3. August 1997

Veranstalter der Ausstellung

Evangelische Gesamtkirchengemeinde
Esslingen

Landesdenkmalamt Baden-Württemberg

Stadt Esslingen am Neckar

Ort und Dauer der Ausstellung

Franziskanerkirche am Blarerplatz in Esslingen
vom 11. Mai bis 3. August 1997

Gefördert
von
der KulturStiftung der Länder
aus Mitteln des
Bundesministeriums des Innern

Von der Ordnung der Welt

Mittelalterliche Glasmalereien aus Esslinger Kirchen

von Rüdiger Becksmann

mit Beiträgen von

Peter Berkenkopf,

Bärbel Roth, Valentin Saile,

Hartmut Schäfer und Otto Wölbert

Esslingen · 1997

Herausgegeben
im Auftrag der Veranstalter von
Rüdiger Becksmann

Leihgeber der Ausstellung

Evangelische Gesamtkirchengemeinde Esslingen

Konzeption von Ausstellung und Katalog

Rüdiger Becksmann
Corpus Vitrearum Medii Aevi Deutschland
Freiburg i. Br.

Planung und Aufbau der Ausstellung

Kirsten Fast
Stadtmuseum Esslingen

Helmut Habrik
Freier Architekt, Esslingen

Franz Meckes
Landesdenkmalamt Baden-Württemberg

Die Deutsche Bibliothek – CIP-Einheitsaufnahme

Von der Ordnung der Welt : mittelalterliche Glasmalereien aus Esslinger Kirchen ; [Katalogbuch zur Ausstellung Von der Ordnung der Welt, in der Franziskanerkirche am Blarerplatz in Esslingen, vom 11. Mai bis 3. August 1997] / [Veranst. der Ausstellung: Evangelische Gesamtkirchengemeinde Esslingen]. Von Rüdiger Becksmann. Mit Beitr. von Peter Berkenkopf ... – Ostfildern-Ruit bei Stuttgart : Hatje 1997
ISBN 3-7757-0699-2

2. durchgesehene Auflage

Verlag Gerd Hatje · Ostfildern-Ruit bei Stuttgart
Gesamtherstellung:
Dr. Cantz'sche Druckerei · Ostfildern-Ruit bei Stuttgart
Umschlaggestaltung: Rainer Heusler · Stuttgart
Redaktion und Layout: Rüdiger Becksmann · Freiburg i. Br.
ISBN 3-7757-0699-2

Inhaltsverzeichnis

Vorwort

Die alte Reichsstadt Esslingen hat in drei mittelalterlichen Kirchen einen Schatz von über 400 Glasfensterscheiben des späten 13. und frühen 14. Jahrhunderts bewahrt, der den Reichtum der Stadt in mittelalterlicher Zeit und ihre Bedeutung als eines der führenden schwäbischen Kunstzentren leuchtend dokumentiert.
Esslingen war um 1300 eine schnell wachsende Stadt mit vielen wohlhabenden Bürgern. Ihr Geld und ihr Einfluß erlaubten es ihnen, Bankgeschäfte und Fernhandel zu betreiben. Dieser große Reichtum war aber auch Voraussetzung und Hintergrund für die großen kirchlichen Gründungen in Esslingen, vornehmlich für die Errichtung der Bettelordensklöster. Betrachtet man, wieviele Baumaßnahmen und groß angelegte Geländekorrekturen während des 13. und 14. Jahrhunderts in Esslingen nachzuweisen sind, so wird deutlich, daß die Geschichte Esslingens in dieser Zeit von einem fast unvorstellbaren Aufschwung und einem kontinuierlich steigenden Wohlstand seiner Bürger geprägt war.
Die Stadtpfarrkirche St. Dionys war um 1300 die bedeutendste und größte Kirche Esslingens. Sie war auch eine historisch bedeutsame Kultstätte. Ursprünglich dem heiligen Vitalis geweiht, gehörte sie in karolingischer Zeit zu dem wichtigen Zentrum St. Denis bei Paris. Später war sie im persönlichen Besitz der Staufer und wurde von ihnen 1213 dem Speyerer Domkapitel übereignet. Diese wechselvolle Geschichte fand ihren Niederschlag in dem Reichtum der Kirche. Nur weil alles an beweglichen Kulturgütern des Mittelalters – Tafelmalerei, Holzplastik, Silber- und Bronzearbeiten – verlorengegangen ist, haben wir kaum eine Vorstellung von den Schätzen, mit denen diese Kirche einmal ausgestattet war.
Aber im Chor der Kirche sind 280 mittelalterliche Glasscheiben erhalten! In dieser Fülle und in diesem Reichtum sind sie in keinem anderen hochgotischen Kirchenraum Süddeutschlands anzutreffen. Im Chor wurden fünf vierbahnige Fenster gebaut, um diesen Schatz an Kirchenfenstern aufzunehmen, eine Einmaligkeit in den hochgotischen Langchören Deutschlands. Auch die Themen, das große Programm, das in begrenztem Rahmen den riesigen Bilderbüchern französischer Kathedralen nachzueifern versucht, sind stattlich: alttestamentliche Kronzeugen, weibliche Heilige, Apostel, Tugenden und Laster, Kluge und Törichte Jungfrauen, Martyrien der Heiligen, Fenster der Marienverehrung. Viele dieser Fenster sind Stiftungen von Esslinger Bürgern, die sich so gleichzeitig präsentieren und ihr Seelenheil sichern wollten.
Aber auch die Verglasungen zweier anderer Kirchen in Esslingen sind von großer Bedeutung: Von den kunsthistorisch äußerst wertvollen Scheiben der Franziskanerkirche sind nur achtzehn im Chor erhalten, die anderen noch erhaltenen sechzig wurden um 1900 in die Stadtkirche übertragen. – Wenn in dieser Stadt die Franziskaner – trotz ihrem Verzicht auf Schmuck – die Fenster von in Frankreich geschulten erstklassigen Glasmalern herstellen ließen, dann wohl deshalb, weil Farbfenster damals in Esslingen ein fast selbstverständlicher Bestandteil des Kirchengebäudes waren.
Um 1330 entstanden die Farbfenster der Esslinger Frauenkirche; über 100 Scheiben sind dort noch heute erhalten. Für das Achsenfenster dieser von den Bürgern errichteten Kirche muß der Auftrag gelautet haben, das Programm der kurz zuvor fertiggestellten Glasfenster der Franziskanerkirche inhaltlich und formal möglichst genau zu wiederholen und natürlich zu übertreffen.
In seinem seit 1908 erschienenen berühmten *Handbuch der Deutschen Kunstdenkmäler* widmete Georg Dehio den ihm persönlich bekannten – aber sicher unterschätzten – Scheiben der Dionyskirche nur eine einzige Zeile, während er die Scheiben der Franziskaner- und Frauenkirche mit keiner Silbe erwähnte.
Seit Hans Wentzels 1958 erschienenem Corpusband über die schwäbische Glasmalerei von 1200–1350 wissen wir, daß der Esslinger Scheibenbestand aus hochgotischer Zeit an Umfang nur von den in Köln, Freiburg und Regensburg erhaltenen Glasmalereien übertroffen wird, aber nicht an Vielfalt. Hinzu kommt, daß keine der Farbverglasungen der drei Esslinger Kirchen im Laufe des 19. Jahrhunderts einer historistischen Restaurierung unterzogen worden war; sie befinden sich daher in einem hervorragenden Zustand.

In den vergangenen Jahren wurden nun alle Scheiben der Stadtkirche im Zuge ihrer Außeninstandsetzung – in einem in seiner Art im Bereich der Glasmalerei-Restaurierung einmaligen Projekt – dokumentiert, konserviert und restauriert.
Der Evangelischen Gesamtkirchengemeinde, dem Landesdenkmalamt Baden-Württemberg und der Stadt Esslingen am Neckar war es daher wichtig, vor dem Wiedereinbau der kostbaren Scheiben diese der Öffentlichkeit in einer großen Ausstellung zu präsentieren, um so einzigartige Einblicke in die Ordnung der mittelalterlichen Welt und die künstlerische und technische Gestaltung dieser Glasfenster zu geben.
Ausstellungen mit so sensiblen mittelalterlichen Kunstwerken sind heute aus konservatorischen Gründen nur noch in eingeschränkter Form möglich. Glücklicherweise fand sich im stillgelegten Chor der ehemaligen Franziskanerkirche ein idealer Ausstellungsort, in dem sich im Chorscheitelfenster noch ein kostbarer Scheibenbestand in situ befindet. Hier nun werden die restaurierten Scheiben der Stadtkirche in einer repräsentativen Auswahl mit den Scheiben der Franziskanerkirche und einigen für die Ausstellung ausgebauten Scheiben der Frauenkirche zusammengeführt. Ein solcher Ausbau von mittelalterlichen Scheiben geschieht heute nur noch selten – dazu ist das Risiko zu hoch. Den Veranstaltern war es aber wichtig, alle Scheiben in Nahsicht an einem Ort zusammenzuführen, um so einen beeindruckenden Überblick über die Bedeutung der Esslinger Kunst um 1300 herstellen zu können.
Die Veranstalter sind dankbar, daß ihr großes, auch finanzielles Engagement unterstützt wurde durch Zuschüsse des Fördervereins der Stadtkirche St. Dionys, durch die Kulturstiftung der Länder, durch die Denkmalstiftung Baden-Württemberg und die Deutsche Stiftung Denkmalschutz.
In besonderer Weise danken sie Herrn Professor Dr. Rüdiger Becksmann von Corpus Vitrearum Medii Aevi Deutschland für die wissenschaftliche Beratung bei der Restaurierung der Glasmalereien, für seinen Beitrag bei der Vorbereitung der Ausstellung und bei der Erstellung des Katalogs.
Für die tatkräftige und fachkundige Organisation der Ausstellung danken sie Frau Dr. Kirsten Fast sehr herzlich.

Klaus Scheffbuch, Dekan
Evangelische Gesamtkirchengemeinde Esslingen

Dieter Planck
Präsident des Landesdenkmalamtes Baden-Württemberg

Ulrich Bauer
Oberbürgermeister der Stadt Esslingen am Neckar

Vorbemerkungen

Die Bezeichnung ganzer Fenster und einzelner Felder (Scheiben) erfolgt nach dem für das Corpus Vitrearum Medii Aevi seit 1958 international verbindlichen System. Danach geht die Zählung der Fenster einer Kirche oder Kapelle vom Achsenfenster des Chores (I) aus; die nachfolgenden Fenster werden, gleichzeitig auf der Nord- und Südseite fortschreitend, mit römischen Ziffern versehen (nord II/süd II), ihre Lage innerhalb des Grundrisses (Chor, Qhs., Lhs.) und des Aufrisses (nord, süd = untere Fenster; NORD, SÜD = obere Fenster) entsprechend gekennzeichnet (vgl. Abb. 21, 108).

Innerhalb eines Fensters werden die einzelnen Felder *zeilenweise* von unten nach oben mit arabischen Zahlen und *bahnweise* von links nach rechts mit kleinen Buchstaben (1a, 5c, 14d) versehen. Die Abschlüsse der Bahnen werden als *Kopfscheiben* bezeichnet, die Maßwerkfelder durch große Buchstaben in ihrer vertikalen Stellung zu den Fensterbahnen darunter eindeutig festgelegt (1A, 2AB, 3CD). Bei Maßwerkrosetten werden die einzelnen Strahlen oder Pässe im Uhrzeigersinn durchnumeriert, das Zentrum mit »0« bezeichnet (vgl. Abb. 26–29).

Bei den Maßen steht die Höhe stets vor der Breite; die Angaben schließen die modernen U-Profilrahmen mit ein, geben also nicht die ursprünglichen Falzmaße wieder.

Die Abkürzungen der Bibelzitate folgen der Vulgata.

Zur Entlastung der bibliographischen Nachweise in den Anmerkungen, aber auch am Ende der Einführungen bzw. im Scheibenkatalog werden mehrfach herangezogene Arbeiten abgekürzt zitiert; die vollständigen Zitate sind am Ende des Bandes in einem Verzeichnis zusammengestellt.

Statt eines Glossars sei auf die Einführung bei BECKSMANN, 1995, verwiesen.

Allgemeine Abkürzungen

CVMA	Corpus Vitrearum Medii Aevi
FS	Festschrift
fol.	Folio
hrsg.	herausgegeben
Hs.	Handschrift
Inv.	Inventar
Jb.	Jahrbuch
Jh.	Jahrhundert
Kat. Ausst.	Ausstellungskatalog
Kdm.	Kunstdenkmäler
LCI	Lexikon der christlichen Ikonographie
LDA	Landesdenkmalamt
Lhs.	Langhaus
Ms.	Manuskript
NF	Neue Folge
Qhs.	Querhaus
RDK	Reallexikon zur deutschen Kunstgeschichte
Rez.	Rezension
StA	Stadtarchiv
Zs.	Zeitschrift

Esslingen um 1300 oder *Von der Ordnung der Welt*

Von der einst viel größeren Zahl an Kirchen, Klöstern und Kapellen, die die ehemalige freie Reichsstadt Esslingen um 1300, zur Zeit der ersten Blüte, in ihren Mauern barg, prägen noch vier das heutige Stadtbild: die in ihrem überlieferten Baubestand bis ins 8. Jahrhundert zurückreichende, in ihrer heutigen Gestalt wesentlich dem 13. und frühen 14. Jahrhundert angehörende Stadtkirche St. Dionys, die wohl zwischen 1240/60 errichtete Kirche des 1233 gegründeten Dominikanerklosters, die um 1290 vollendete Kirche des 1237 gegründeten Franziskanerklosters und schließlich die bald nach 1321 von der Bürgerschaft als Marienkapelle errichtete Frauenkirche, an der allerdings bis ins frühe 16. Jahrhundert gebaut worden ist.

Architekturgeschichtlich kommt allen vier Bauten überregionale Bedeutung zu. Bei der 1268 von Albertus Magnus geweihten Dominikanerkirche handelt es sich nicht nur um die älteste erhaltene Bettelordenskirche in Deutschland, sondern zugleich um einen durch seine stilistische Einheitlichkeit besonders beeindruckenden Bau[1]. Wie seine ursprüngliche, im 16. Jahrhundert zerstörte Farbverglasung ausgesehen hat, wissen wir leider nicht; überliefert ist nur, daß in den Chorfenstern die Wappen zweier Grafen von Urach eingesetzt waren, die Mönche des Klosters gewesen sein sollen, und von denen der eine bereits 1240 verstorben ist[2].

In einer ungewöhnlich dichten Abfolge von Neubauten gewinnt die noch heute das Stadtbild beherrschende Stadtkirche St. Dionys im Laufe des 13. und frühen 14. Jahrhunderts ihre heutige Gestalt. An ein bettelordensmäßig strenges, flachgedecktes frühgotisches Langhaus, das im frühen 14. Jahrhundert um zwei Joche verlängert und mit einem neuen Westabschluß versehen wurde, schließt zwischen zwei mächtigen spätromanisch-frühgotischen Flankentürmen ein das ältere Langhaus machtvoll überragender dreijochiger hochgotischer Langchor an (Abb. 21f.). Vier zweibahnige Fenster durchbrechen ihn auf den geraden Seiten. Hiervon abweichend zeigt der polygonale Chorschluß fünf vierbahnige Fenster, eine Besonderheit, die unter allen hochgotischen Langchören in Deutschland ohne Parallele bleibt[3]. Allenfalls die Achse des Chores wird gelegentlich durch ein vierbahniges Fenster ausgezeichnet[4]. Trotz der großen, in den Jahren 1960–1963 durchgeführten Grabung, die genaue Aufschlüsse über die beiden dem Hl. Vitalis geweihten Vorgängerbauten und die beiden älteren Chorschlüsse der heutigen, dem Hl. Dionys geweihten Kirche erbracht hat (Abb. 18), trotz der damals erfolgten gründlichen Untersuchung des bestehenden Baues und der daran anschließenden, jedoch erst 1995 veröffentlichten dendrochronologischen Untersuchungen des Dachwerks wird die genaue zeitliche Einordnung des Chores noch immer überaus kontrovers beurteilt[5]. Bei der Klärung der Datierung dürfte der in seinen Fenstern überkommene Bestand von 218 Scheiben eine entscheidende Rolle spielen. Hiervon können 131 Scheiben der Zeit um 1280 zugewiesen werden; von den um 1300 hinzugekommenen Scheiben blieben 42, von den nach 1350 hinzugefügten noch 45 Scheiben erhalten; vier abgewanderte Scheiben erhöhen den ältesten Bestand auf insgesamt 135, den Gesamtbestand auf 222 Scheiben.

Mit der im späten 13. Jahrhundert von Westen nach Osten errichteten und wohl um 1290 bereits vollendeten Franziskanerkirche (Abb. 107–109) verbindet sich noch im 19. Jahrhundert, gleichzeitig mit der wachsenden Wertschätzung dieses Baues und seiner Farbverglasung, ein sehr wechselvolles Schicksal: Um 1840 wird das Langhaus wegen angeblicher Baufälligkeit, in Wirklichkeit aber wegen Nutzungsmangels abgebrochen[6]. Seither ist der durch die wohlproportionierte Steilheit seines Raumes und durch die Schlichtheit seiner Einzelformen so beeindruckende Chor mitsamt seiner siebenachsigen Lettneranlage nur noch ein Torso. 1899 wurden die umfangreichen Reste der aus der Erbauungszeit stammenden farbigen Ornamentverglasung, die bis dahin, wenn auch mit großen Lücken, die vier seitlichen Fenster des Chorschlusses gefüllt hatten, in den Chor der Stadtkirche übertragen, wo insgesamt 60 Scheiben in die Fenster nord III und süd III eingesetzt wurden. Lediglich achtzehn Scheiben des gegen 1320 durch einen typologischen Bibelzyklus ersetzten Achsenfensters verblieben an Ort und Stelle, zwei gelangten über die Altertumssammlung in das Stadtmuseum. Der erhaltene Gesamtbestand umfaßt somit noch insgesamt 80 Scheiben. Trotz der Zierlichkeit seines im Chorschluß von fünf dreibahnigen, zehnzeiligen Fenstern durchbrochenen einjochigen Chores (Abb. 125) verbindet sich mit dem an der Stelle einer älteren Marienkapelle von der Bürgerschaft errichteten Neubau der Frauenkirche von Anfang an der Anspruch einer Pfarrkirche[7]. Dies wird nicht erst in dem seit der Mitte des 14. Jahrhunderts in zwei Phasen errichteten, möglichweise jedoch von Anfang an geplanten dreischiffigen Hallenlanghaus mit seinen beiden reich skulptierten Portalen auf der Südseite, sondern bereits in der um 1330 entstandenen aufwendigen Farbverglasung des Chores deutlich. Hiervon blieben einschließlich der Kopf- und Maßwerkscheiben immerhin noch 86 Scheiben in den drei mittleren Chorfenstern an ursprünglicher Stelle erhalten; 22 Scheiben wurden vermutlich aus anderen Fenstern hierher übertragen.

Esslingen hat somit in den Chören von drei seiner vier mittelalterlichen Kirchen noch über 400 Scheiben aus hochgotischer Zeit bewahrt – trotz aller Verluste ein ungewöhnlich reicher Bestand, der nur von den in Köln, Freiburg und Regensburg aus dieser Zeit erhaltenen Farbverglasungen an Umfang, nicht jedoch an Vielfalt übertroffen wird. Hinzu kommt, daß keine der drei Farbverglasungen im Laufe des 19. Jahrhunderts einer historistischen Restaurierung unterzogen worden ist. Es fehlen also jene »stilgerechten« Ergänzungen, durch die etwa in den Chorkapellenfenstern des Kölner Domes oder in den Langhausfenstern des Freiburger Münsters um 1900 bzw. noch zwischen 1914 und 1927 alle schadhaften oder durch Flickstücke verunklärten Teile ersetzt worden waren.

Nicht beeinträchtigt durch solche neuzeitlichen Eingriffe erlaubt der in den drei Esslinger Kirchen überkommene Scheibenbestand einzigartige Einblicke in die Entwicklung der Bildprogramme, ihre formale Gestaltung und die Arbeitsweise der Werkstätten, wie sie in dieser Anschaulichkeit für die Zeit um 1300 wohl nur noch in Esslingen zu gewinnen sind. Für keine der anderen süddeutschen Reichsstädte, auch nicht für die beiden Bischofsstädte Speyer und Konstanz, läßt sich, wie wir noch sehen werden, ein ähnlich vielschichtiger Bestand erschließen. Mit beiden Städten war Esslingen kirchenrechtlich verbunden. Obwohl es zur Diözese Konstanz gehörte, unterstand die Stadtkirche seit 1213 dem Speyerer Domkapitel, das auch das Patronatsrecht innehatte, also den Pfarrer einsetzte.

Damit stellt sich die Frage nach den historischen Voraussetzungen einer solchen künstlerischen Blüte, nach den politischen und wirtschaftlichen Gegebenheiten und damit nach der Rolle und Bedeutung der in Esslingen in der fraglichen Zeit handelnden und gestaltenden Personen.

Das ältere Bildprogramm der Stadtkirche und seine Auftraggeber

Das Achsenfenster des Stadtkirchenchores vereint seit etwa 1300 zwei bis auf die verlorenen Kopf- und Maßwerkscheiben lückenlos erhaltene zweibahnige, vierzehnzeilige Bildzyklen: eine mit den Darstellungen der Wurzel Jesse und des Sündenfalles einsetzende typologische Gegenüberstellung von Szenen des Alten und Neuen Testaments, die in den Darstellungen der Auferstehung Christi und Simsons mit den Toren von Gaza endet (Abb. 12, 44–47), und eine Folge von Repräsentanten des Alten Testamentes (Abb. 41–43), unter die auch Hieronymus als mutmaßlicher Verfasser der Vulgata und Dionys als Titelheiliger der Stadtkirche aufgenommen sind. Die Sockelscheiben aller vier Bahnen zeigen in den Zwickeln unter den Bildmedaillons jeweils Stifterpaare (Abb. 42–44), und zwar von links nach rechts die namentlich gekennzeichneten Ehepaare Steinhövel und Vezer, offensichtlich vermögende Esslinger Patrizier, in 1a und b, zwei Speyerer(?) Domherren, von denen einer als »Stephanus« identifiziert werden konnte, in 1c sowie zwei nicht namentlich gekennzeichnete Bettelordensmönche als mutmaßliche Vertreter der beiden in Esslingen seit 1233 bzw. 1237 ansässigen Orden in 1d. Zwei weitere Stifterpaare könnten ursprünglich mit dem ebenfalls zweibahnigen und vierzehnzeiligen Märtyrerzyklus (Abb. 48–51) verbunden gewesen sein; von ihm sind lediglich die beiden Sockelscheiben mit den vermuteten Stifterbildern verloren. Am besten erhalten ist das dem Propheten Hoseas zugeordnete Ehepaar Steinhövel (Abb. 42), deren Stiftung somit eine besondere Bedeutung zukommt. Ihre Gewandung ist bürgerlich bescheiden; der Mann trägt jedoch unter dem blauen Mantel ein langes weißes Gewand und eine weiße, unter dem Kinn gebundene, eng anliegende Haube, wie sie auch auf gleichzeitigen französischen Stifterdarstellungen begegnet (Abb. 1f.).

Daß einzelne Fensterbahnen von verschiedenen Personen oder Institutionen gestiftet wurden, ist ungewöhnlich, aber nicht beispiellos[8], eine für das Esslinger Gemeinwesen um

1280 aussagefähige hierarchische Ordnung ist aus diesen Stifterbildern jedoch nicht mehr zu erschließen, da keine einzige dieser bildlich überlieferten Stiftungen durch schriftliche Quellen zu belegen ist.
Die drei bisher vorgestellten Bildzyklen sind auch in ihrer Komposition aufeinander abgestimmt. Sie zeigen entweder Kreismedaillons vor dahinter durchlaufenden, von Ornamentborten gefaßten geometrischen Teppichbahnen oder miteinander verbundene geometrische Paßrahmen vor entsprechenden, jedoch vegetabil gestalteten Teppichbahnen, deren Form und Farbigkeit innerhalb eines Fensters zudem bahnweise wechselt. Der typologische Bibelzyklus wird darüber hinaus noch dadurch besonders ausgezeichnet, daß die Paßrahmen Bibelzitate tragen, und diese mit dem mandorlenartig um die Bildfelder gelegten Astwerk verflochten werden. Außerdem wird das Astwerk der heilsgeschichtlichen Darstellungen aus der Weinrebe gebildet, welche hinter Jesse emporwächst, während die Vorbilder aus dem Alten Testament gewissermaßen vom Apfelbaum des Sündenfalles umschlossen werden. Dies läßt schließlich keinen Zweifel mehr daran, daß der auf so vielfältige Weise formal herausgehobene Zyklus von Anfang an im Zentrum eines Bildprogramms gestanden hat, das noch drei weitere, jedoch anders gestaltete Bildzyklen umfaßt hat.
Zumindest die beiden untersten Zeilen dieser moralisch-didaktischen Themen gewidmeten Bildzyklen waren einheitlich gerahmt und zeigten unter hohen Architekturbaldachinen, stehend oder sitzend, Personen, die man zu Recht oder zu Unrecht für deren »Autoren« hielt. Erhalten sind der Hl. Matthäus als Autor des in seinem Evangelium (Mt 25, 1–13) geschilderten Gleichnisses von den zehn Jungfrauen (Abb. 52f.) sowie die beiden Philosophen Platon und Aristoteles (Abb. 54f.), die mit einem ursprünglich 48 Darstellungen umfassenden, dem Physiologus nahestehenden Tierzyklus (Abb. 25, 57f.) verbunden gewesen waren. Auch der dritte Zyklus dieses Themenkreises, der die auf ihren Lastern stehenden Tugenden mit den auf ihren Widersachern stehenden Credo-Aposteln (Abb. 59–62) in einem Fenster vereinte, muß in den beiden untersten Zeilen entsprechend gerahmte Autorenbilder gezeigt haben[9].
Im Gegensatz zu den Klugen und Törichten Jungfrauen, die wie die Autoren jeweils von Architekturbaldachinen

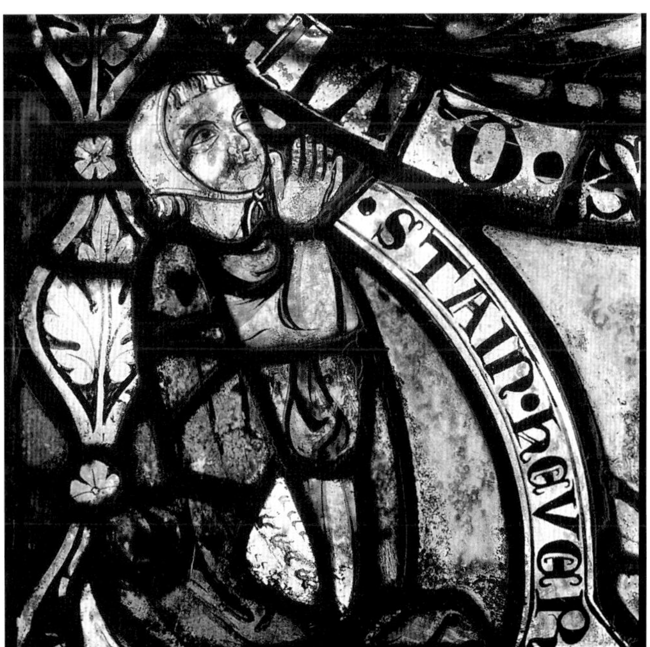

1. Stifter Steinhövel aus dem AT-Zyklus im Achsenfenster.
Esslingen, Stadtkirche St. Dionys, Chor I, 1 a. Speyer (?), um 1280.

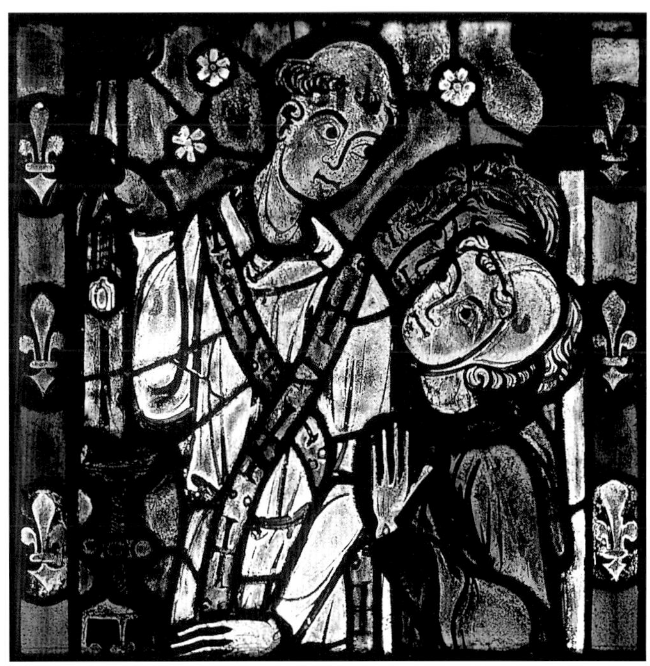

2. Diakon mit Pilger aus einer Reliquienrepräsentation.
Vendôme, Trinité, Chor SÜD II, 4 c. Vendôme, gegen 1280.

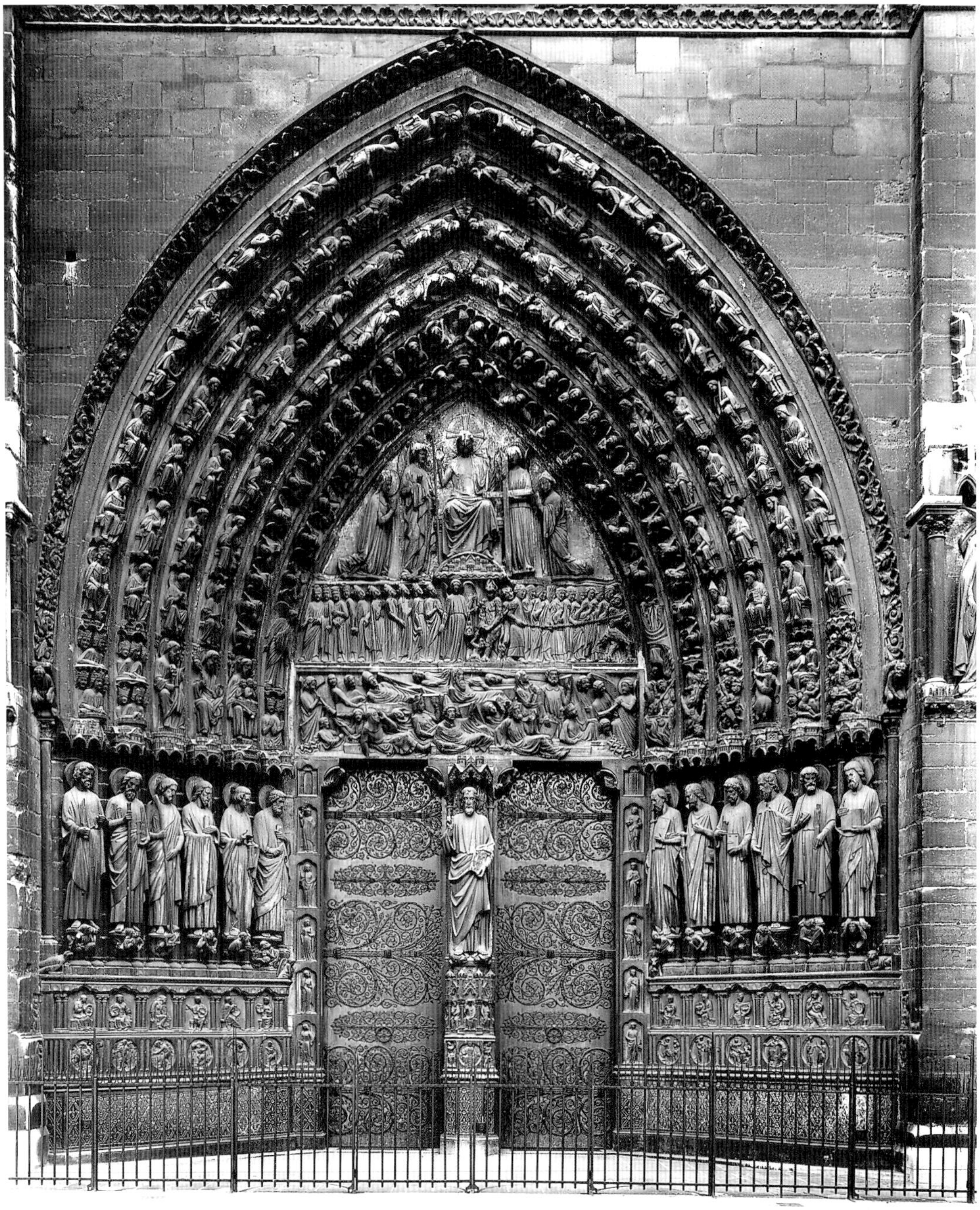

3. Paris, Kathedrale Notre-Dame. Weltgerichtsportal der Westfassade. Um 1220/30.

bekrönt werden, rahmen Langpässe die Tugenden und die Apostel. Warum man in Esslingen auf diese altertümliche Rahmenform zurückgriff, ist unschwer zu erklären: Mit einer den Klugen und Törichten Jungfrauen entsprechenden architektonischen Rahmung hätte man keine zwölf Figurenpaare in einem zweibahnigen, vierzehnzeiligen Fenster untergebracht. Für den Tierzyklus hat man hingegen die unverbunden vor dem Teppichgrund stehenden Kreismedaillons des alttestamentlichen Zyklus aufgegriffen, ihre Zahl jedoch verdoppelt, um die kanonischen 48 Guten und Bösen Tiere zeigen zu können.

Daraus ergibt sich schließlich zwingend, daß ein zu großen

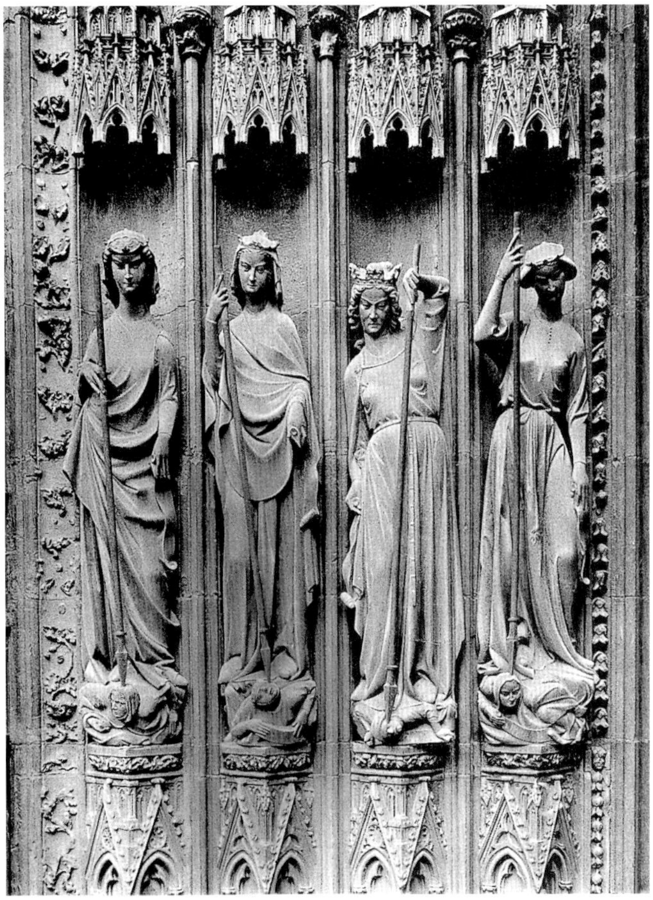

4. Straßburg, Münster. Tugenden und Laster am linken Gewände des nördlichen Portals der Westfassade. Um 1280/90.

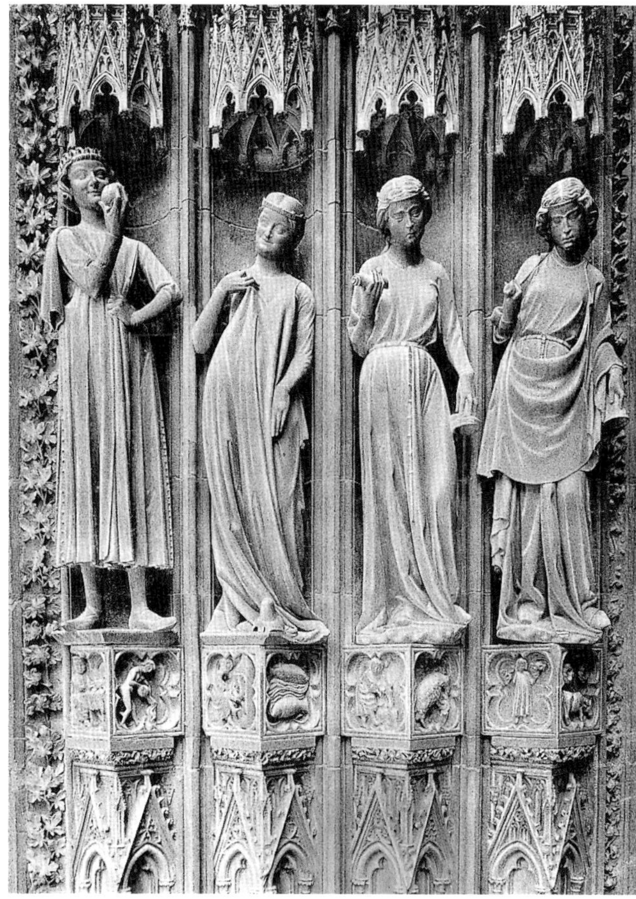

5. Straßburg, Münster. Törichte Jungfrauen am linken Gewände des südlichen Portals der Westfassade. Um 1280/90.

Teilen erhaltenes Bildprogramm für einen um 1280 geplanten, jedoch nicht ausgeführten Chor mit mindestens sechs zweibahnigen, vierzehnzeiligen Fenstern in Auftrag gegeben und ausgeführt worden war. Dem von alttestamentlichen Repräsentanten und Heiligenmartyrien flankierten typologischen Bibelzyklus waren die drei zentralen, bahnweise von Esslinger Bürgern und Bettelmönchen sowie von Speyerer Domherren gestifteten Fenster des Chorschlusses eingeräumt worden, während die geraden Fenster des Chores die moralisch-didaktischen Zyklen aufnehmen sollten (s. Rekonstruktion I, Abb. 26). Diese waren vermutlich vom Rat der Stadt beigesteuert worden, von dem das Speyerer Domkapitel ohnedies die Aufbringung der Baukosten erwartet haben dürfte.

Wer das vielschichtige Bildprogramm entwickelt hat, ein Geistlicher des Speyerer Domkapitels oder ein Gelehrter des Esslinger Dominikanerordens, muß offenbleiben[10].

Das Jüngste Gericht als übergreifendes Thema

Die Parabel der Klugen und Törichten Jungfrauen, stets verstanden als Mahnung, auf den Tag des Jüngsten Gerichts vorbereitet zu sein, ist eines der klassischen Themen der gotischen Monumentalskulptur. Angeführt von Christus bzw. dem Fürsten der Welt stehen die fünf Klugen und Törichten Jungfrauen, brennende oder erloschene Öllämpchen in den Händen haltend, beispielsweise in den Gewänden am rechten Westportal des Straßburger Münsters (Abb. 5). Im Bogenfeld dieses Portals ist denn auch das Jüngste Gericht dargestellt, während die in den Ge-

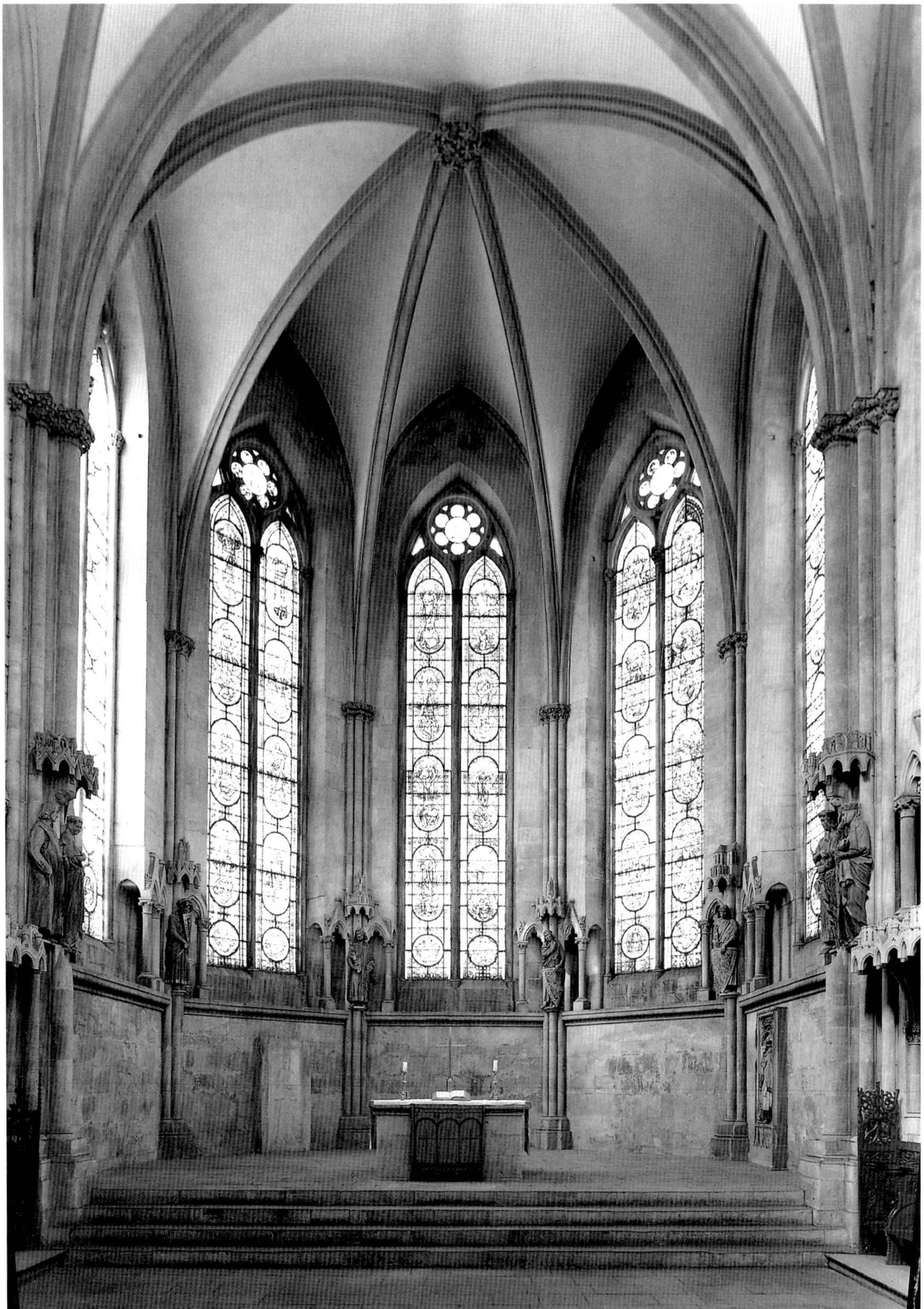

6. Naumburg, Dom, Westchor. Inneres mit Stifterfiguren und Allerheiligenzyklus in den Fenstern. Um 1250/60.

wänden des linken Seitenportals auf ihren Lastern stehenden und diese mit Lanzen niederhaltenden Tugenden (Abb. 4) mit der Darstellung der Jugend Christi im Bogenfeld verbunden sind. Die auf ihren Widersachern stehenden Apostel fehlen im Straßburger Portalprogramm, da das der Passion und Epiphanie Christi, also dem zentralen Thema der Heilsgeschichte, gewidmete Tympanon des Hauptportals von einer monumentalen Darstellung des Thron Salomonis im Giebel überhöht wird. Aus diesem Grunde mußten die Gewände die hierzu gehörigen Prophetenfiguren aufnehmen, während die ebenfalls zu diesem in hochgotischer Zeit neu entwickelten Bildthema gehörigen Tugenden dem linken Seitenportal zugeordnet wurden[11].

Traditionell sind sowohl die Klugen und Törichten Jungfrauen als auch die Tugenden und Laster seit Saint-Denis, also seit etwa 1140, wenn auch in anderer Gewichtung, kanonische Bestandteile der Weltgerichtsportale französischer Abteikirchen und Kathedralen. So besetzen etwa an dem um 1220/30 entstandenen Weltgerichtsportal von Notre-Dame in Paris (Abb. 3) die Klugen und Törichten Jungfrauen, in flachen Arkaden übereinander stehend, die seitlichen Türpfosten, während Christus überlebensgroß am Trumeau erscheint. Die Sockelzone der Gewände zieren unter den zu seiten Christi auf ihren Peinigern stehenden Aposteln zwölf in Säulenstellungen thronende Tugenden über den in Kreismedaillons eingefügten szenischen Darstellungen ihrer Laster. Im Bogenfeld erscheint der von Engeln mit Leidenswerkzeugen flankierte Richter, seitlich knien Maria und Johannes als Fürbitter. Die beiden ersten Archivolten enthalten Halbfiguren von Engeln, die sich in Gesten der Ehrfurcht und des Erstaunens dem Richter zuwenden, in der dritten thronen Patriarchen und Propheten. Nach außen folgen Geistliche mit Büchern, Märtyrer mit Palmen und Jungfrauen mit Kronen[12].

Das Programm des Pariser Weltgerichtsportals wurde so ausführlich beschrieben, weil die um 1280 für jenen nicht gebauten Chor der Esslinger Stadtkirche geschaffene Farbverglasung (s. Rekonstruktion I, Abb. 26) so viele Bestandteile dieses Portalprogramms enthält, daß ihr übergreifendes Thema nur das Weltgericht gewesen sein kann, auch wenn die zentrale Darstellung des Richters mit den Fürbittenden, den Seligen und Verdammten sowie den aus ihren Gräbern Auferstehenden fehlt. Sie könnte jedoch in plastischer Gestalt an der im frühen 13. Jahrhundert(?) zwischen den Türmen errichteten, nach 1486 von Lorenz Lechler durch einen dreiachsigen Lettner ersetzten Chorschranke angebracht gewesen sein[13].

Zugleich stellt sich damit die Frage, warum man ein so vielschichtiges eschatologisches Bildprogramm, das seit alters auf den in eine Kirche ein- oder aus ihr austretenden Gläubigen bezogen und daher meist mit seiner Westfassade verbunden worden war, zum übergreifenden Thema einer Chorverglasung gemacht hat. Der Umstand, daß der um 1280 bestehende spätromanisch-frühgotische Bau der Stadtkirche kein einziges Figurenportal besessen hat, reicht nicht aus als Begründung für diese ebenso offenkundige wie ungewöhnliche Übertragung eines derart figurenreichen Portalprogramms in eine Chorverglasung. Eine Erklärung fände dieses Vorgehen, wenn sich nachweisen ließe, daß im Chor der Stadtkirche Gerichtshandlungen stattgefunden haben[14]. Dies könnte dann sogar der entscheidende Grund dafür gewesen sein, daß man bereits um 1280 den spätromanisch-frühgotischen Polygonalchor durch einen hochgotischen Langchor ersetzen wollte und schließlich um 1300 den noch größeren heutigen Chor errichtet hat. Die Pfarrgeistlichkeit hätte eines solchen Chores nicht bedurft; sein eschatologisches Bildprogramm wäre für die Gläubigen zudem gar nicht sichtbar gewesen.

In Esslingen wird übrigens nicht zum ersten Mal das Bildprogramm des französischen Weltgerichtsportals in eine Chorverglasung übertragen. Bereits um 1250/60 geschah dies im Westchor des Naumburger Domes (Abb. 6), der mit seinen berühmten Stifterfiguren nicht nur ein Ort des Gedenkens an diese Stifter, sondern auch ein Ort der allgemeinen »Fürsorge für Verstorbene und Lebende im Hinblick auf das unausweichlich drohende Jüngste Gericht« war[15]. Auch hier ist also das Jüngste Gericht das übergreifende, Skulptur und Glasmalerei verbindende Thema. In streng hierarchischer Ordnung verkörpern die von Eisenarmierungen gerahmten und mit Teppichbahnen hinterlegten Darstellungen in den fünf zweibahnigen Fenstern die Gemeinschaft der Heiligen, denen in der Zone der Stifterfiguren die in Kreismedaillons gefaßten Büsten der Naumburger Bischöfe zugeordnet werden. In den drei mittleren Fenstern sind, ähnlich wie später in Esslingen, die auf ihren Verfolgern stehenden Apostel (Abb. 23) den über ihre Laster triumphierenden Tugenden paarweise in Langpässen einander gegenübergestellt; die Kreisrosetten ihres Maßwerks dürften das im Giebel des Lettnerportals anklingende Weltgerichtsthema mit der Darstellung einer Deesis nochmals aufgegriffen haben. Anders als der Esslinger Stadtkirchenchor muß der Naumburger Westchor jedoch, der Argumentation Ernst Schuberts folgend, als Kirche in der Kirche, sein Lettner als Eingangsfassade aufgefaßt werden.

Platon und Aristoteles in Esslingen

Ohne Parallele bleibt die Einbeziehung des Tierzyklus in die Weltgerichtsthematik des älteren Bildprogramms. Die im Physiologus vorgegebene positive oder negative Bewertung von Eigenarten des Verhaltens eines Tieres und seine Vergleichung mit menschlichem Verhalten unter Verweis auf bezügliche Textstellen in der Bibel lassen seine Einbeziehung durchaus verständlich erscheinen. Warum man gerade Platon und Aristoteles, die aus unserer Sicht bedeutendsten Philosophen der Antike, diesem Tierzyklus als Autoren vorangestellt hat (Abb. 8f.), bleibt dagegen unklar. Immerhin übernahm der vermutlich um 200 n. Chr. von einem anonym bleibenden *Physiologus* (zu deutsch: der Naturkundige) verfaßte Urtext wie seine zahlreichen späteren Bearbeitungen zu einem großen Teil naturkundliche Aussagen aus Werken des Aristoteles, etwa dem zehnbändigen Werk *De animalibus* und anderen älteren oder jüngeren naturkundlichen Sammelwerken. Obgleich die aristotelische Philosophie im Laufe des 13. Jahrhunderts an den Universitäten und Schulen, vornehmlich in Paris, an Einfluß gewann und das Denken der Scholastiker entscheidend geprägt hat, bezog die Kirche immer wieder Stellung gegen seine Lehren, zuletzt 1277. So verwundert es nicht, daß Darstellungen dieses Philosophen äußerst selten sind[16]. Die Vorstellungen des Mittelalters von Werk und Person Platons waren dagegen trotz oder gerade wegen des weitverbreiteten neuplatonischen Gedankengutes ungleich diffuser. Seine Darstellung bleibt denn auch völlig singulär. Sollte sich der Urheber des Esslinger Bildprogramms etwa an jene Stelle im *Gottesstaat* (XXI 7 n.2) von Augustinus erinnert haben, in der dieser von einer verwunderlichen Eigenschaft des Pfaus spricht, und durch sein Wortspiel *pavonis – Platonis* dazu angeregt worden sein, Platon neben Aristoteles als »Autor« mit dem Tierzyklus zu verknüpfen? Es heißt da: *de carne non putrescente pavonis, cum putruerit et Platonis* (zu deutsch: vom Fleisch des Pfaues, das nicht verwest, während selbst dasjenige Platons verweste)[17]. Oder war es der in der platonischen Dialektik verankerte Glaube an das »schlechthin Gute« im Menschen, weswegen man ihn hier als Zeugen auf der Seite der Guten Tiere, zu denen der Physiologus auch den Pfau rechnete, zur Darstellung brachte?

Jedenfalls muß der Urheber dieses Bildprogramms über eine differenzierte, durchaus kritische Kenntnis antiker

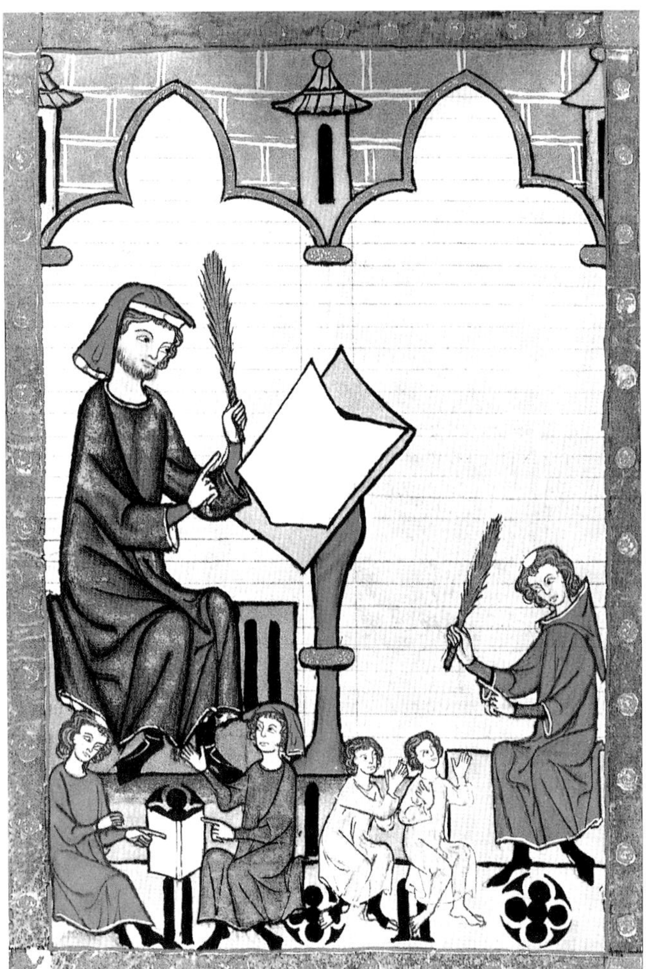

7. Der Schulmeister von Esslingen im 1. Nachtrag zum Codex Manesse. Heidelberg, Universitätsbibl., Cod. pal. germ. 848, fol. 292v. Um 1300/10.

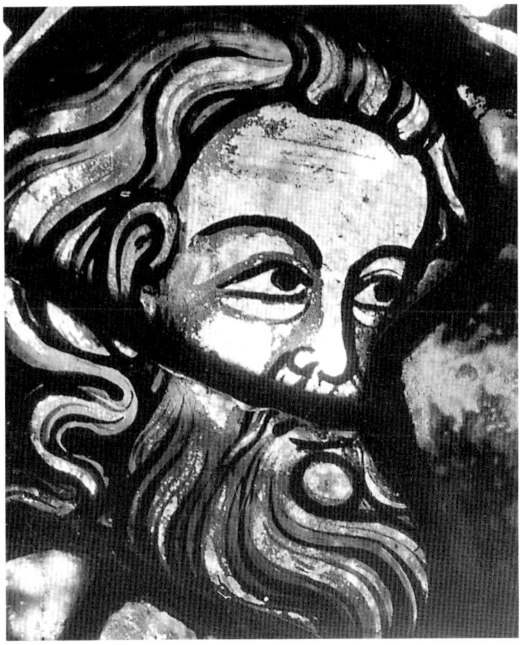

8. Platon (Ausschnitt) aus dem Tierzyklus.
Esslingen, Stadtkirche St. Dionys, Chor süd III, 2 a.

Speyer (?), um 1280.

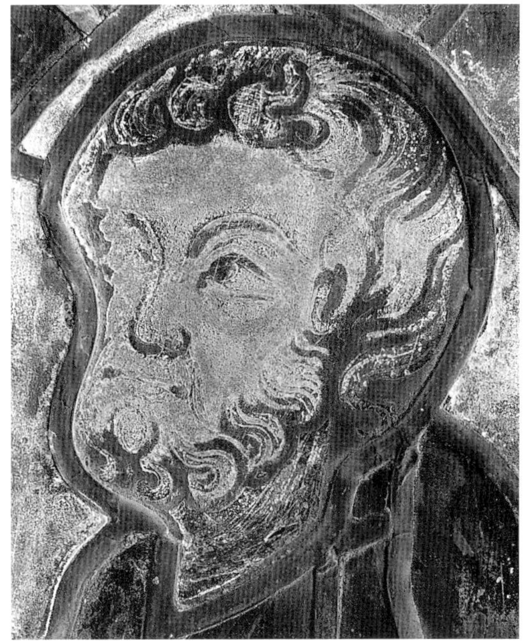

9. Aristoteles (Ausschnitt) aus dem Tierzyklus.
Esslingen, Stadtkirche St. Dionys, Chor süd III, 2 d.

Philosophie und Literatur verfügt haben, wenn er, ganz im Sinne von Boethius, Platon neben Aristoteles stellte. Da die nur noch schwer les- und deutbaren Texte auf den Spruchbändern der beiden Philosophen wohl in leoninischen Hexametern abgefaßt sind, hatte Hans Wentzel den in Esslingen zwischen 1279 und 1314 urkundlich nachgewiesenen Arzt und Schriftsteller Trutwin, der ein *Gedicht* über den Krieg der Reichsstädte gegen Graf Eberhard den Erlauchten von Württemberg 1311/12 in dieser Versform verfaßt hat, als Stifter des ungewöhnlichen Fensters vermutet[18]. Trutwin muß sehr vermögend gewesen sein, stiftete er doch dem in Esslingen bereits begüterten Zisterzienserkloster Kaisheim sein Haus am Schönenberg sowie eine Hofstatt, auf der er eine später in den Kaisheimer Pfleghof einbezogene Kapelle errichten ließ. Außerdem überließ er vermutlich diesem Kloster auch seine umfangreiche Bibliothek, deren Reste heute in Stams bzw. Innsbruck verwahrt werden; sie enthalten jedoch keine Texte antiker Autoren. Trutwin ist nicht der einzige Schriftsteller dieser Zeit in Esslingen; auch dem Esslinger Bürger Dieprecht werden literarische Neigungen nachgesagt. Eine in der British Library in London befindliche, 1316 datierte Abschrift des *Anticlaudianus* trägt außerdem den Vermerk: *Scriptus in Ezzelinga Civitate Swevie.* Bereits um 1290 begann hier ein Minoritenmönch mit der Niederschrift einer Weltchronik unter dem poetischen Titel *Flores temporum.* Kurzum, die Reichsstadt Esslingen muß um 1300 ein beachtliches intellektuelles und literarisches Niveau erreicht haben, auch wenn der in die Manessische Handschrift aufgenommene, gegen Rudolph von Habsburg polemisierende »Schulmeister von Esslingen« (Abb. 7) nur ein entlaufener Esslinger Bettelmönch gewesen sein sollte[19]. Daß die in Esslingen ansässigen Bettelorden wie die Speyerer Domherren die Bildung der Esslinger Bürger entscheidend gefördert haben, dürfte jedoch außer Frage stehen.

Die jüngeren Farbverglasungen als Spiegel der Konkurrenz zwischen Stadt- und Ordenskirchen

Bald nachdem in einer vermutlich Speyerer Werkstatt jenes die Welt im Sinne des christlichen Glaubens ordnende Bildprogramm – *mundus* und *natura*, wie es auf den Spruchbändern von Platon und Aristoteles treffend heißt –

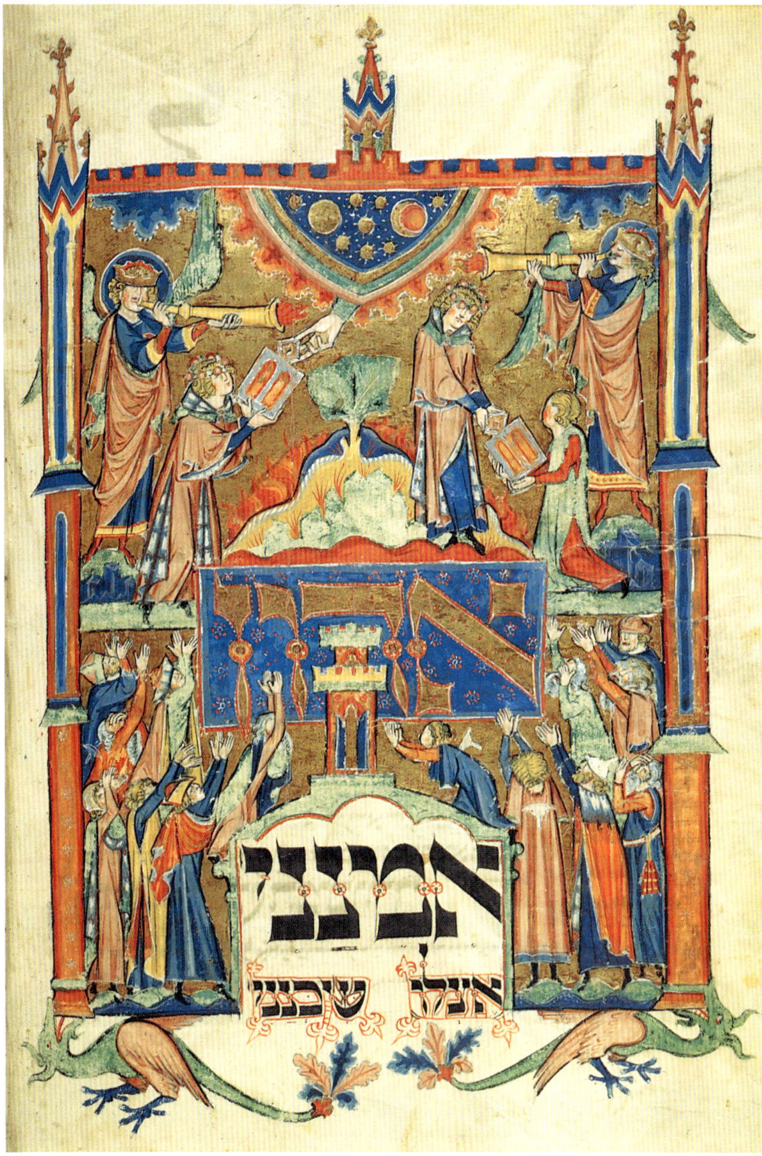

10. Übergabe der Gesetzestafeln auf dem Berge Sinai. Machsor-Handschrift (Teil I). Esslingen (?), um 1290. Dresden, Sächsische Landesbibl., Ms. A. 46 a, fol. 202v.

für jenen um 1280 geplanten Chor der Stadtkirche in Auftrag gegeben und ausgeführt worden war, erhielt der Chor der Franziskanerkirche eine den Ordensvorschriften wie der Strenge seiner Architektur in hohem Maße entsprechende farbige Ornamentverglasung (Abb. 113–115). Um 1280/90 in einer Esslinger(?) Werkstatt angefertigt, füllte sie, wie die Rekonstruktion von Hans Wentzel (Abb. 110) zeigt, die vier zweibahnigen, siebzehn(!)zeiligen Fenster des Chorpolygons. Angesichts des reichen Form- und Farbwechsels muß der Eindruck überwältigend gewesen sein. Ob das dreibahnige, fünfzehnzeilige Achsenfenster zu diesem Zeitpunkt bereits eine zumindest partielle figürliche Farbverglasung besaß und wie diese ausgesehen hat, wissen wir nicht. Seine heutige Verglasung, von der sich in situ noch achtzehn Felder erhalten haben, ist frühestens gegen 1320 entstanden (Abb. 121–124). Ausgeführt von einem in Paris ausgebildeten Glasmaler, übertrifft sie an künstlerischer und technischer Qualität alles zuvor und danach in Esslingen und andernorts Entstandene. Wie in der Stadtkirche ist ihr Thema die Heilsgeschichte, die hier

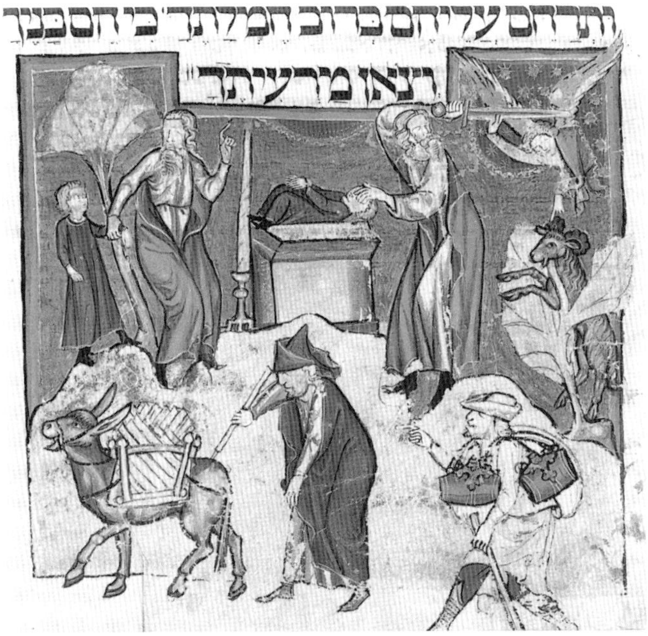

11. Opferung des Isaak. Machsor-Handschrift (Teil II). Esslingen (?), um 1290. Breslau, Universitätsbibl., Ms. Or. I 1, fol. 46v.

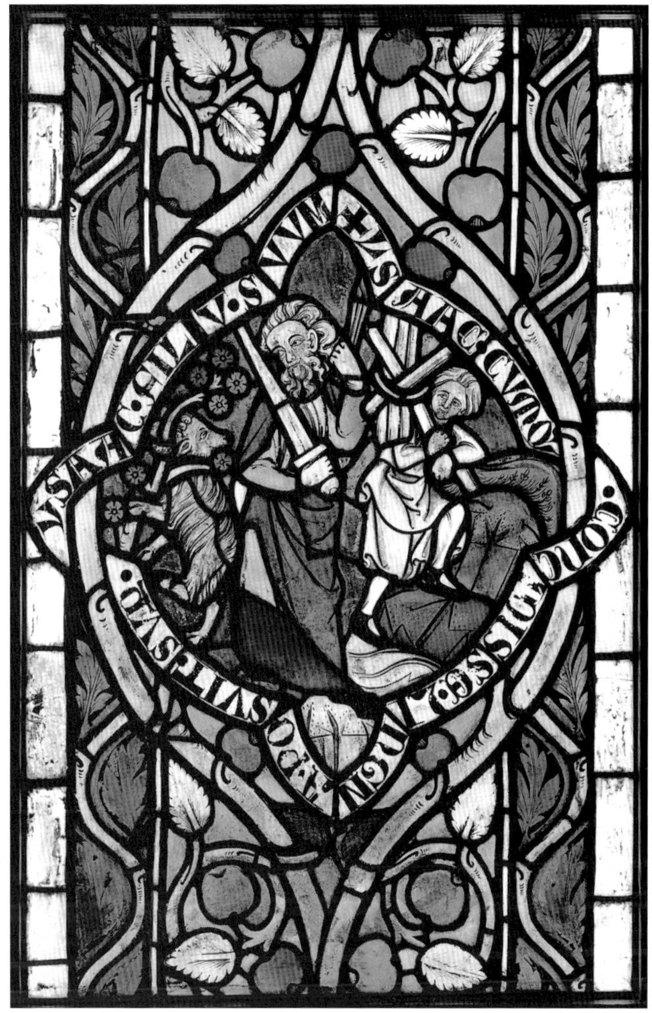

12. Opferung Isaaks aus dem typologischen Bibelfenster. Speyer (?), um 1280. Esslingen, Stadtkirche St. Dionys, Chor I, 11 b.

mit der Verkündigung an Maria einsetzte und in einer Deesis ihren Abschluß fand. Mit vierzehn Darstellungen, die von je zwei alttestamentlichen Vorbildern flankiert werden, ist dieser Zyklus zugleich das umfangreichste nachweisbare typologische Bibelfenster, sieht man einmal von dem bereits um 1250/60 entstandenen, auf drei zweibahnige Fenster verteilten Zyklus im Chor der Oberkirche von San Francesco in Assisi ab[20].

Über die Gründe, warum das Achsenfenster der Franziskanerkirche bereits nach etwa dreißig Jahren neu verglast wurde, lassen sich nur Mutmaßungen anstellen. Eine Zerstörung als Anlaß wird man jedoch ausschließen können, da sie kaum das Achsenfenster allein betroffen hätte.

Auch in der Stadtkirche kommt es um 1300, nach Fertigstellung des heutigen Chores, zu einer grundlegenden Veränderung des ursprünglichen Bildprogramms, deren Voraussetzungen wir ebenfalls nicht mehr erschließen können. Um die seit etwa 1280 bereits vorhandenen sechs zweibahnigen Bildzyklen in den hierfür geschaffenen fünf vierbahnigen Fenstern unterbringen zu können, mußte man je zwei Zyklen in einem Fenster vereinen, konnte also die ursprünglich vorgesehene Trennung von heilsgeschichtlichen und moralisch-didaktischen Themen nicht mehr aufrecht erhalten. Um dies zu verschleiern, aber auch um inhaltlich und formal neue Akzente setzen zu können, hat man ganz offensichtlich für die beiden schrägen Fenster

des Chorpolygons um 1300 architektonisch gegliederte monumentale Bildkompositionen in einer Esslinger(?) Werkstatt in Auftrag gegeben. Das linke Fenster dürfte über zwei Reihen von Heiligen die Kreuzigung Christi mit dem Guten Hauptmann, Ecclesia und Synagoge sowie Johannes dem Täufer und darüber das vermutlich von einer Deesis überhöhte Apostelkollegium, das rechte Fenster über einer entsprechenden Zone mit Heiligen die Krönung Mariens mit Propheten und Königen in Turmarchitekturen gezeigt haben (s. Rekonstruktion II, Abb. 28f.). War für die nur zwanzig Jahre ältere Chorverglasung ein figurenreiches Portalprogramm das Vorbild gewesen, so sind es nun in Nischen oder Architekturtabernakel eingefügte Figuren, wie sie seit der Mitte des 13. Jahrhunderts an Fassaden und Türmen, etwa des Straßburger und Freiburger Münsters, begegnen, in Esslingen jedoch fehlten.
Besonders aufschlußreich für die Konkurrenzsituation, die nicht nur in Esslingen zwischen Stadt- und Ordenskirchen bestand, ist die Chorverglasung der vom Rat der Stadt errichteten Frauenkirche, die um 1330 von drei verschiedenen Esslinger Werkstätten geliefert worden war. Für das Achsenfenster muß der Auftrag gelautet haben, dasjenige der Franziskanerkirche inhaltlich und formal möglichst genau zu replizieren (Abb. 133–135) und zugleich zu übertreffen. Beim Marienfenster (Abb. 136–138) ging man dagegen eigene Wege, in der Komposition wie in der Auswahl und Gestaltung der Szenen, indem man in großem Umfang legendäre Begebenheiten in den Zyklus aufnahm und möglichst wirklichkeitsnah gestaltete, zumal es hierfür offensichtlich keine die Erfindungskraft einengende Bildüberlieferungen gab.
Als man schließlich gegen 1350 durch Reparaturmaßnahmen am Chor der Stadtkirche gezwungen war, die beiden um 1300 neu geschaffenen Bildfenster zu einem zusammenzuziehen, wollte man nun auch hier in dem neu zu verglasenden Fenster die Annen-Marien-Geschichte wie die Jugend und Passion Christi so ausführlich wie in der Frauenkirche darstellen (s. Rekonstruktion III, Abb. 27). Daß man hierfür auf die Rahmenformen der benachbarten Zyklen mit alttestamentlichen Repräsentanten und Heiligenmartyrien zurückgriff, macht deutlich, daß nicht nur die finanziellen, sondern auch die geistig-schöpferischen Kräfte nach einer mehr als zwei Generationen anhaltenden Blüte erlahmt waren.

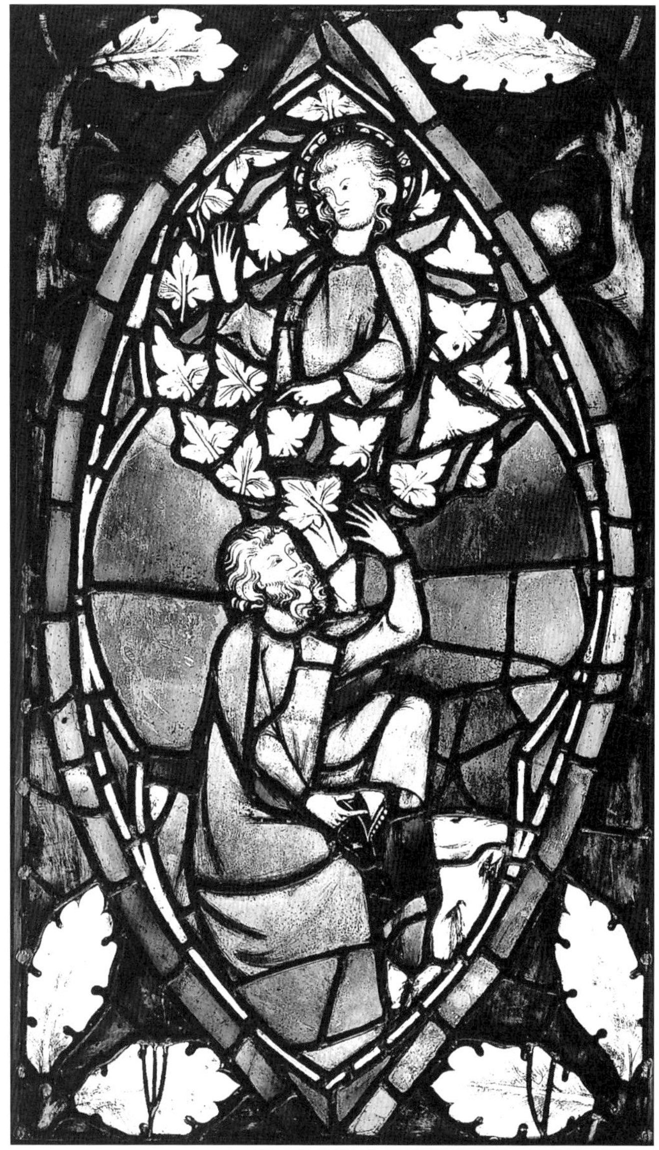

13. Moses am brennenden Dornbusch. Wimpfen oder Esslingen (?), um 1300. Ehemals Wimpfen, Dominikanerkirche, Chor I, 3 a. Stuttgart, Württembergisches Landesmuseum.

Esslingen als Kunstzentrum

Wie andernorts sucht man auch in Esslingen in den Quellen vergebens nach Erwähnungen von Malern und Glasern, die in der fraglichen Zeit, von etwa 1280 bis gegen 1350, in Esslingen ansässig und tätig waren. Ein einziges Mal wird 1338 ein *Konrad der Glaser* als Bürge erwähnt[21].

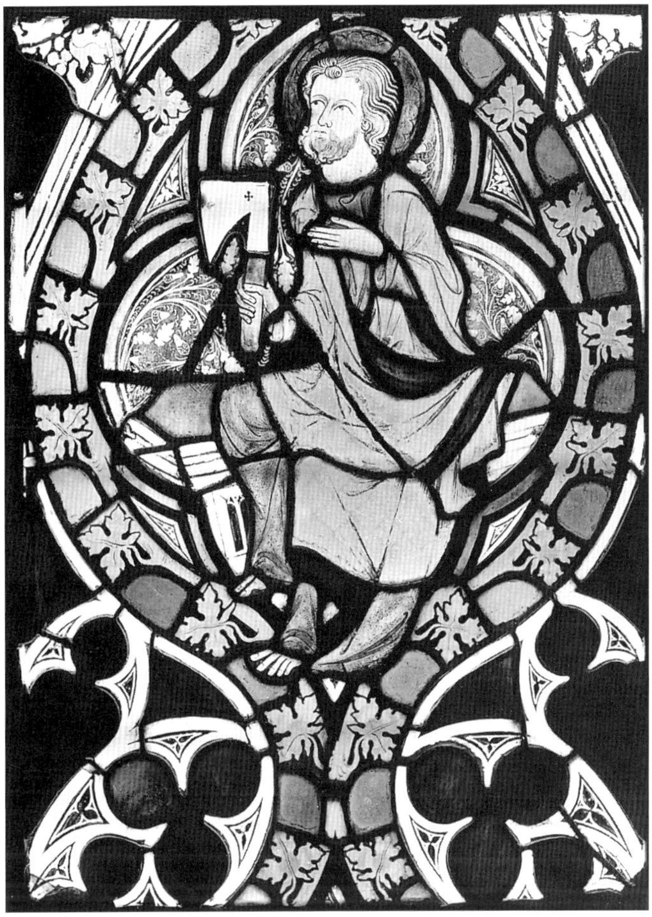

14. Apostel Matthias. Esslingen (?), um 1335. Ehemals Bebenhausen, Zisterzienserkirche, Chor I. Altshausen, Schloß.

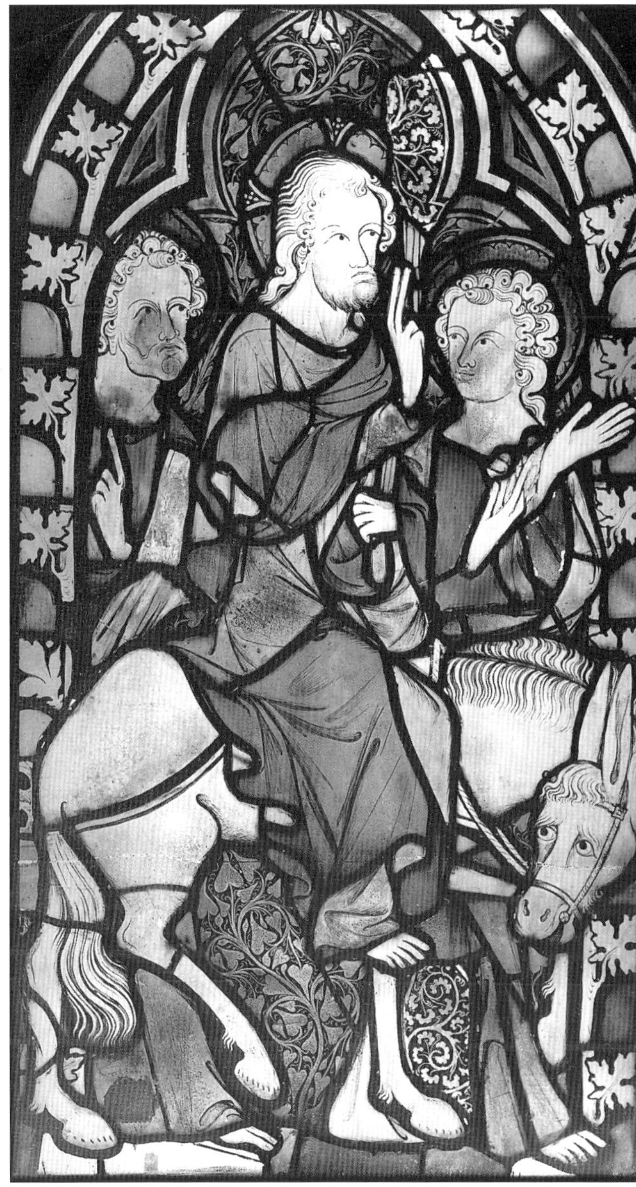

15. Einzug Christi in Jerusalem. Esslingen (?), um 1335. Ehemals Bebenhausen, Zisterzienserkirche, Chor I. Schloß Lichtenstein.

Daß in Esslingen in hochgotischer Zeit nicht nur Glaser, sondern auch bedeutende Maler und Illuminatoren offenbar ausreichend Arbeit und Auskommen fanden, ist bisher nur in einem einzigen Falle mit einiger Sicherheit nachzuweisen, für die vor 1293 von Re'uben, einem Schüler des Meir von Rothenburg, in Esslingen geschriebene zweibändige Machsor-Handschrift, eine für den Gebrauch in der Synagoge bestimmte, daher großformatige Sammlung von Gebeten für die besonderen Sabbate sowie alle Feiertage.

Die beiden heute in Dresden bzw. in Breslau befindlichen Teile dieses Machsors, was wörtlich übersetzt »Zyklus« bedeutet, enthalten nicht nur ornamentale Schriftverzierungen und Randminiaturen mit Tierkreiszeichen, sondern auch einige höchst bemerkenswerte ganzseitige Miniaturen (Abb. 10f.). Sie sind, wie häufig in jüdischen Handschriften dieser Zeit, nach besonderen Anweisungen in der Werkstatt eines christlichen Malers ausgeführt worden[22]. In einer Rahmenarchitektur, die für die Bekrönung von

Fialentürmen die gleichen Formeln wie die um 1300 für St. Dionys geschaffenen Bildkompositionen (Abb. 74, 77) verwendet, wird in zwei Zonen die Übergabe der Gesetzestafeln an Moses auf dem Berge Sinai dargestellt. Das in der unteren Zone wartende Volk wird dabei meist so von der Seite oder hinten gezeigt, daß zumindest die Augen der Gesichter überschnitten oder verdeckt sind. Bei Moses und den Engeln in der oberen Zone geschieht dies mit Hilfe von Kronen bzw. Blumenkränzen. Auch in Stil und Farbigkeit sind in den Figuren des sog. Marienfensters (Abb. 72–77) noch Anklänge an dieses ältere, qualitativ höherstehende Werk zu finden. In der größeren Gespanntheit der Gesichter wie der Gewänder stehen die Miniaturen freilich den älteren Arbeiten der Speyerer Lampertus-Werkstatt (Abb. 12) näher, auch wenn deren Stilbild weniger höfisch-westlich geprägt ist.

Es bleibt noch anzumerken, daß die jüdische Gemeinde in Esslingen zwar nicht so groß wie diejenige in Speyer, doch ähnlich vermögend gewesen war, und was besonderes hervorgehoben werden muß, nicht isoliert, sondern inmitten der übrigen Bevölkerung lebte. Seit 1268 ist außerdem zwischen Hafenmarkt und Strohstraße eine Synagoge bezeugt, in der die meisten Esslinger Juden 1348, während der Pestzeit, einer Brandstiftung ihrer Verfolger zum Opfer fielen[23].

Für eine Lokalisierung der um 1300 für die Stadtkirche tätigen Glasmalerei-Werkstatt nach Esslingen und nicht nach Speyer oder Konstanz spricht nicht zuletzt der Umstand, daß die nach 1330 bzw. um 1350 angefertigten Restzyklen (Abb. 79–83) von der gleichen Werkstatt ausgeführt worden sind. Möglicherweise war ihr Leiter der 1338 erwähnte *Konrad der Glaser*.

Im ersten Drittel des 14. Jahrhunderts müssen in Esslingen zeitweise noch mindestens zwei weitere, künstlerisch ungleich bedeutendere Glasmalerei-Werkstätten ansässig gewesen sein, von denen die eine auch Tafel- und Wandmalereien ausgeführt hat. Dies ergibt sich trotz des großen Zeitabstandes aus den stilistischen und technischen Übereinstimmungen zwischen den um 1300 für das dreibahnige, zwölfzeilige Achsenfenster der Dominikanerkirche in Wimpfen a. B. und den um 1335 für das acht(!)bahnige, neunzeilige Ostfenster der Kirche des Zisterzienserklosters Bebenhausen geschaffenen Scheiben (Abb. 14–16)[24]. Sie setzen die Kontinuität einer Werkstatt voraus, in der ein herausragender, wohl in Straßburg vor 1300 zusammengetragener Vorlagenbestand über Jahrzehnte benutzt werden konnte.

In der zarten Bildung der mandorlenförmigen Rahmung, in der verhaltenen Gestik der Figuren, der weichen Modellierung der Gewänder und der hierzu in Kontrast stehenden kalligraphisch feinen Zeichnung der Köpfe gehören die heute im Stuttgarter Landesmuseum befindlichen Wimpfener Scheiben eines typologischen Bibelzyklus, dessen rechter Strang durch Szenen aus dem Leben des Hl. Dominikus, des Ordensgründers, ersetzt worden war, zweifellos zu den Meisterwerken der Glasmalerei um 1300. Ihre Voraussetzungen dürften in der Tat in Straßburg zu suchen sein, wo jedoch nur jüngere Werke dieser Stil-

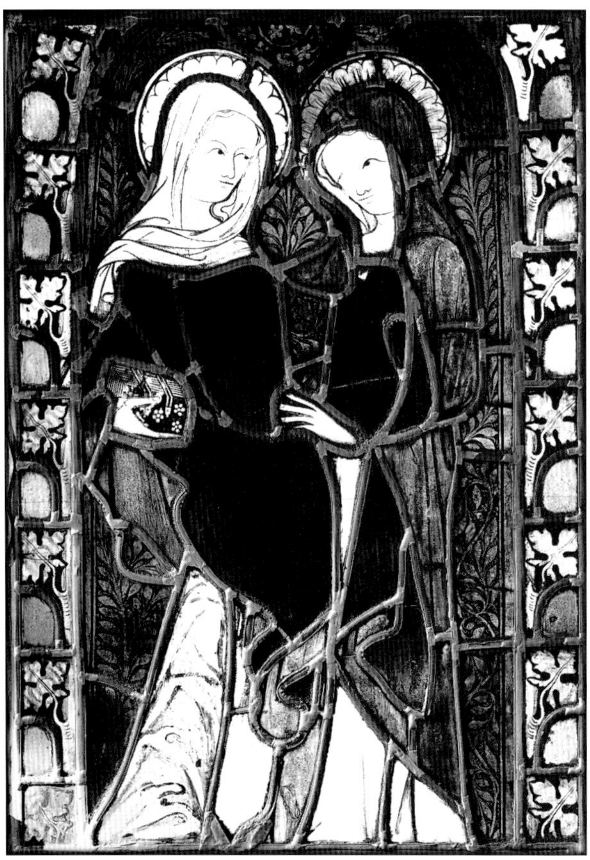

16. Heimsuchung. Esslingen (?), um 1335. Ehemals Bebenhausen, Zisterzienserkirche, Chor I. Altshausen, Schloß.

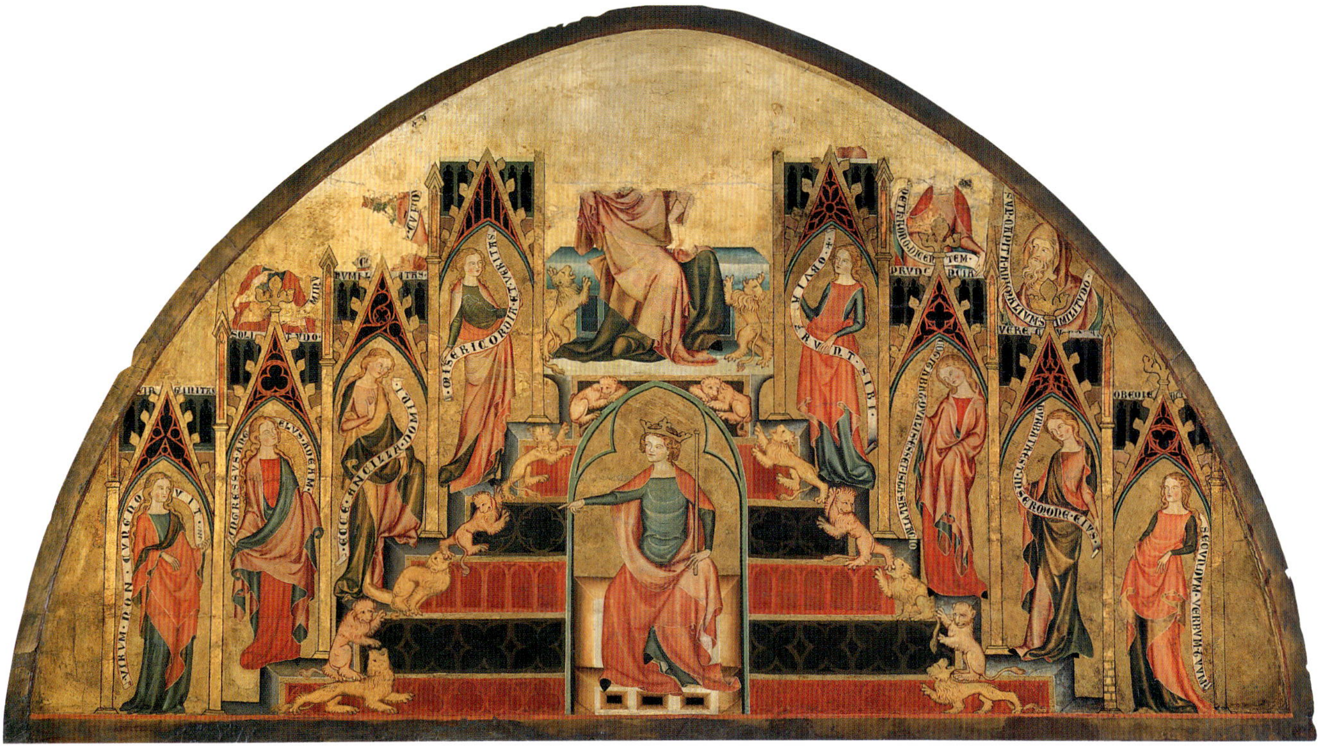

17. Thron Salomonis. Tafelbild aus dem Sommerrefektorium des Zisterzienserklosters Bebenhausen. Esslingen (?), um 1335. Stuttgart, Staatsgalerie.

richtung wie die Marienkrönung in St. Thomas (Abb. 13, 67, 69) oder das Passionsfenster in St. Wilhelm erhalten geblieben sind[25].

Die Scheiben des riesigen Bebenhausener Ostfensters, das in Bogenpaßrahmungen Darstellungen der Annen-Marien-Legende mit Propheten und Szenen der Jugend und Passion Christi mit Aposteln vereinte, weisen andererseits sowohl mit dem Marien- als auch mit dem Bibelfenster der Esslinger Frauenkirche (Abb. 131, 133–138) so viele formale und stilistische Berührungen auf, daß ihre Ausführung in Esslingen schon von Hans Wentzel erwogen worden war. Auch sein schon 1949 geäußerter Vorschlag, daß aus dieser Werkstatt auch das einzige erhaltene Werk der schwäbischen Tafelmalerei dieser Zeit, der Thron Salomonis aus dem Sommerrefektorium des Klosters Bebenhausen (Abb. 17), hervorgegangen sein muß, überzeugt ebenso wie seine Zuschreibung der bemalten Schlußsteine dieses Raumes an den Meister der Tafel, die dort einst als Supraporte das innere Bogenfeld des Eingangs geschmückt hat[26]. Daß die Zisterzienser des Bebenhausener Klosters die Verglasung ihres neuen Ostfensters sowie die malerische Ausgestaltung ihres Sommerrefektoriums einer Esslinger Werkstatt in Auftrag gegeben haben, lag nahe, unterhielten sie doch dort einen für den Vertrieb ihrer landwirtschaftlichen Erzeugnisse wichtigen Pfleghof.

Bedenkt man, daß eine Werkstatt, die sowohl Tafel- und Wandmalereien als auch umfangreiche Farbverglasungen ausgeführt hat, über mehrere, entsprechend ausgebildete Maler verfügt haben muß, so wird man in ihren Werken nicht unbedingt handschriftliche, wohl aber technische und formale Gemeinsamkeiten erwarten. Diese finden sich für die Thron-Salomonis-Tafel sowohl im Marienfenster der Esslinger Frauenkirche wie in den Scheiben aus dem Bebenhausener Ostfenster (Abb. 16f., 136–138).

Ob sich schließlich der in Paris ausgebildete Glasmaler, der gegen 1320 mit dem Bibelfenster für den Chor der Franziskaner eines der künstlerisch bedeutendsten Werke hochgotischer Glasmalerei schuf, länger in Esslingen aufgehalten hat, ist dagegen ungewiß, da die um 1330 danach angefertigte Replik für den Chor der Frauenkirche offenkundig von jener Werkstatt geliefert wurde, die zuvor für die Dominikaner in Wimpfen und danach für die Zisterzienser in Bebenhausen tätig gewesen ist.

Trotz aller Verluste, trotz des Fehlens schriftlicher Quellen dürfte die freie Reichsstadt Esslingen in hochgotischer Zeit das bedeutendste Kunstzentrum in Schwaben gewesen sein. Ihre Werkstätten besaßen nicht die gewachsenen Strukturen und Traditionen, über die die Werkstätten der Bischofsstädte Speyer und Konstanz verfügten. Sie haben auch kein eigenes Stilidiom ausgebildet, dafür bewahrten sie das einmal Übernommene und waren zugleich in anderer Weise offen für Neues.

RÜDIGER BECKSMANN

Zur Entwicklung Esslingens im 13. Jahrhundert

Um einen Eindruck von dem zeitgeschichtlichen Hintergrund zu gewinnen, aus dem heraus die Glasmalereien für die Esslinger Kirchen gestiftet und ausgeführt wurden, ließe sich anhand der landes- und stadtgeschichtlichen Literatur ein Bild entwerfen, das auf der noch spärlichen, das Alltagsleben in der Stadt kaum betreffenden schriftlichen Überlieferung des beginnenden Spätmittelalters fußt[1]. Ohne diesen Weg außer acht zu lassen, bietet sich jedoch ein direkterer Zugang zum Leben in dieser Stadt, wenn man die inzwischen zahlreichen, am Ort gewonnenen archäologischen Aufschlüsse beizieht[2].

Die schriftliche wie die auf archäologischen Realien basierende Überlieferung wird allerdings nur Grundaussagen machen können. Bei allem Bemühen wird daher nur eine allgemeine Annäherung an die Zeit um 1300, die Entstehungszeit der erhaltenen Glasmalereien, möglich sein. Der Versuch, die Geschichte eines so frühen Zeitabschnitts zu rekonstruieren, wird dennoch lohnend und für ihr Verständnis notwendig sein. Denn der künstlerische Ausdruck der Zeit, die Darstellung von Inhalten wie die Selbstdarstellung im Sinne einer gottgefälligen, aber auch auf Repräsentation ausgerichteten Stiftungstätigkeit ist vor dem Hintergrund zu sehen, der sich im Alltäglichen zeigt. Ohne unmittelbaren Bezug auf die mit Hilfe historischer oder kunsthistorischer Methoden gewonnenen Datierungen der Fenster und der damit verbundenen Frage nach dem Sitz der Werkstätten soll im folgenden versucht werden, der Geschichte der Stadt Esslingen im 13. Jahrhundert nachzugehen.

Es ist nicht überliefert, wann die bereits überörtlich wichtige Siedlung Esslingen die Rechtsstellung einer Stadt erhielt. Für die vorstädtische Zeit liegen nur schriftliche, das tägliche Leben nicht widerspiegelnde Nachrichten vor. Deutlicher erhellen die archäologischen Befunde, die bei der planmäßigen Untersuchung der heutigen Stadtkirche St. Dionys gewonnen werden konnten, diese Zeit[3].

Bereits im 8. Jahrhundert hatte der hier ansässige Hafti eine steinerne Kirche errichtet und Fulrad, dem Abt des Klosters St. Denis bei Paris, übereignet, der sie dann testamentarisch seinem Kloster vermachte. Im Chor dieses Kirchenbaues hatte Fulrad die Gebeine des Hl. Vitalis beisetzen lassen. Sie wurden Ziel einer Wallfahrt, die um 900 einen beträchtlich größeren Neubau sinnvoll, ja notwendig erscheinen ließ. Diese zweite Vitaliskirche erhielt eine Krypta, in der die Gebeine des Heiligen als Reliquien verehrt wurden. Noch heute sind die Rußspuren der Opferkerzen zu sehen, die Pilger dort aufstellten[4].

Wie häufig bei vergleichbaren Wallfahrtskirchen entwickelte sich in Esslingen ein Markt, der sicher von der großen, aus Ulm kommenden und ins Rheinland weiterführenden Straße profitierte. Als Marktort an einem Fernverbindungsweg von Nord nach Süd und einer kreuzenden Ost-West-Verbindung mit Übergang über den Neckar erlangte Esslingen wohl schon in vorstädtischer Zeit zumindest regionale Bedeutung. Wann Esslingen Stadtrechte erhielt oder erwarb, ist nicht überliefert. Die historische Forschung nennt hierfür die Jahre 1213/19, 1228 oder 1229, hält jedoch auch einen Zeitpunkt vor 1200 für möglich[5]. Zu seiner genaueren Bestimmung vermag die Archäologie zwar nichts beizusteuern, doch läßt sich auf der Grundlage der archäologischen Befunde eine Aussage treffen, wann das tägliche Leben in Esslingen einen Standard erreicht hat, für den »stadtbürgerliche«, nicht mehr agrarisch bestimmte Lebensumstände kennzeichnend sind[6].

Wenden wir uns zunächst dem wohl ältesten Siedlungsbereich Esslingens zu, der Dionsysiuskirche und ihrer Umgebung. Die Entfremdung dieses Kirchenbaues vom Kloster St. Denis geht bereits in vorstädtische Zeit zurück. Zwar versuchte das Kloster um 1147 seinen Besitz in Esslingen abzusichern, um 1200 erscheint die dem Hl. Dionys geweihte Kirche jedoch als auf dem Erbwege erworbene staufische Eigenkirche, die Kaiser Friedrich II. schließlich 1213 dem Speyerer Domkapitel schenkt[7]. Im Laufe des 13. Jahrhunderts wandelte sich die alte Wallfahrtskirche zur Stadtkirche, in der sich nun das städtische Gemeinwesen repräsentierte. Anders ist die jetzt einsetzende dichte, archäologisch nachgewiesene Bauabfolge schwerlich zu erklären. Der um 1220/30 anzusetzende Neubau der Kirche, der dritte an dieser Stelle, besaß einen einfachen, rechteckig ummantelten Chor. Dieser wurde bereits nach etwa einer Generation durch einen Polygonalchor ersetzt. Nach einer weiteren Generation mußte er schließlich jenem noch heute bestehenden aufwendigen, das Kirchenschiff überragenden Chor weichen (Abb. 18). Die während der noch andauernden Außeninstandsetzung aufgefundenen Gerüsthölzer datieren ihn mit Hilfe der Jahrringchronologie in die Jahre 1295/96[8]. Dieses Baudatum sagt jedoch noch wenig über die Entstehungszeit der Glasfenster selbst aus, es liefert jedoch einen entscheidenden terminus post quem für ihre Einsetzung, wenn man davon ausgeht, daß die dendrochronologische Datierung des Mauerwerks auch für die Fenstermaßwerke gilt, wogegen bisher kein Baubefund spricht.

Die Baugeschichte zeigt somit deutlich, daß die dem Hl. Dionys geweihte Kirche im Laufe des 13. Jahrhunderts zum Mittelpunkt eines Gemeinwesens geworden war, das die Baumaßnahmen nicht zuletzt durch die ständig wachsende Bevölkerungszahl sowie die damit verbundene Zunahme von Meßstiftungen selbst ausgelöst hat.

Versteht man die Entwicklung von Kirchen gleichsam als Fokussierung des Lebens in der sie umgebenden Siedlung, so bezeugt St. Dionys für das 13. Jahrhundert einen schnell wachsenden städtischen Wohlstand. Er ist Voraussetzung und Hintergrund für weitere kirchliche Gründungen in Esslingen, vornehmlich für die Errichtung von Klöstern der Bettelorden. Ab 1233 entstand nördlich von St. Dionys das Dominikanerkloster[9], ab 1237 südöstlich davon das Franziskanerkloster[10]; in den vorstädtischen Bereichen kamen noch die Niederlassungen der Augustiner, Karmeliter und Klarissen sowie das Sirnauer Kloster hinzu[11].

Bevor die Dominikaner als erster Bettelorden ein Kloster innerhalb der Stadt errichten konnten, waren umfangreiche Baumaßnahmen einzuleiten, von denen allein die archäologischen Aufschlüsse eine Vorstellung vermitteln. Diese Untersuchungen gewährten außerdem einen Einblick in die ursprüngliche Morphologie des Siedlungsgeländes, die im heutigen Stadtbild nicht mehr erkennbar ist.

Das Grundstück, das die Dominikaner für die Errichtung ihres Klosters erhielten, liegt nördlich der Dionysiuskirche und des sie umgebenden Friedhofs, getrennt durch den Einschnitt des Geiselbachs, der hier in den Neckar mündet. Aus Richtung Schurwald kommend, führte seine unregulierte Wasserführung immer wieder zu Überschwemmungen, die wohl Anlaß dafür waren, ihn im 13. Jahrhundert mit einer gemauerten Fassung und einem torartigen, verschließbaren Durchlaß zur Neckareinmündung zu versehen. Im vorgerückten Spätmittelalter erfolgte dann die Überwölbung und endgültige Verdohlung, schließlich die Nutzung als Teil des Esslinger Abwassersystems[12].

Das Kloster selbst entstand jenseits des natürlichen Bacheinschnitts. Bei archäologischen Untersuchungen im südwestlichen Eckbereich der Klausur wurde eine Unterbodenheizung freigelegt. Um einen einigermaßen ebenen Bauplatz zu gewinnen, war hier das natürliche Gelände um mehr als 2 m aufgehöht worden, während im Bereich der Kirche das zuvor schon bebaute Niveau abgesenkt wurde[13]. Den ursprünglichen Abfall des Geländes zum heutigen Wehrneckar muß man sich also erheblich steiler vorstellen. Diese Information mag auf den ersten Blick belanglos erscheinen. Im Zusammenhang mit dem schon erwähnten Geiselbach erschließt sich jedoch eine erheblich stärker untergliederte Topographie, als sie im Bereich des heutigen Marktplatzes noch nachzuvollziehen ist.

Von dem ebenfalls in der ersten Hälfte des 13. Jahrhunderts entstandenen Katharinenspital, dessen Komplex sich östlich an das Dominikanerkloster anschloß, haben sich unter dem heutigen Marktplatz nur Kellergewölbe erhalten. Über die ursprüngliche Gestalt und Ausdehnung dieses Baukomplexes ist nichts bekannt[14].

Die erwähnten Geländekorrekturen, die seit den dreißiger Jahren des 13. Jahrhunderts vorgenommen wurden, haben schließlich auch die letzte Vergrößerung der Stadtkirche ermöglicht: Um Anfang des 14. Jahrhunderts das Langhaus um zwei Joche nach Westen erweitern zu können, hat man die Stadtmauer verlegt und das Gelände dazwischen aufgefüllt[15].

Ab 1237 errichteten die Franziskaner das zweite große innerstädtische Kloster. Noch heute zeugt hiervon eine Inschrift am Chor der Kirche[16]. Den großflächigen Neubau als eine Maßnahme der Aufsiedelung noch recht leerer Bereiche innerhalb der Stadtmauer zu verstehen, mag auf den ersten Blick verständlich erscheinen[17], die archäologischen Aufschlüsse widersprechen jedoch einer solchen Sicht.

Nordwestlich des Klosters, in der Milchstraße, wurde ein Teilbereich des Grundstücks untersucht, auf dem seit 1387

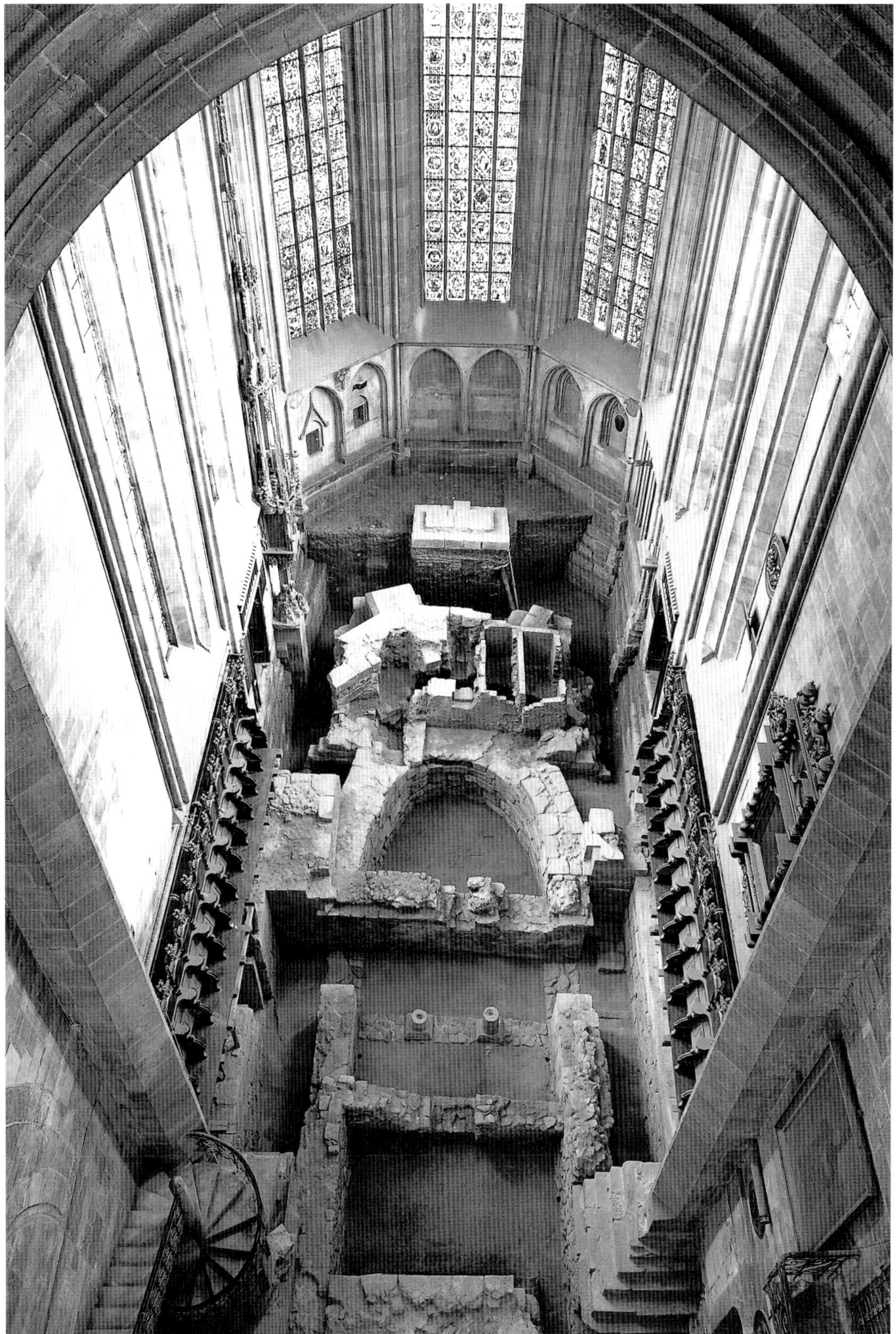

18. Esslingen, Stadtpfarrkirche St. Dionys. Chor mit Resten der Vorgängerkirche St. Vitalis II sowie der beiden älteren Chöre des heutigen Baues (1963).

der Pfleghof des Klosters Denkendorf, das umfangreichen Besitz in Esslingen hatte, nachgewiesen werden kann[18]. Hier wurden bei ungestörter Stratigraphie Reste einer Holzbebauung festgestellt, die so gut erhalten war, daß sie dendrochronologisch in die Jahre 1190/92 datiert werden konnte[19]. Die begleitende Keramik enthielt frühe rotbemalte schwäbische Feinware und zeugt wie die Glasfunde, darunter entfärbte, mit Fadenauflage versehene oder mit Modeln hergestellte Trinkgefäße[20], von einem hohen städtischen Lebensstandard, der sich deutlich vom Fundaufkommen agrarisch bestimmter Siedlungen unterscheidet.
Auch südlich des Franziskanerklosters im Bereich der Kupfergasse wurden Funde geborgen und Befunde festgestellt, die eine Besiedelung im 13. Jahrhundert belegen[21]. So ist es wahrscheinlich, daß auch das den Franziskanern überlassene Grundstück zuvor schon bebaut war, wie dies beim Dominikanerkloster nachgewiesen ist. Beide Bettelorden konnten sich also in einem städtischen Gemeinwesen ansiedeln, das ihre Existenz zu gewährleisten in der Lage war.
Andererseits können Überlegungen, im »Außenbereich« der Siedlung seien in der Frühzeit bereits Adelssitze entstanden, von denen zwei, der Wolfstorturm und der Schelztorturm, in der Stadtbefestigung aufgegangen seien, wenig überzeugen, zumal die Datierung der Stadtmauer in ihren verschiedenen Bereichen bisher nicht gesichert ist[22].
Noch heute bestehende bzw. archäologisch überlieferte Bauten des 13. Jahrhunderts finden sich nicht nur in der Kernstadt, der sogenannten »staufischen« Stadt, sondern auch in der Pliensau, die neckarwärts anschließt, sowie in der Obertorstadt an der Fernstraße nach Ulm[23]. Die Pliensau war jedenfalls nach Aussage schriftlicher Quellen um 1292 mit einer Mauer befestigt, und beim Tor zum Neckar siedelten sich die Nonnen des Sirnauer Klosters an[24]. Die Pliensau besaß jedoch schon früher »städtischen« Charakter.
Bei Teiluntersuchungen des Geländes in der Almandgasse, das bis vor wenigen Jahren als Gärtnerei genutzt wurde und zuletzt mit Einzelgaragen bestanden war, traten ein Mauerstück und ein Erdkeller zutage, die beide dem 12., vielleicht sogar dem 11. Jahrhundert zugerechnet werden müssen. Nach Ausweis des Fundmaterials endete die bauliche Nutzung des Grundstücks im Laufe des 13. Jahrhunderts. Erst im ausgehenden Spätmittelalter wurde die Besiedelung wieder aufgenommen, war aber zum Zeitpunkt des Kandlerschen Risses wieder abgängig[25]. Der Primärkataster weist schließlich Gartennutzung aus.
In dieser Abfolge dokumentiert sich eine Siedlungsverlagerung im Bereich der Pliensaustraße, die als Hauptverkehrsweg die Kernstadt mit der Brücke über den Neckar verbindet; hierfür liegen zwei archäologische Komplementärbefunde vor[26].
Auf den nahe der Inneren Brücke gelegenenen Grundstücken Pliensaustraße 9/11 mit Peterlinggasse 3 konnten bei vorbereitenden Untersuchungen für Sanierungs- und Umbaumaßnahmen Befunde erschlossen werden, die für die hier interessierende Frage wie für den historischen Baubestand Esslingens von besonderer Bedeutung sind[27]. Gerade das letztgenannte Gebäude Peterlingasse 3 und ein Verbindungs- bzw. Zwischenbau zur Pliensaustraße 9/11 erwiesen sich in ihrem Kern als Bauten des 13. Jahrhunderts; Holzproben aus dem Tragwerk führten zu einer dendrochronologischen Datierung in das Jahr 1285 und damit zu neuen, über den lokalen Bezug hinausreichenden bautypologischen Aussagen.
Auf Grund der hauskundlichen Befunde schien eine archäologische Überprüfung angezeigt, zumal die ermittelte Bebauungsgeschichte der Grundstücke Hoffnung auf Befunde einer vorhergehenden Hausgeneration machte. In dieser Hinsicht waren die Untersuchungen, die wegen vorhandener Unterkellerungen und denkmalpflegerisch begründeter Erhaltungsvorgaben im wesentlichen auf den Hofbereich beschränkt blieben, unergiebig. In Kombination mit anderen Befunden führten sie zu einem nicht weniger wichtigen Ergebnis: Es konnten zwar keine älteren Bauten nachgewiesen werden, wohl aber eine anscheinend großflächige Aufhöhung des Geländes um mehr als einen Meter. Das Material, das man hier aufbrachte, war mit verziegeltem Lehm und Holzkohle stark durchmischt und damit Reflex älterer Bebauung an anderer, aber benachbarter Stelle.
Das insgesamt bescheidene Fundmaterial datiert die Planierschicht in das 12./13. Jahrhundert und läßt die Maßnahme als einen Vorgang erscheinen, der sich unmittelbar auf die Schaffung eines einheitlichen Geländeniveaus für die in ihrer Kernsubstanz noch heute bestehenden Gebäude bezieht. Dieser auf geplante Baumaßnahmen abzielende Arbeitsvorgang ließ sich auf dem benachbarten

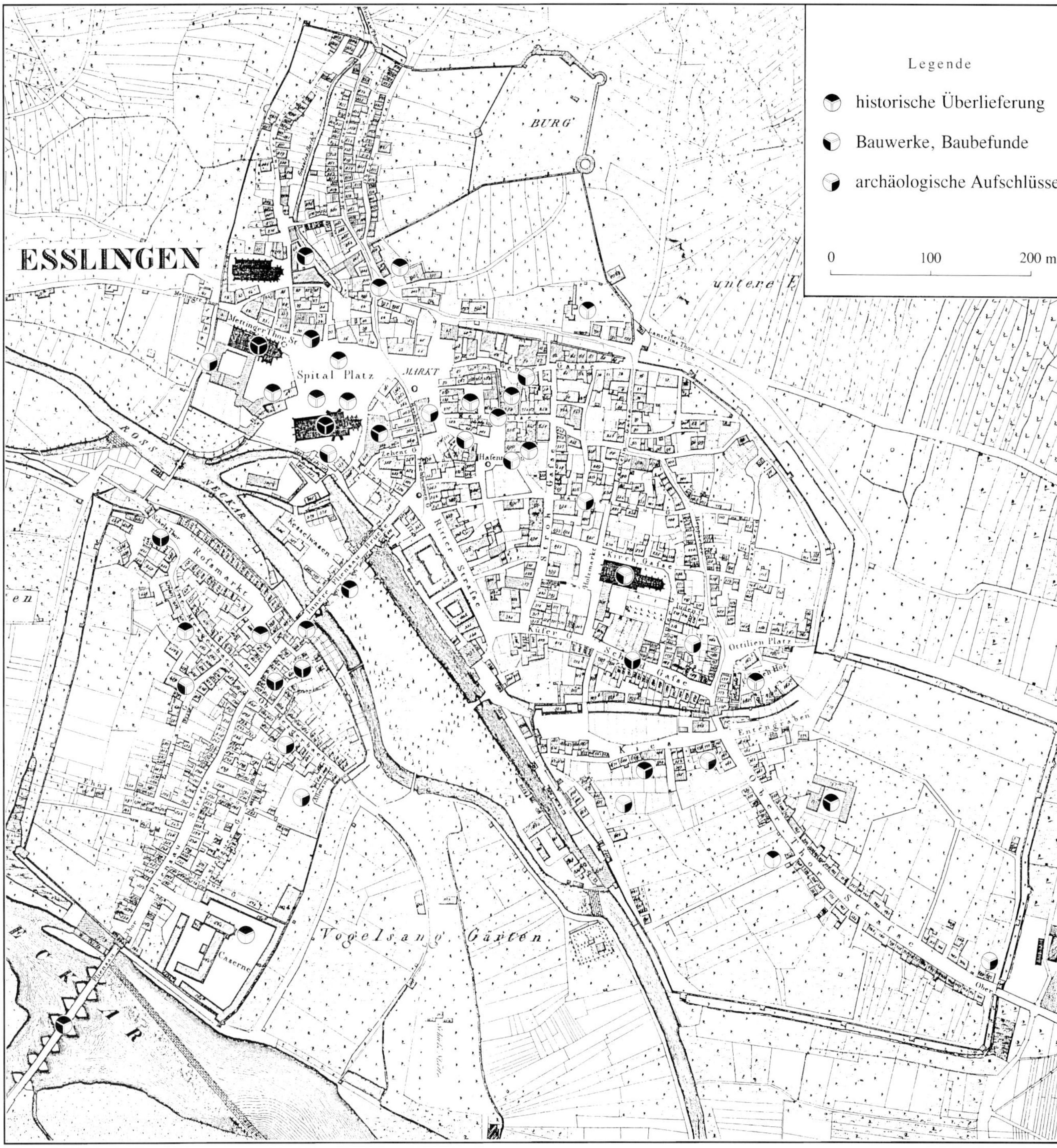

19. Schematische Kartierung der Esslinger Bautätigkeit im 13. Jh. auf der Grundlage schriftlicher Überlieferung, bestehender Bauten, Ergebnissen der Bauforschung und archäologischen Aufschlüssen.

Grundstück Peterlinggasse 3 beobachten, als ein tief in den Boden eingreifendes Aufzugsfundament angelegt wurde. Man stieß dabei auf senkrecht in morastigen Untergrund getriebene Eichenstämme, umgeben von Erdmaterial, zum Wehrneckar hin auch auf Steinschüttungen. Mit Hilfe der Dendrochronologie konnten die Eichenstämme in das Jahr 1222/23 datiert werden[28].

Offensichtlich hat man die Feuchtbereiche am Neckararm aufgehöht und trockengelegt, um auch dieses Gelände am Hauptverkehrsweg baulich nutzen zu können. Dieser Vorgang weist auf städtische Strukturen hin und zeigt zugleich, welche Bedeutung dem Neckarübergang schon zu diesem Zeitpunkt zukam[29]. Die Ummauerung der Pliensau und damit ihre Vereinnahmung als Vorstadt stellt somit nur den Abschluß einer Entwicklung dar, die mit oder bald nach dem Zeitpunkt, da Esslingen städtische Rechtsqualität erlangte, ihren Anfang genommen hat.

Auch im Bereich der zweiten großen Vorstadt, der sogenannten Obertorvorstadt, die sich im Süden an der Straße nach Ulm herausbildete, lassen sich ähnliche Beobachtungen machen[30]. Obwohl eine Ummauerung erst für die dreißiger Jahre des 14. Jahrhunderts belegt ist, sprechen sowohl Großbauten, die hier entstanden, als auch archäologische Aufschlüsse gegen die Annahme, dieser Bereich sei erst eine Erweiterung dieser Zeit.

Das vor dem Obertor unmittelbar an der Straße nach Ulm gelegene Kloster der Klarissen, von dessen Klausurgebäude noch Reste erhalten sind, wird zwar 1304 zum ersten Mal urkundlich erwähnt, doch dürfte es, wie seine Schwesterklöster in Ulm und Pfullingen, bereits Mitte des 13. Jahrhunderts entstanden sein[31].

Im dritten Viertel des 13. Jahrhunderts siedelten sich unweit der Kernstadt, jedoch jenseits des Stadtgrabens, noch die Karmeliter an. Von ihren Gebäuden ist übertägig nichts erhalten geblieben. Wegen Baufälligkeit war die Klosterkirche bereits 1662 abgerissen worden. Die Klostergebäude wurden noch bis Ende des 18. Jahrhunderts als Pfründnerwohnungen und Speicherräume genutzt und schließlich durch eine bescheidene Randbebauung zur Kiesstraße hin ersetzt, die vor wenigen Jahren abgebrochen wurde. Der Bereich des Karmeliterklosters (Abb. 20) konnte in den Jahren 1990/92 im Vorgriff auf Neubaumaßnahmen archäologisch untersucht werden[32].

Der noch junge Karmeliterorden hatte große Schwierigkeiten, in den aufstrebenden Städten Fuß zu fassen; auch in Esslingen suchten die bereits ansässigen Bettelorden den Zuzug eines weiteren Ordens zu verhindern. Vermutlich hat erst die Stiftung von Grund und Boden 1271 die Errichtung des Karmeliterklosters auf städtischem Territorium ermöglicht. Die Genehmigung zur Ansiedlung erteilte das Speyerer Domkapitel erst zehn Jahre nach dem überlieferten Gründungsdatum, verbunden mit der Auflage, daß es den Karmelitern nur mit Zustimmung der Stadtpfarrei erlaubt sei, die Beichte abzunehmen, Mitglieder der Pfarrgemeinde zu beerdigen oder an der Abfassung von Testamenten mitzuwirken. In ihren Predigten mußten sie außerdem zum Besuch der Pfarrkirche ermahnen und an die pünktliche Ablieferung des Zehnten erinnern[33]. Die Weihe einer Klosterkirche ist für das Jahr 1279 überliefert. 1455 fiel das Kloster einem großen Brand zum Opfer, konnte aber bis 1489 wieder aufgebaut werden; 1532 ging es in den Besitz der reformierten Stadt über.

Bei den Ausgrabungen zeigte sich, daß auch das Karmeliterkloster nicht auf bis dahin unbebautem Gelände errichtet worden war, sondern eine vorausgegangene bauliche Nutzung verdrängte, die in die Zeit um 1200 zurückreichen dürfte. Für die Frühzeit des Klosters ergibt sich folgender archäologischer Befund: Die überlieferte Weihe der Kirche kann sich nur auf den Chor beziehen. Ihm zuzuordnen sind wenigstens drei weitere im Klosterbereich erfaßte Häuser, deren Fluchtung nicht mit dem Chor übereinstimmt. Hierbei könnte es sich um Baulichkeiten handeln, die den Karmelitern zu ihrer Klostergründung überlassen und von ihnen weiter genutzt worden waren. Erst im späten 15. Jahrhundert, mit dem Neubau nach dem Brand von 1455, gab man diese älteren Gebäude auf. Damals entstand zuerst der Ostflügel der Klausur, etwa gleichzeitig mit ihm das Kirchenschiff, für das das westlichste der älteren Häuser abgebrochen werden mußte. Offensichtlich hatten sich die Karmeliter seit ihrer Niederlassung zu einer vermögenden Klostergemeinschaft entwickelt.

Daß Abbruch und Neubau eine zusammenhängende Maßnahme darstellen, geht aus dem Tatbestand hervor, daß man den hier befindlichen Arkadenpfeiler auf den Boden des älteren Kellers setzte, bevor man diesen bis auf das Laufniveau des Schiffs auffüllte. Das nordöstlich des Chors gelegene Haus wurde nach Errichtung des Ost-

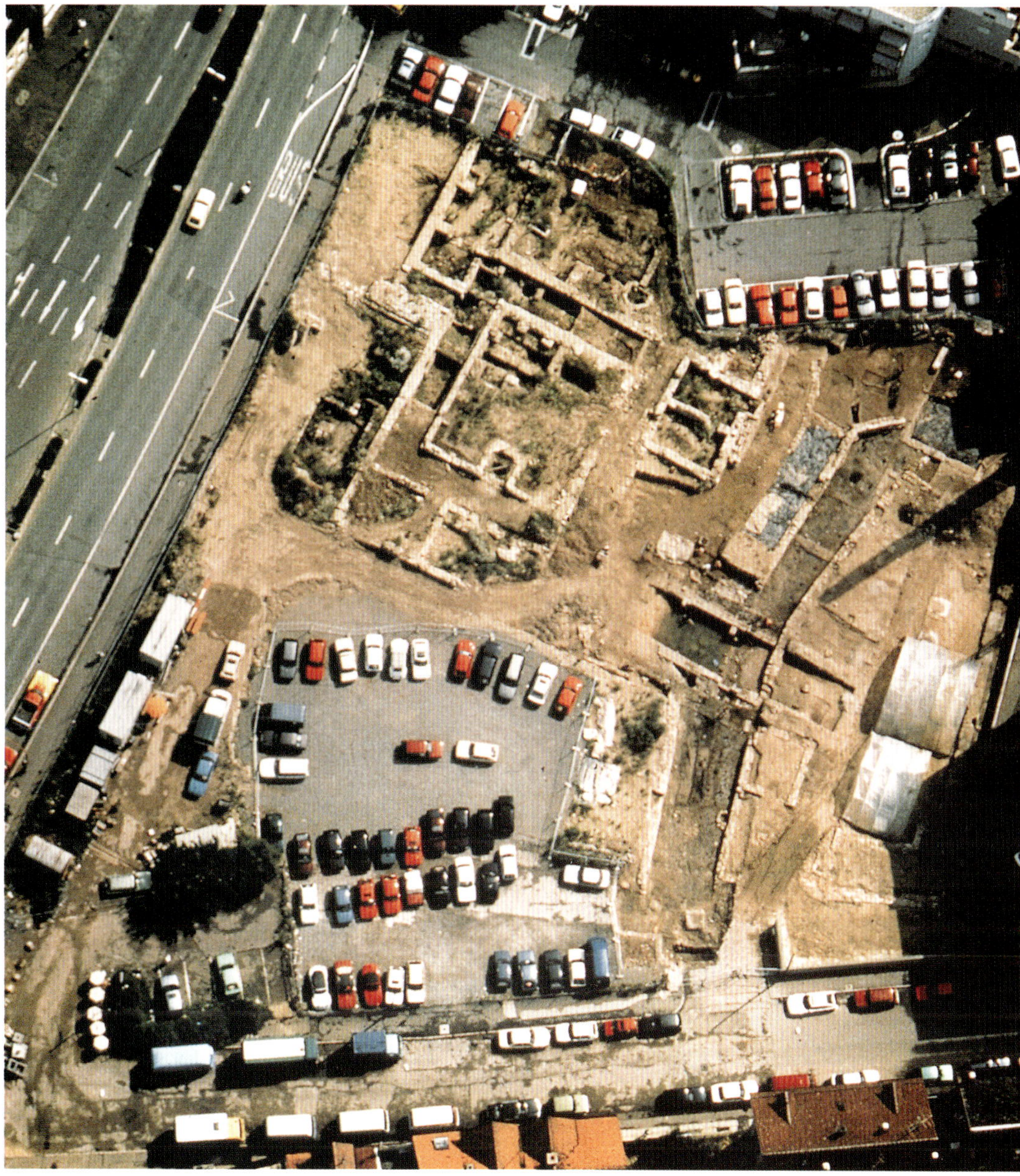

20. Esslingen, ehem. Karmeliterkloster. Ergrabene Mauerreste des Klosters und Befunde des anschließenden Bachbereichs (1992).

flügels beseitigt, zumal es vom nördlichen und östlichen Kreuzgangflügel überlagert wird. Entsprechend wird das südliche Gebäude vom südlichen Teil der Klausur überdeckt.

Zu dem Besitz, der den Karmelitern zur Errichtung eines Klosters übertragen worden war, gehörte noch eine weitere Anlage. Mit ihr erschloß die archäologische Untersuchung des Geländes eine völlig in Vergessenheit geratene topographische Situation, die für die Obertorstadt sicher von Bedeutung war: Südlich an die Klausur angrenzend, wurde ein Wasserlauf festgestellt, der in seiner letzten Form durch Mauern, zuvor jedoch durch hölzerne Faschinen gefaßt war. An diesem direkt am Kloster vorbeifließenden Gewässer hat sich im späten 13. Jahrhundert eine Mühle befunden. Den augenfälligen Nachweis hierfür erbrachte der Fund einer beschädigten Mühlenwelle im nördlichen Randbereich des Wasserlaufs. Sie besteht aus einem gut 6 m langen Eichenstamm, dessen dendrochronologische Datierung in die Zeit um 1288 weist[34].

Ob die Karmeliter ohne weiteres eine Klostermühle errichten konnten, oder ob ein bereits bestehendes Wasser- und Mühlenrecht auf die Karmeliter überging, ist ein rechtsgeschichtliches Problem. Die Archäologie kann hierzu nichts beitragen, zumal der Befund keine gesicherte Aussage darüber erlaubt, ob die Mühle bereits in vorklösterliche Zeit zurückreicht.

Die Wiederentdeckung dieses mittelalterlichen Mühlenstandorts läßt auch die Lokalisierung der schriftlich überlieferten Siedlungsstelle Mühlbronn fraglich erscheinen, zumal man den Verdacht nicht los wird, daß deren Lokalisierung bei der heutigen, ins Spätmittelalter zurückreichenden Mühle eine nicht hinreichend belegte Rückschreibung darstellt[35]. Die Tatsache, daß die Mühle beim Karmeliterkloster bereits im ausgehenden Mittelalter ausgedient hatte, ließ sie in Vergessenheit geraten. Unter den urkundlich erwähnten Mühlen Esslingens läßt sich die Karmelitermühle schlecht plazieren; die benachbarte Vogelsangmühle, die gern im Zusammenhang mit Mühlbronn genannt wird, orientiert sich ihrer Benennung entsprechend wohl eher an dem jenseits des Neckarkanals gelegenen Gebiet Vogelsang.

Der Mühlbach südlich des Karmeliterklosters, dessen weiterer Verlauf anhand der überlieferten Parzellengrenzen noch nachvollzogen werden kann[36], wird nicht nur von den Karmelitern, sondern auch von Gewerbetreibenden wie Färbern und Gerbern genutzt worden sein. Während der Grabungen und Baumaßnahmen war zwar deutlich zu sehen, daß der Bereich südlich des Klosters besiedelt war, genauere Erkenntnisse waren jedoch im Rahmen des zeitlich begrenzten Forschungsprogramms nicht möglich. Immerhin läßt sich sagen, daß der Wasserlauf im Spätmittelalter gewerblich genutzt war. Bevor in der Barockzeit eine systematische Verfüllung des Bachlaufs erfolgte, waren hier während seiner Verlandung Gerbereiabfälle abgelagert und schließlich sogar Gerbergruben angelegt worden.

Bleibt zu ergänzen, daß der Neckararm, der die Mühlstraße begleitet und nach seiner Regulierung heute als Neckarkanal empfunden wird, zur Zeit des Karmeliterklosters unbefestigt war. Ihn begleitete ein Feuchtgürtel, den man mit Hilfe von Holzeinbauten und Aufschüttungen im Laufe des 18. Jahrhunderts trockengelegt hat[37].

Die Obertorvorstadt, sicher von Anbeginn Teil des städtischen Territoriums, war ebenso wie die Pliensauvorstadt bereits in der Frühzeit angelegt. Es spricht einiges dafür, daß beide Bereiche nicht erst als nachträgliche Erweiterungen der Kernstadt aufgesiedelt wurden, sondern sich zeitgleich anlagerten und auf die Kernstadt ausrichteten. Betrachtet man den Esslinger Stadtgrundriß (Abb. 19) in seinem Verhältnis zum Neckarübergang, so erscheint es nur konsequent, daß die Obertorvorstadt dazu diente, den Durchgangsverkehr in die Stadt hineinzuleiten, bevor er auf dem rechten Flußufer nach Cannstatt weiterzog oder durch die Pliensauvorstadt zum Neckarübergang gelangte.

Gegen das langsame Wachsen der Obertorvorstadt bis zur endgültigen Ummauerung spricht noch ein weiterer archäologischer Befund. Auf der unmittelbar beim Äußeren Tor gelegenen Parzelle ließen sich Hausgruben und Spuren älterer Bebauung beobachten; ihr Fundmaterial reicht in das 13. Jahrhundert zurück und belegt damit, daß das Gebiet dieser Vorstadt bereits vor dem Zeitpunkt der schriftlich überlieferten Ummauerung abgesteckt war.

Vergegenwärtigt man sich, wieviele Baumaßnahmen und groß angelegte Geländekorrekturen während des 13. und frühen 14. Jahrhunderts in Esslingen nachzuweisen sind, so liegt der Schluß nahe, daß dieser Zeitabschnitt der Esslinger Geschichte von einem fast unvorstellbaren Aufschwung geprägt war. Der hohe Anteil an Großbauten, darunter sechs Klosterniederlassungen, setzt nicht nur eine schnell wachsende Wirtschaftskraft der Stadt, sondern auch einen kontinuierlich steigenden Wohlstand seiner Bürger voraus. Nur vor diesem Hintergrund sind die vielfältig überlieferten Stiftungen an Kirchen und Klöster verständlich. Unter diesen wiederum kommt den so zahlreich erhaltenen Fensterstiftungen des späten 13. und frühen 14. Jahrhundert zweifellos besondere Bedeutung zu.

HARTMUT SCHÄFER

Die Stadtkirche St. Dionys und ihre Glasmalereien

Wer den Chor der Stadtkirche St. Dionys betritt, nachdem er das schlichte frühgotische Langhaus und den spätgotischen Lettner durchschritten hat, den umfängt in einem hoch aufragenden Raum eine farbig leuchtende Bilderwelt von verwirrender Kleinteiligkeit und Vielfalt, wie sie in dieser Fülle und Geschlossenheit in keinem anderen hochgotischen Kirchenraum Süddeutschlands mehr anzutreffen ist. Die fünf vierbahnigen, vierzehnzeiligen Fenster des Chorschlusses sind noch großenteils mit ursprünglich hierher gehörigen figürlichen Scheiben besetzt. Zur Auffüllung blankverglaster Lücken wurden 1899, während der vorletzten großen Renovierung der Stadtkirche, lediglich 60 ornamentale Scheiben aus dem Chor der Franziskanerkirche in die Stadtkirche übertragen und in 48 Felder der Fenster nord III/süd III eingesetzt. 1942 war der gesamte Scheibenbestand ausgebaut und sichergestellt worden. Im Zuge dieser kriegsbedingten Maßnahme wurde er erstmals photographisch dokumentiert und von Hans Wentzel gründlich untersucht. Vor seiner Wiedereinsetzung nach dem Krieg wurde er dann – teilweise nach den Vorschlägen Wentzels – neu geordnet und – um fünfzehn moderne Felder von Adolf Saile ergänzt – bis 1953 wieder eingesetzt. Lediglich acht Sockelfelder in den Fenstern nord III/süd III blieben blankverglast; zehn aus der Verglasung des Chorschlusses ausgeschiedene figürliche Scheiben wurden schließlich in eines der vier blankverglasten zweibahnigen Fenster des Langchores (süd IV) versetzt.

Insgesamt enthalten die Chorfenster von St. Dionys noch 218 ursprünglich hierher gehörige Scheiben, deren Verbleiung zwar erneuert, deren Glasbestand jedoch noch weitestgehend mittelalterlich ist. Keine andere, ähnlich umfangreiche deutsche Farbverglasung dieser Zeit ist, frei von Eingriffen historistischer Wiederherstellungen, aber auch nahezu unberührt von fragwürdigen modernen Reinigungs- und Sicherungsmaßnahmen, in einem auch nur annähernd so guten Erhaltungszustand auf uns gekommen. Dies ist zweifellos das Verdienst von Dekan Demmler, der 1899 den überkommenen Bestand mit großer Umsicht vor derartigen Eingriffen bewahrt hat[1]. Merkwürdig ist jedoch, daß nur Rechteckfelder erhalten blieben, die gesamte Maßwerkverglasung einschließlich der Kopfscheiben hingegen verloren ist. Eine überzeugende Erklärung hierfür konnte bisher nicht gefunden werden[2].

Selbstverständlich sind die einzelnen Scheiben nicht unversehrt auf uns gekommen. Vielmehr sind sie – freilich in sehr wechselndem Umfang und mehr oder weniger passend – mit Resten durch Unwetter oder mutwillige Zerstörungen stärker beschädigter oder auch weniger geschätzter Glasgemälde ausgeflickt worden. Letzteres trifft, wie wir noch sehen werden, vor allem auf den Tierzyklus zu, dessen Bestand am häufigsten zu Ausflickungen verwendet und auf diese Weise von 24 auf nurmehr sechs Felder reduziert wurde. In größerem Umfang wurden hierzu aber auch figürliche Scherben aus dem Achsenfenster der Franziskanerkirche verwendet. An diesem seit dem 17. Jahrhundert üblichen Verfahren muß man in Esslingen bis über die Mitte des 19. Jahrhunderts festgehalten haben, während man andernorts längst Farbverglasungen unter hohem finanziellen Aufwand in vermeintlich ursprünglichem Sinne »wiederherstellen« ließ[3]. Dieser schwäbischen Sparsamkeit verdanken wir wohl, daß noch heute 218 Scheiben der ursprünglichen Chorverglasung der Stadtkirche in der Regel bis auf die Randstreifen aus mittelalterlichem Glas bestehen und im frühen 19. Jahrhundert lediglich ihre originale Verbleiung eingebüßt haben.

Obwohl Emil Demmler diesen einzigartigen Scheibenbestand bereits im Jahre 1900 ausführlich vorgestellt, seine Zyklen benannt, die einzelnen Darstellungen samt den Inschriften großenteils identifiziert und stilgeschichtlich durchaus zutreffend beurteilt hatte, blieb er weiterhin mehr oder weniger unbeachtet, offensichtlich weil damals kaum photographische Aufnahmen angefertigt worden waren. Erst durch die grundlegenden Untersuchungen Wentzels und ihre 1958 erfolgte Veröffentlichung im Rahmen des internationalen CVMA wurde der gesamte Esslinger Scheibenbestand, nun lückenlos in vorzüglichen photographischen Aufnahmen vorgestellt, bekannt, ja berühmt[4].

Bei seiner Bearbeitung der schwäbischen Glasmalerei der Hochgotik war Hans Wentzel zu der Einsicht gelangt, daß die ursprünglich für den Chor der Stadtkirche bestimmten Scheiben zwar von ganz verschiedenen Werk-

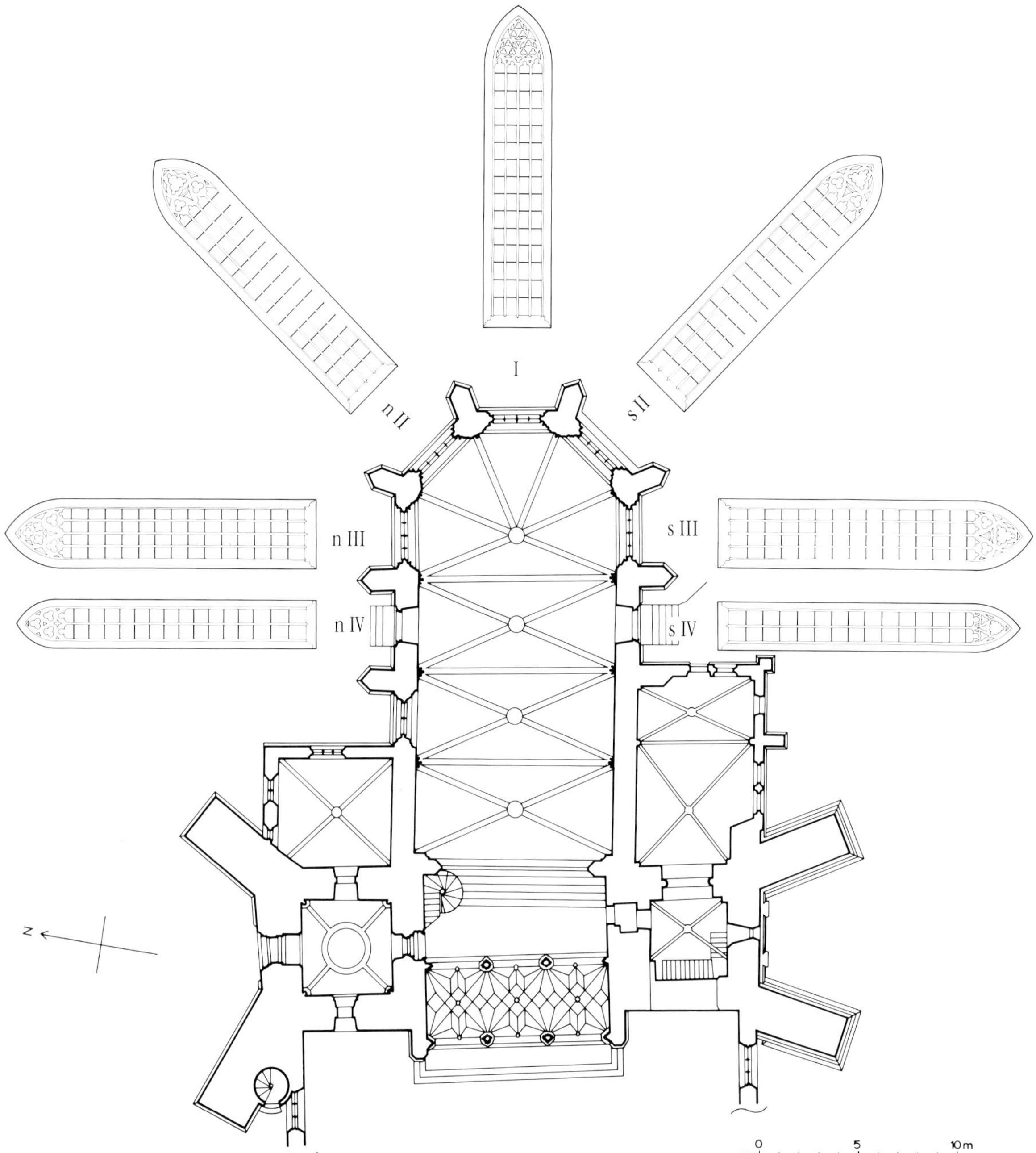

21. Esslingen, Stadtkirche St. Dionys. Grundriß des Chores mit Fensterschemata (Maßstab 1 : 300).

22. Esslingen, Stadtkirche St. Dionys. Inneres des Chores gegen Osten mit Farbverglasung, jedoch ohne den barocken Hochaltar (1963).

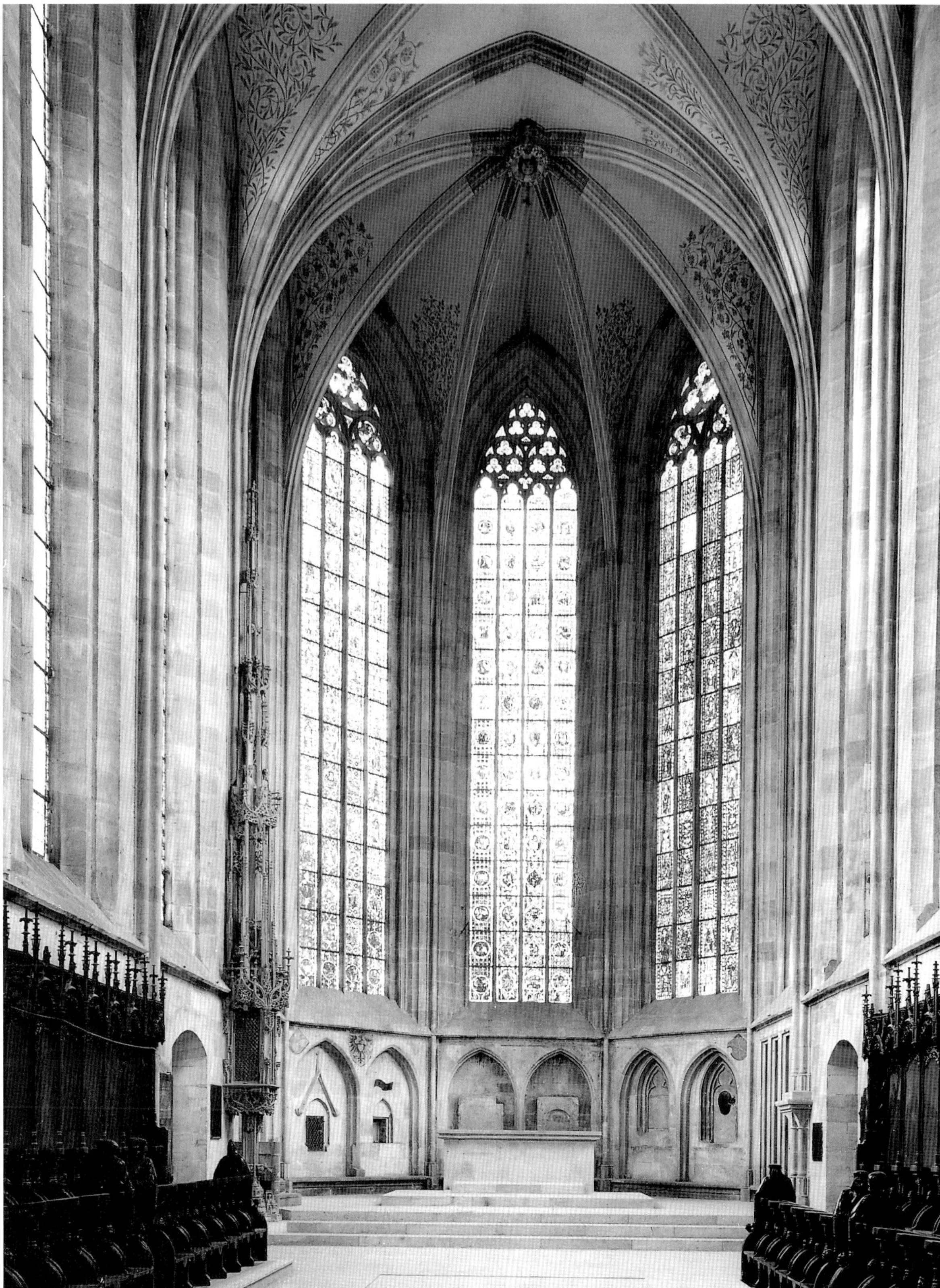

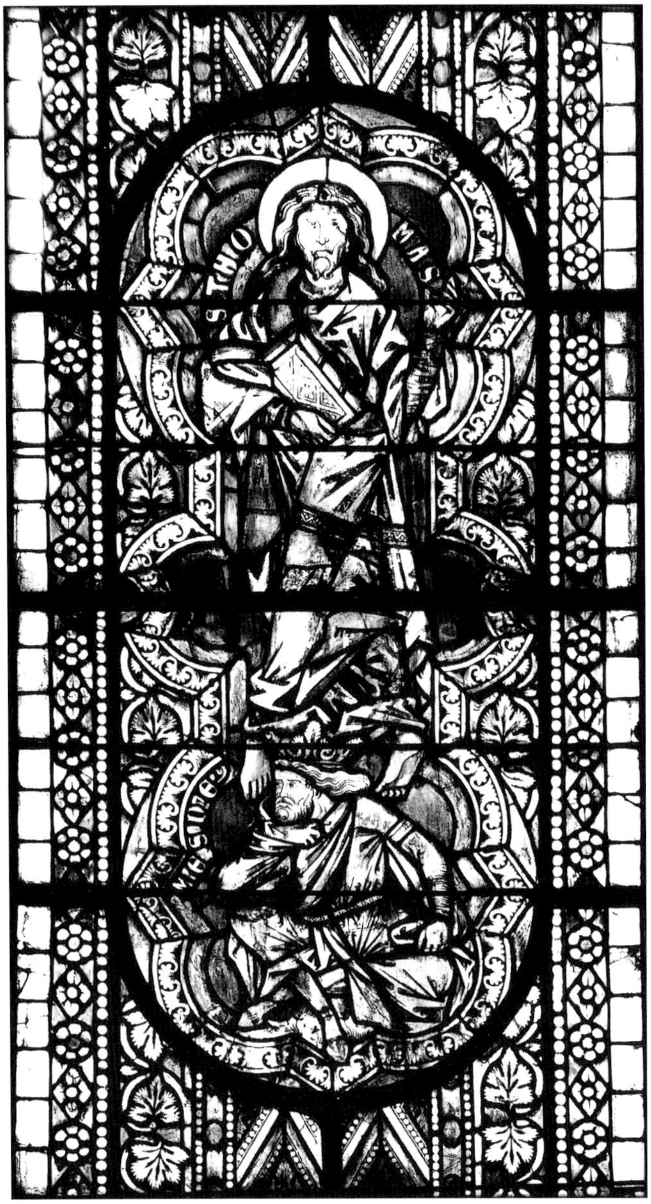

23. Apostel Thomas, auf seinem Widersacher Mesdeus stehend. Um 1250/60. Naumburg, Dom, Westchor nord II, 2/3.

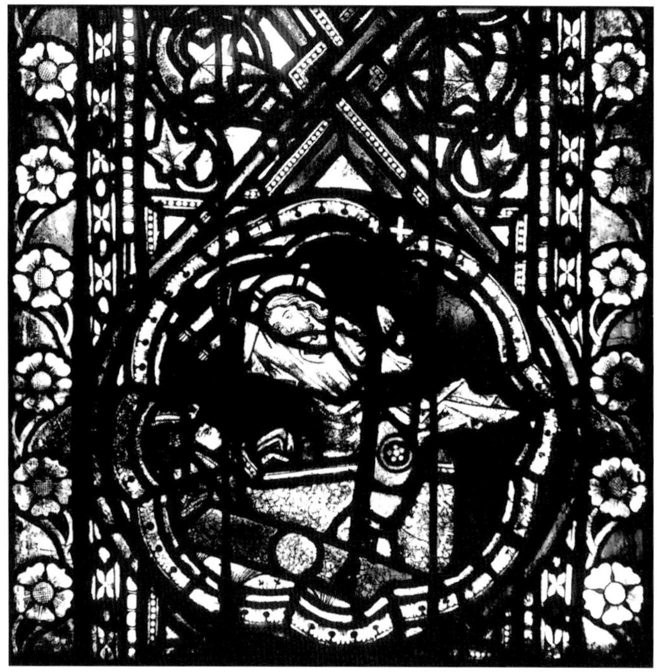

24. Auferstehung Christi. Ehemals Straßburg, Dominikanerkirche, Chor I. Straßburg, um 1260/70. Straßburg, Münster, Laurentiuskapelle.

stätten, jedoch mehr oder weniger gleichzeitig um 1300 ausgeführt und eingesetzt worden sein müssen. Dem stand jedoch die Datierung des Chores in das zweite Drittel des 14. Jahrhunderts durch Georg Dehio entgegen; eine Datierung vor 1300 hatte nur Hans Arnold auf Grund einer methodisch fragwürdigen Auswertung von Steinmetzzeichen vertreten[5]. Dennoch hielt Wentzel eine solche Datierung nicht nur im Hinblick auf die relative Chronologie der schwäbischen Chöre, sondern auch nach Ausweis der Einzelformen (Maßwerk, Fensterpfosten) für wahrscheinlich. Peter Anstett begründete jedoch bald darauf gerade mit stilgeschichtlichen Argumenten eine Datierung des Chores »um 1330«[6].

Durch die Bearbeitung der in Baden und der Pfalz erhaltenen, zuvor kaum bekannten Glasmalereien aus hochgotischer Zeit vergrößerte sich dieses Dilemma noch. Vieles sprach nun dafür, den für St. Dionys geschaffenen Scheibenbestand in drei Gruppen aufzuteilen und diese um 1280, um 1300 bzw. um 1330 anzusetzen. Nur der heute auf drei Fenster (nord II/III und süd IV) verteilte Annen-Marien- und Christuszyklus konnte somit für den erst um 1330 errichteten Chor in Auftrag gegeben worden sein. Die ältesten Zyklen mußten dagegen auf Grund ihres Bildprogramms für einen um 1280 geplanten, jedoch nicht errichteten Chor mit zweibahnigen Fenstern geschaffen und nahezu fünfzig Jahre in Kisten verwahrt worden sein, bevor sie in den heutigen Chor eingesetzt werden konnten. Das formal und farblich herausfallende, bereits vierbahnig konzipierte Marienfenster (süd II) schien gar erst

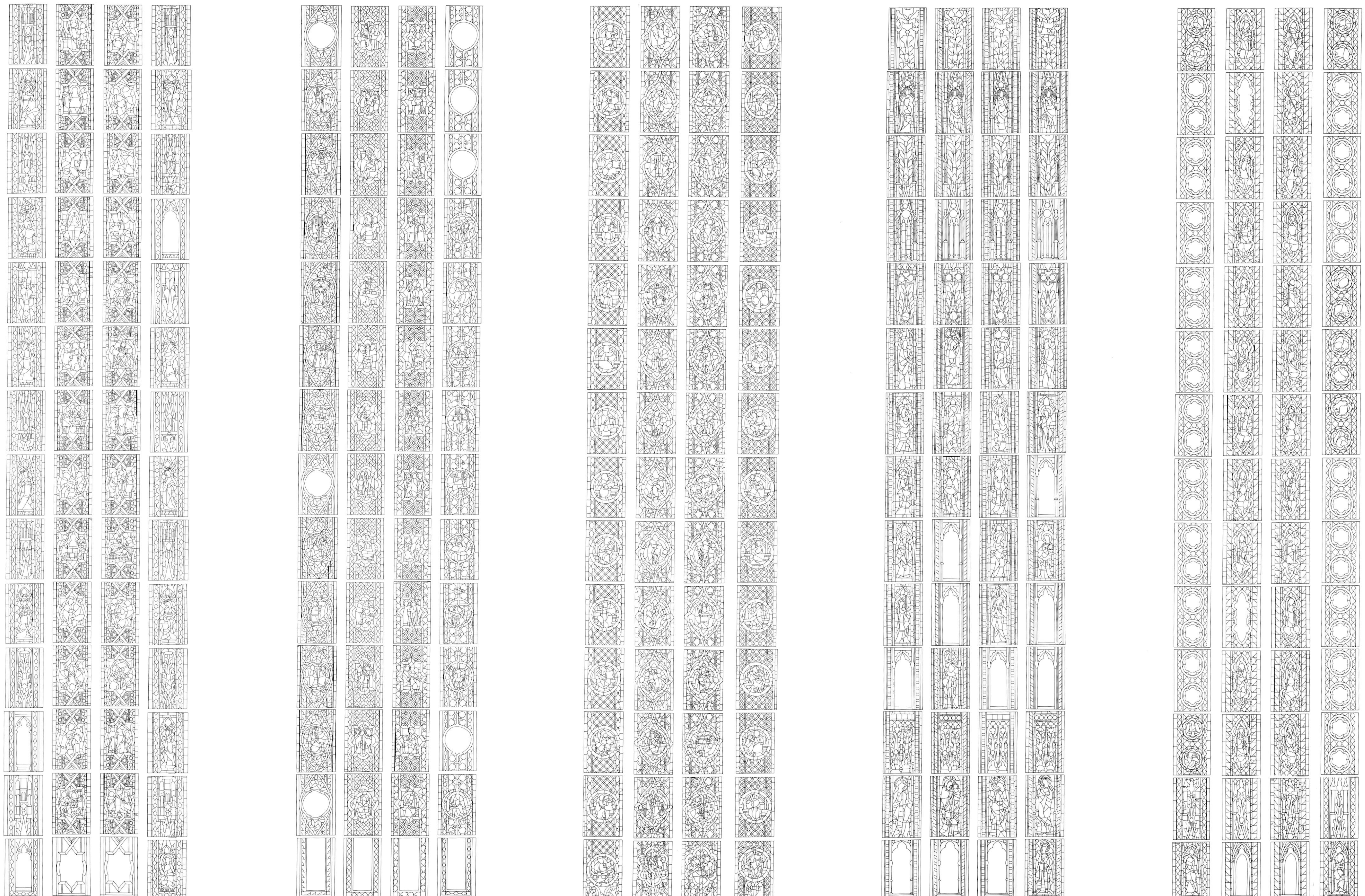

nord III | nord II | I | süd II | süd III

27. Rekonstruktion der um 1350 im Chor der Stadtkirche St. Dionys befindlichen Glasmalereizyklen (Rekonstruktion III).

in späterer Zeit zur Schließung von Lücken in den Chor gelangt zu sein[7].

Im Zuge der kurz vor ihrem Abschluß stehenden Außeninstandsetzung der Stadtkirche konnten durch die dendrochronologische Untersuchung am Außenbau verbliebener Gerüsthölzer nunmehr unumstößliche Anhaltspunkte dafür gewonnen werden, daß der Chorschluß in seiner heutigen Gestalt um 1295/96 bis in Höhe der Maßwerkzone seiner vierbahnigen Fenster aufgeführt gewesen sein muß[8]. Die bereits früher erfolgte dendrochronologische Untersuchung des Chordachwerks ergab für dessen älteste Teile eine Datierung in das Jahr 1297. Demnach kann, ja muß der heutige Chor um 1300, wie Wentzel annahm, verglast worden sein. Allerdings wurde sein Dachwerk unter Wiederverwendung der älteren Teile 1353 neu errichtet[9]. Der Anlaß hierfür könnten Schäden gewesen sein, die sich durch die seit 1297 erfolgte Erhöhung der Chortürme ergeben haben. Für Hannelore und Rainer Jooss mußten aus diesem Grund um 1350 nicht die Fenster des Chorhalses, sondern die des Chorhauptes, vielleicht sogar die sie rahmenden Strebepfeiler, bis zur Sockelzone abgetragen und neu aufgeführt, der gesamte Chor schließlich neu gewölbt werden[10]. Damit kehrt die Forschung angesichts einer kaum mehr übersehbaren Fülle von Einzelerkenntnissen an ihren Ausgangspunkt zurück: Die so ungewöhnliche Durchbrechung des Chorschlusses mit fünf vierbahnigen Fenstern wird trotz ihrer eindeutig um 1300 anzusetzenden Maßwerkprofile und ihrer durch die Unterbringung von bereits vorhandenen zweibahnigen Zyklen bedingten Form als eine »Weiterentwicklung im Sinne der Spätgotik« verstanden und in die Zeit nach 1350 gerückt[11]. Damit werden modernste Erkenntnisse der Bauforschung mit einem veralteten Denkmodell verbunden, während die sich aus der Zusammensicht von Architektur und Farbverglasung ergebenden Möglichkeiten zur Deutung der gattungsübergreifenden Befunde ungenutzt bleiben. Die Gestalt des Stadtkirchenchores als *capella vitrea* wäre somit nicht das Ergebnis von historisch einmaligen Vorgaben, sondern die Folge der Übernahme eines vorgeprägten Typus zu einem entwicklungsgeschichtlich definierten Zeitpunkt.

Die in den Jahren 1994–97 mit großer Sorgfalt und Umsicht an den Scheiben aus der Stadtkirche durchgeführten Reinigungs- und Sicherungsmaßnahmen wurden vom CVMA zu einer gründlichen Untersuchung des Bestandes und seiner Überlieferung genutzt, um wenigstens einen Teil der bei den Untersuchungen von Hans Wentzel offen gebliebenen Fragen zu klären. Zugleich sollten die seither aufgestellten Thesen zur Rekonstruktion des Bestandes, der Datierung und Lokalisierung der einzelnen

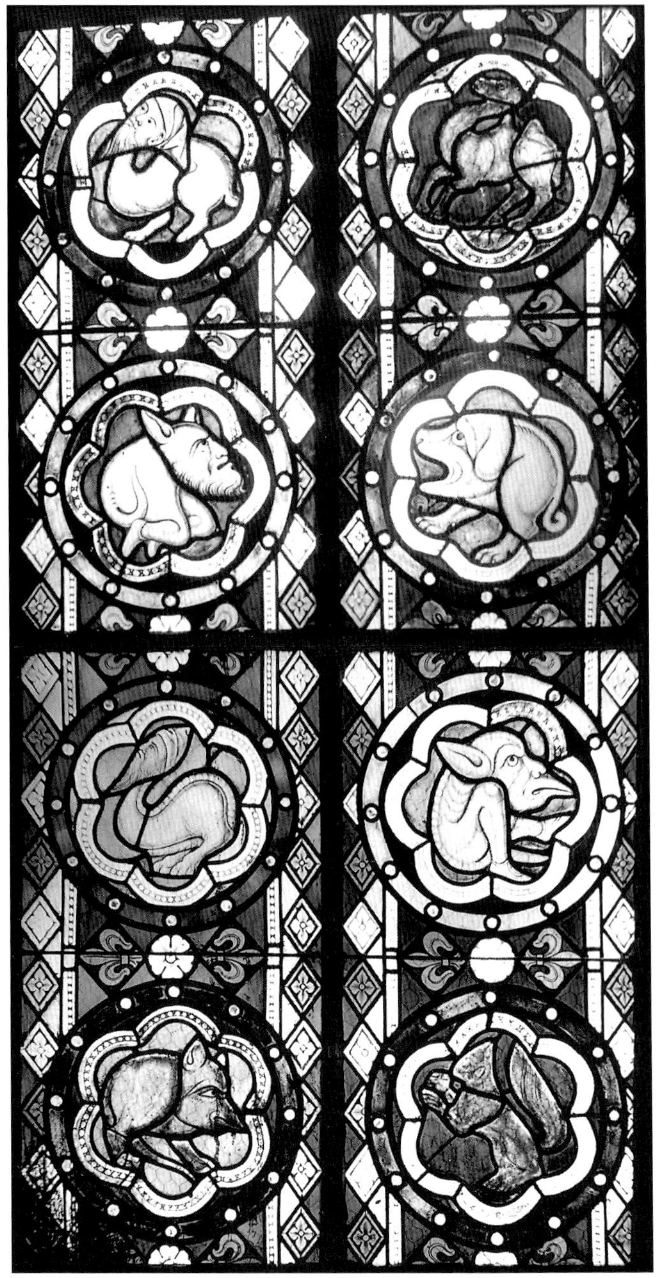

25. Vier Felder des Tierzyklus aus dem Chor der Stadtkirche St. Dionys. Speyer (?), um 1280. Aufseß, Burg, Hauskapelle.

26. Rekonstruktion der um 1280 für den Chor der Stadtkirche St. Dionys gestifteten und ausgeführten Glasmalereizyklen (Rekonstruktion I).

14	Architektur baldachin	Thomas Beckett	Alban	Architektur baldachin	*Engel*	Maria	Weltenrichter	*Johannes Bapt.*	Jesaias	Simson	Auferstehung Christi	Tobias	*Turmhelm*	Turmhelm	Turmhelm	Turmhelm	Pfau Bock	Paulus 11./12. Artikel	Iustitia Iniustitia	? Kamel	14
13	Margareta	Veit	Marcellus	Katharina	Stabwunder	Herodes	Dornenkrönung Christi	*Marien- krönung*	Obadja	Jonas	Grablegung Christi	Moses	Bileam	Hesekiel	David	Salomo	? ?	*Simon 10. Artikel*	Caritas Falsitas	? ?	13
12	Architektur baldachin	?	?	Architektur baldachin	Krönung Mariae	Kindermord	Geißelung Christi	*Pfingsten*	Malachias	Eherne Schlange	Kreuzigung Christi	Judas Makkabäus	Turmhelm	Turmhelm	Turmhelm	Turmhelm	? ?	Matthäus *9. Artikel*	Severitas Petulantia	? ?	12
11	Kluge Jungfrau	Georg	Eleutherius	*Törichte Jungfrau*	Maria am Wehbstuhl	Flucht	Vorführung Christi	Himmelfahrt Christi	Nahum	Isaaks Opferung	Kreuztragung Christi	Hiob	Turmfenster	*Turmfenster*	Turmfenster	*Turmfenster*	? ?	Bartholomäus *8. Artikel*	Castitas Luxuria	? ?	11
10	Architektur baldachin	Simon	Georg	*Architektur baldachin*	Maria im Tempel	Traum Josephs	Gefangennahme Christi	Christus und Thomas	Amos	Krönung Salomos	Dornenkrönung Christi	Judith	Tabernakel wimperg	Tabernakel wimperg	Tabernakel wimperg	*Tabernakel wimperg*	? ?	Thomas 7. Artikel	Spes Desperatio	Kentaur ?	10
9	Kluge Jungfrau	Thomas	Leodegar	Törichte Jungfrau	Tempelgang Mariae	Darbringung Christi	Ölberg	Emmaus	Jeremias	Achior	Geißelung Christi	Aezarias	Engel	Maria	Christus	Engel	?	? *6. Artikel*	Veritas Dolus	Kentaur ?	9
8	Architektur baldachin	Bartholomäus	Veit	*Architektur baldachin*	Geburt Mariae	Anbetung	Abendmahl	Christus und Magdalena	Johe'l	Micha und Zedekia	Vorführung Christi	David	Simon	Paulus	*Matthias*	Jacobus maior	?	Jacobus minor 6. Artikel	Concordia Seditio	? Eichhörnchen	8
7	Kluge Jungfrau	Philippus	Sebastian	Törichte Jungfrau	*Goldene Pforte*	Zwei Könige	Einzug Christi	Auferstehung Christi	Sophonias	Jeremias	Gefangennahme Christi	Salomo	Judas Thaddäus	Petrus	Bartholomäus	*Philippus*	? ?	Philippus 5. Artikel	Fides Idolatria	? ?	7
6	Architektur baldachin	Johannes Ev.	Laurentius	Architektur baldachin	Verkündigung an Anna	Geburt Christi	Versuchung Christi	Grablegung Christi	Habakuk	Naaman	Taufe Christi	Esther	Matthäus	*Thomas(?)*	Jacobus minor	*Andreas*	?	Johannes 4. Artikel	Temperantia Gula	? ?	6
5	Kluge Jungfrau	Matthias(?)	?	Törichte Jungfrau	Joachims Opfer	Verkündigung an die Hirten	Taufe Christi	Kreuzabnahme Christi	Micheas	Darbringung Samuels	Darbringung Christi	Josua	Ecclesia	*Christus am Kreuz*	Synagoge	Johannes Bapt.	? ?	*Jacobus maior 3. Artikel*	Patientia Ira	? ?	5
4	*Architektur baldachin*	Andreas	Georg	Architektur baldachin	Joachim und Anna	Heimsuchung	Jesus im Tempel	Kreuzigung Christi	Jonas	König Saul	Anbetung	Daniel	*Maria Magdalena(?)*	Hauptmann	*Maria*	*Johannes*	? ?	Andreas 2. Artikel	Oboedentia Indisciplina	? ?	4
3	*Kluge Jungfrau*	Stephanus	Paulus	Törichte Jungfrau	König	Verkündigung an Maria	Schulgang Jesu	*Kreuztragung Christi*	Aggäus	Aarons Stab	Geburt Christi	Samuel	Tabernakel bekrönung	Tabernakel bekrönung	*Tabernakel bekrönung*	Tabernakel bekrönung	Adler Löwe	Petrus 1. Artikel	Humilitas Superbia	? ?	3
2	*Architektur baldachin*	Johannes Bapt.	Petrus	Architektur baldachin	*Jeremias*	Jesaias	Prophet	Hoseas	Zacharias	Verkündigung an Sarah	Verkündigung an Maria	Hieronymus	Agnes	Maria mit Kind	Katharina	Margareta	Tabernakel bekrönung	*Tabernakel bekrönung*	Tabernakel bekrönung	*Tabernakel bekrönung*	2
1	*Christus*	*Dionys(?) Stifter(?)*	*Vitalis(?) Stifter(?)*	Matthäus als Autor	*Wappen(?)*	*Stifter(?)*	*Stifter(?)*	*Wappen(?)*	Hoseas	Adam und Eva	Wurzel Jesse	Dionysius	*Dionys*	*Rusticus*	*Eleutherius*	Vitalis	Platon als Autor	? *als Autor*	*Hesekiel als Autor*	Aristoteles als Autor	1
	a	b	c	d	a	b	c	d	a	b	c	d	a	b	c	d	a	b	c	d	
	nord III				nord II				I				süd II				süd III				

(Der erhaltene Scheibenbestand ist durch gerade, der erschlossene durch *kursive* Schrift gekennzeichnet.)

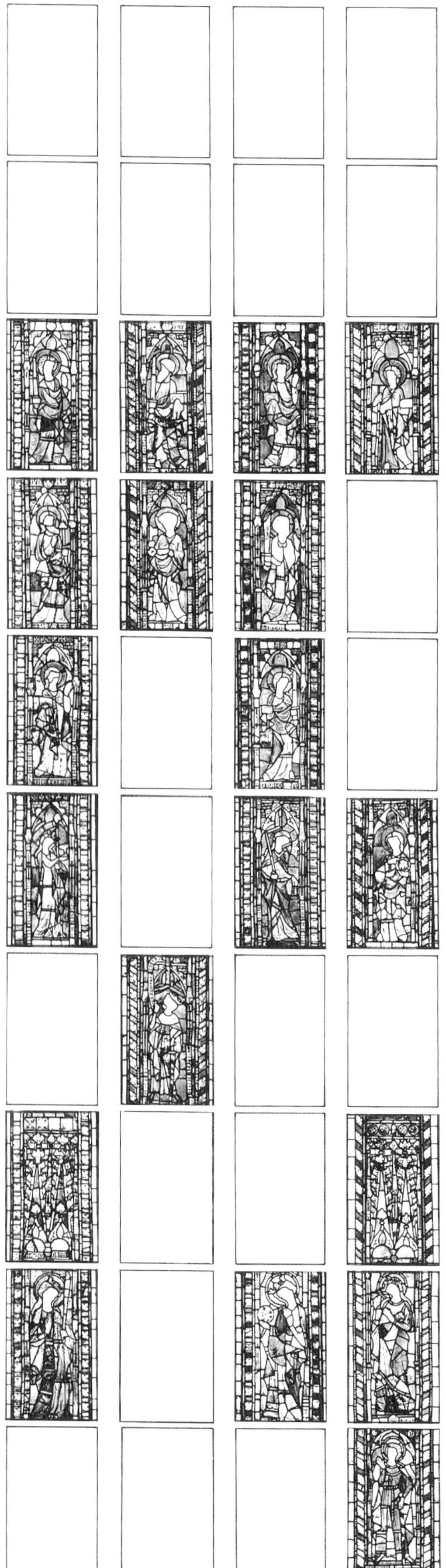

28. Rekonstruktion des um 1300 für Chor nord II neu geschaffenen Christusfensters (Photomontage).

(Rekonstruktion II)

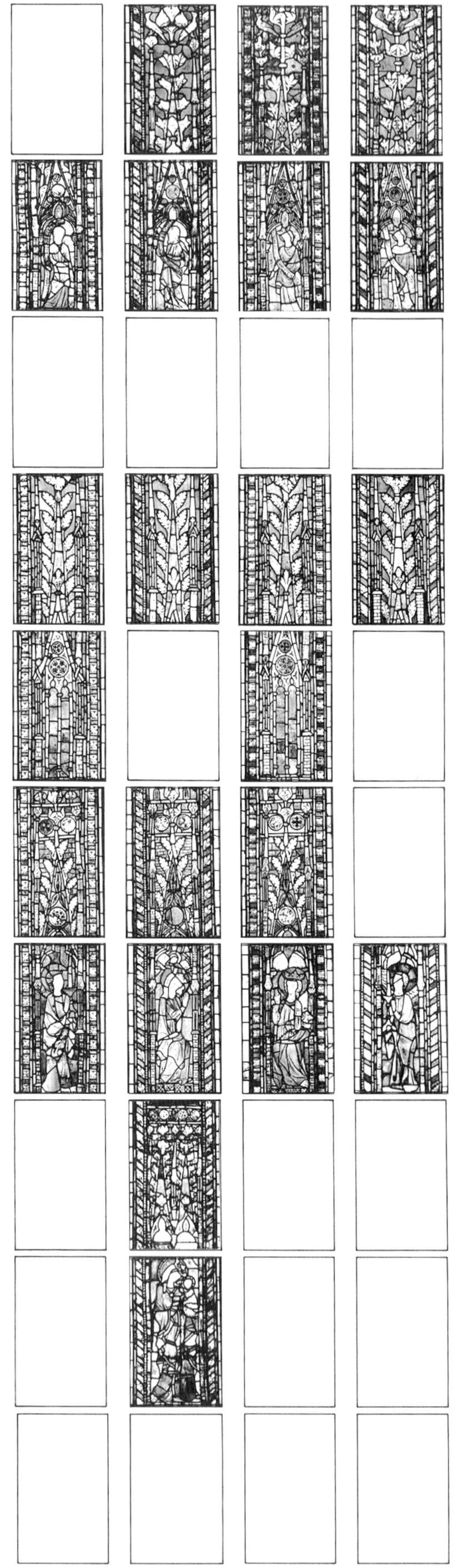

29. Rekonstruktion des um 1300 für Chor süd II neu geschaffenen Marienfensters (Photomontage).

14	*Ornament Typ A*	*Ornament Typ B*	*Ornament Typ C*	*Ornament Typ D*	*Ornament Typ A*	*Ornament Typ B*	*Ornament Typ C*	*Ornament Typ D*
13	"	"	"	"	"	"	"	"
12	"	"	"	"	"	"	"	"
11	"	"	"	"	"	"	"	"
10	*Tabernakel bekrönung*	*Tabernakel bekrönung*	*Tabernakel bekrönung*	*Tabernakel bekrönung*	*Turmhelm*	Turmhelm	Turmhelm	Turmhelm
9	*Engel (?)*	*Maria*	*Weltenrichter*	*Johannes*	Bileam	Hesekiel	David	Salomo
8	Simon	Paulus	*Matthias*	Jacobus maior	*Turmgeschoß*	*Turmgeschoß*	*Turmgeschoß*	*Turmgeschoß*
7	Judas Thaddäus	Petrus	Bartholomäus	*Philippus*	Turmhelm	Turmhelm	Turmhelm	Turmhelm
6	Matthäus	*Thomas(?)*	Jacobus minor	Andreas	Turmfenster	*Turmfenster*	Turmfenster	*Turmfenster*
5	Ecclesia	*Christus am Kreuz*	Synagoge	Johannes Bapt.	Tabernakel wimperg	Tabernakel wimperg	Tabernakel wimperg	*Tabernakel wimperg*
4	*Maria Magdalena(?)*	Hauptmann	*Maria*	*Johannes*	Engel	Maria	Christus	Engel
3	Tabernakel bekrönung	*Tabernakel bekrönung*	*Tabernakel bekrönung*	Tabernakel bekrönung	*Tabernakel bekrönung*	Tabernakel bekrönung	*Tabernakel bekrönung*	*Tabernakel bekrönung*
2	Agnes	?	Katharina	Margareta	*König*	Maria mit Kind	*König*	*König*
1	*Dionys*	*Rusticus*	*Eleutherius*	Vitalis	*Verkündigung an Maria*		*Visitatio*	
	a	b	c	d	a	b	c	d

Scheibengruppen einer kritischen Prüfung unterzogen werden mit dem Ziel, die bisherige zeitliche Unvereinbarkeit der Architektur des Chores und der mit ihr verbundenen Farbverglasung durch eine archäologisch und historisch abgesicherte, stil- und bildgeschichtlich begründete Rekonstruktion zu überwinden.

Das in Zeichnungen und Photomontagen veranschaulichte Ergebnis dieser Bemühungen (Abb. 26–29) soll hier, um eine Gesamtvorstellung zu vermitteln, zunächst im Zusammenhang erläutert und dann in den Einführungen zu den einzelnen Scheibengruppen noch näher begründet werden. Für den Nachvollzug wichtige Einzelbeobachtungen werden außerdem in den Katalogtexten zu den einzelnen Scheiben vermerkt.

Unsere Rekonstruktionsüberlegungen gehen von folgenden Voraussetzungen aus: Bis auf die erst 1899 aus dem Chor der Franziskaner hierher übertragenen Ornamentscheiben müssen alle erhaltenen 218 Scheiben für den Chor der Stadtkirche geschaffen worden sein. Vor allem zwei Gründe lassen sich hierfür nennen:

1. Die in den Fenstergewänden verankerten Quereisen geben eine einheitliche Höhe von etwa 82 cm, die steinernen Fensterpfosten eine nur geringfügig zwischen 52 und 54 cm schwankende Breite vor, der alle Scheiben ohne Beschneidungen oder Anstückungen entsprechen. Nur die rechte Bahn von Fenster nord II besitzt, hiervon abweichend, eine Breite von 57 cm; sie machte bei den heute dort sitzenden Scheiben die Anbringung von zusätzlichen Randstreifen erforderlich.

2. Da keines der Langhausfenster, auch nicht das mit der dendrochronologischen Datierung des Langhausdachstuhls in das Jahr 1313 zu verbindende große vierbahnige Fenster der Westfassade, entsprechende Maße aufweist, müssen auch die Scheiben des sog. Marienfensters in süd II für den Chor geschaffen worden sein[12].

Stilgeschichtlich kann der erhaltene Scheibenbestand auf drei zeitlich und stilistisch klar zu unterscheidende Gruppen aufgeteilt werden:

1. Aus der älteren, um 1280 in einer Speyerer(?) Werkstatt entstandenen Gruppe von 131 bzw. 135 Scheiben lassen sich sechs jeweils zweibahnige Bildzyklen rekonstruieren. Die beiden im Achsenfenster (I) vereinten Zyklen – der typologische Bibelzyklus und die Folge der alttestamentlichen Repräsentanten, unter denen sich auch der Hl. Dionys befindet – sind, was bei Farbverglasungen dieser Zeit nur sehr selten vorkommt, vollständig erhalten; auch von dem heute in den mittleren Bahnen von Fenster nord II eingesetzten Märtyrerzyklus sind lediglich die beiden untersten Felder verloren. Bei dem mit den Tugenden verbundenen Credo-Zyklus fehlen fünf, beim Jungfrauenzyklus sieben Felder. Die größten Verluste sind, wie schon erwähnt, beim Tierzyklus zu verzeichnen: Nur noch fünf Felder sind hiervon in St. Dionys verblieben; von den im frühen 19. Jahrhundert veräußerten Feldern gelangten vier nach Aufseß (Abb. 25). Alle sechs Bildzyklen müssen folglich für einen um 1280 geplanten, jedoch nicht ausgeführten Chor mit zweibahnigen, vierzehnzeiligen Fenstern geschaffen worden sein (s. Rekonstruktion I, Abb. 26).

2. Der in Fenster süd II befindliche, um 1300 in einer Esslinger(?) Werkstatt ausgeführte Scheibenbestand vereinigt, obwohl er nur noch 42 mittelalterliche Felder umfaßt, die Reste von zwei in Form und Farbe aufeinander abgestimmten Bildkompositionen (s. Rekonstruktion II, Abb. 28f.). Daß die Kreuzigung Christi und die zwölf Apostel nicht von Anfang an mit der Krönung Mariens und den darauf bezogenen Propheten verbunden gewesen waren, geht schon daraus hervor, daß sie in einem vierzehnzeiligen Fenster gar nicht unterzubringen sind. Wie bereits Hans Wentzel richtig vermutet hatte, war dieser Scheibenbestand »schon kurz nach seiner Entstehung verändert und umgearbeitet«, d.h. ineinander geschoben worden. Dabei ist auch, was bisher nicht erkannt worden war, das zwischen den Turmspitzen der Marienkrönung und den darüber gehörigen Tabernakeln mit den Prophetenfiguren vermittelnde Turmgeschoß als einzig entbehrliche Zeile weggefallen. Andererseits lassen sich aus den erhaltenen Teilen der beiden Bildkompositionen jeweils nur zehn figürlich-architektonische Zeilen erschließen; die restlichen vier müssen jeweils ornamental gestaltet gewesen sein – eine in der Zeit um 1300 vielfach anzutreffende Lösung[13].

3. Die noch 45 Scheiben zählende Gruppe der sog. Restzyklen weist zwar enge technische und stilistische Zusammenhänge mit den Scheiben des sog. Marienfensters auf, dürfte also von derselben Esslinger(?) Werkstatt ausgeführt worden sein, jedoch nicht um 1300, wie Wentzel annahm, sondern wahrscheinlich erst um 1350. Sie umfassen vier unterschiedlich gerahmte und hinterlegte, jedoch

inhaltlich zusammengehörige Bildfolgen. Da von der Jugend und Passion Christi noch jeweils dreizehn Felder erhalten sind, muß auch dieser Scheibenbestand, flankiert von den Darstellungen der Annen-Marienlegende und der Erscheinungen Christi, für eines der vierbahnigen, vierzehnzeiligen Chorfenster geschaffen worden sein, zumal sich seine Komposition in ausgesprochen retrospektiver Weise an diejenige der älteren Scheibengruppe anlehnt (s. Rekonstruktion III, Abb. 27).

Bezieht man diese aus dem Bestand gewonnenen Beobachtungen und Erkenntnisse auf die oben dargelegte Baugeschichte des Chores, so ergibt sich daraus für seine Verglasung folgender Ablauf:

Um 1300 waren von den bereits um 1280 geschaffenen Scheiben der typologische Bibelzyklus, flankiert von den alttestamentlichen Repräsentanten, in seiner heutigen Anordnung im Achsenfenster eingesetzt worden. Die schrägen Fenster des Chorschlusses besetzte man mit den neu geschaffenen, architektonisch gegliederten monumentalen Bildkompositionen der Kreuzigung Christi und der Krönung Mariae über Heiligen. In den beiden geraden Fenstern des Chorschlusses brachte man den Märtyrerzyklus und die drei moralisch-didaktischen Zyklen der älteren Gruppe unter, wobei die Medaillons mit den Märtyrerszenen und die wie in der heutigen Anordnung von Langpässen umschlossenen Standfiguren von den architektonisch gerahmten Jungfrauen und Philosophen eingefaßt gewesen waren. Die Maßwerkverglasung dürfte um 1300 für alle fünf Fenster des Chorschlusses einheitlich gestaltet worden sein und dazu beigetragen haben, alte und neue Teile trotz abweichender Farbigkeit zu einer Einheit zusammenzuschließen.

Auch bei einem der großartigsten Chorbauten der Zeit, dem nach 1307 in ganz kurzer Zeit errichteten, 1870 zerstörten und danach abgetragenen Chorneubau der Straßburger Dominikanerkirche ist man ähnlich vorgegangen: In die dreibahnigen Chorfenster nord II/süd II übertrug man die aus sechs Fenstern des 1254/60 errichteten Vorgängerbaues übernommenen kleinteiligen Medaillonscheiben, während man für das vierbahnige Achsenfenster um 1325 einen in monumentale Bogen-Paß-Rahmungen eingefügten Christuszyklus modernsten Zuschnitts anfertigen ließ[14]. In Straßburg blieb diese Anordnung bis 1833 nahezu unverändert erhalten. In Esslingen hingegen scheint das so ausgewogene Miteinander einer älteren und jüngeren Farbverglasung spätestens um 1350 dadurch tiefgreifend gestört worden zu sein, daß man die zentralen Bestandteile der beiden um 1300 geschaffenen Fenster in süd II vereinigte und für nord II von der schon früher tätigen Werkstatt ein neues, ganz andersartiges Fenster anfertigen ließ. Vermutlich war man durch einen Bauschaden oder ein Unglück bei der Aufrichtung des neuen Dachstuhls dazu gezwungen worden, eines der beiden um 1300 neu geschaffenen Bildfenster aufzugeben. Dies würde auch erklären, warum sich bei der Grabung gerade von dieser Scheibengruppe so zahlreich Scherben im Erdreich gefunden haben. Daß man sich allerdings bei der Neuanfertigung formal nicht an dem nur zu Teilen zerstörten Fenster der Zeit um 1300 orientiert, sondern auf die älteren Bildzyklen der Zeit um 1280 zurückgegriffen hat, wird nur verständlich, wenn man annimmt, daß die monumentalen Architekturfenster der Zeit um 1300 nicht mehr den Vorstellungen der Auftraggeber entsprachen und diese statt dessen lieber das Leben Christi einschließlich seiner nur in den Apokryphen überlieferten Vorgeschichte so ausführlich wie möglich dargestellt sehen wollten. Um dies auch im Chor der Stadtkirche an zentraler Stelle zu ermöglichen, nahm man ganz offensichtlich selbst die Zerstörung einer um 1300 geschaffenen symmetrischen Anordnung in Kauf – ein Vorgehen, wie es seit der Mitte des 14. Jahrhunderts immer wieder zu beobachten ist[15]. Nur dieses Fenster, nicht jedoch der einschließlich seiner übrigen Verglasung ganz hochgotische Chor kann als Ausdruck eines neuen, spätgotischen Gestaltungswillens verstanden und interpretiert werden.

Literatur: DEMMLER, 1900, S. 82f., 88f. (2 Abb.), 98–106 (mit 2 Abb), 123–128; PAUL FRANKL, Die Glasmalerei des fünfzehnten Jahrhunderts in Bayern und Schwaben (Studien zur Deutschen Kunstgeschichte 152), Straßburg 1912, S. 23; BALET, 1912, S. 6f., 51; FISCHER, ²1937, S. 61; WENTZEL, ²1954, S. 33f., 92, 107, Textabb. 22f., Abb. 100–106, Farbtaf. 2; DERS., 1958, S. 51–134, Farbtaf. 1-3, Abb. 1–129, 132–164, 167-251; BECKSMANN, 1979, S. LIV–LVI, bes. Anm. 102; KOEPF, 1983, S. 69–84; BERNHARDT, 1983, S. 89–93; GRODECKI/BRISAC, 1984, S. 199, 202; BECKSMANN, 1988, Kat. Nr. 18; BERNHARDT, 1991, S. 87–94, Abb. 1–8; BECKSMANN, Esslingen, 1992, S. 23–37, 43f., Abb. 1–15; ANSTETT, 1995, S. 175f., 207; FRENZEL, ebenda, 1995, S. 313–317; BECKSMANN, 1995, S. 94f.

Die ältere Chorverglasung, ihr Bildprogramm und ihre Meister

Schon in der älteren Chorverglasung stand der typologische Zyklus als zweibahniges, vierzehnzeiliges Bibelfenster im Mittelpunkt eines Bildprogramms, das ganz offenkundig Elemente französischer Weltgerichtsportale aufgegriffen hat. Die Heilsgeschichte von der Verkündigung an Maria bis zur Auferstehung Christi als Erfüllung des Alten Testaments zu verstehen, führte schon früh zu bildlichen Gegenüberstellungen von Ereignissen des Alten und Neuen Testaments[16]. Dennoch ist das spezifische Bildprogramm des Bibelfensters eine Neuschöpfung der Mitte des 13. Jahrhunderts, mit der man an Rhein, Main und Neckar ganz eigenständig auf die verspätete Übernahme hochgotischer Bauideen und -techniken aus Frankreich reagiert hat. Um dies nachvollziehen zu können, muß man nur in Köln den um 1220/25 verglasten Chor von St. Kunibert und anschließend den seit 1248 errichteten Chor des Kölner Domes aufsuchen. In St. Kunibert findet man in der mittleren, durch Eisenarmierung unterteilten großen rundbogigen Fensteröffnung des Obergeschosses eine der vielschichtigsten Wurzel-Jesse-Kompositionen, die je geschaffen wurde, im Achsenfenster der Dreikönigenkapelle des Kölner Domes hingegen eines der ältesten Bibelfenster in einer durch Maßwerk in zwei schmale Lanzetten unterteilten steilen Fensteröffnung[17]. Es enthält bereits alle noch in St. Dionys beachteten Gestaltungsprinzipien, vor allem die unterschiedliche formale und farbliche Bildung der Bahnen des Alten und des Neuen Testaments sowie die vertikale Verknüpfung aller Bildfelder. In St. Dionys verzichtete man allerdings auf die meist gegensätzliche Bildung der Medaillonrahmen und des Teppichgrundes, indem man das gleichgestaltete mandorlenförmige Astwerk jeweils mit den Bildrahmen verschlang (Abb. 44–47). Daß das Astwerk der heilsgeschichtlichen Darstellungen aus der Weinrebe des Jesse, das der alttestamentlichen Vorbilder aus dem Apfelbaum des Paradieses gebildet wird, ist zwar naheliegend, aber nur in St. Dionys verwirklicht worden, vermutlich weil nur hier der alttestamentliche Strang mit dem Sündenfall eingeleitet wurde[18]. Die Auswahl der alttestamentlichen Vorbilder enthält sehr geläufige Darstellungen wie die Aufrichtung der Ehernen Schlange für die Kreuzigung Christi, aber auch ganz ungewöhnliche wie die Krönung Salomos für die Dornenkrönung Christi. Bedeutsamer ist jedoch, daß im neutestamentlichen Strang die Prophetenbüsten fehlen[19].

Da das Bibelfenster ursprünglich in Anlehnung an die französischen Weltgerichtsportale von einem zweibahnigen Zyklus mit Repräsentanten des Alten Bundes, unter ihnen alle sechzehn Propheten außer Ezechiel, zur Linken flankiert gewesen war, konnte man hierauf zugunsten einer formalen Vereinheitlichung beider Bahnen des Bibelfensters verzichten. Das gleichzeitig für den Chor der Kölner Dominikanerkirche entstandene zweibahnige, fünfzehnzeilige Bibelfenster erweist sich zumindest in dieser Hinsicht als altertümlicher[20]. Dennoch dürfte das Bibelfenster für St. Dionys bereits um 1280 konzipiert worden sein, da kurz zuvor bzw. kurz danach bereits die ersten dreibahnigen Bibelfenster für den Chor der Rufacher Marienkirche und denjenigen der Dominikanerinnenkirche zu Stetten am Fuße des Hohenzollern entstanden sind[21].

Hatte man für den Zyklus der großen Männer und Frauen des Alten Bundes wie bei den alttestamentlichen Darstellungen des um 1270/80 entstandenen Bibelfensters aus der Wimpfener Ritterstiftskirche unverbundene Kreismedaillons auf einen dahinter durchlaufenden geometrischen Ornamentteppich appliziert (Abb. 41–43), so wählte man für die Martyriendarstellungen, die das Bibelfenster zur Rechten flankierten, eine fortlaufende vierpaßförmige Rahmung aus sich überkreuzenden Perlbändern (Abb. 48–51). Zwischen den Vierpässen bilden sie eine von den Quereisen überschnittene Blattraute; hinterlegt wird dieses vertikale Rahmensystem in Anlehung an das Bibelfenster mit Efeuranken zwischen blütenbesetzten Randborten, die von Bahn zu Bahn lediglich ihre Farbigkeit wechseln.

Der Esslinger Zyklus umfaßte ursprünglich 28 Martyrien und ist damit der umfangreichste, in der Glasmalerei erhaltene Zyklus dieses Themas; 44 Darstellungen zählt der in die Vierpässe der Blendarkaturen unter den Fenstern der Sainte-Chapelle in Paris integrierte Wandmalereizyklus, ursprünglich 102 Darstellungen der in Form eines Wandvorhangs auf die nördliche Seitenschiffwand gemalte Medaillonzyklus in der ehemaligen Konstanzer Dominikanerkirche[22]. Eine kanonische Auswahl oder Abfolge ist

30. Thronende Muttergottes. Um 1260/70. Straßburg, Münster, Qhs. nord I, 4-6 b.

31. Maria einer Krönung (?). Konstanz (?), um 1280/90.
Karlsruhe, Badisches Landesmuseum.

32. Thronende Muttergottes einer badischen Fensterstiftung. Speyer (?), um 1280/90.
Durmersheim, Wallfahrtskirche Bickesheim, Katharinenchörlein I, 2 b.

33. Hl. Virgo aus einem Allerheiligenzyklus.
Um 1260. Straßburg, Münster, Lhs. SÜD II, 1–3 d. ▶

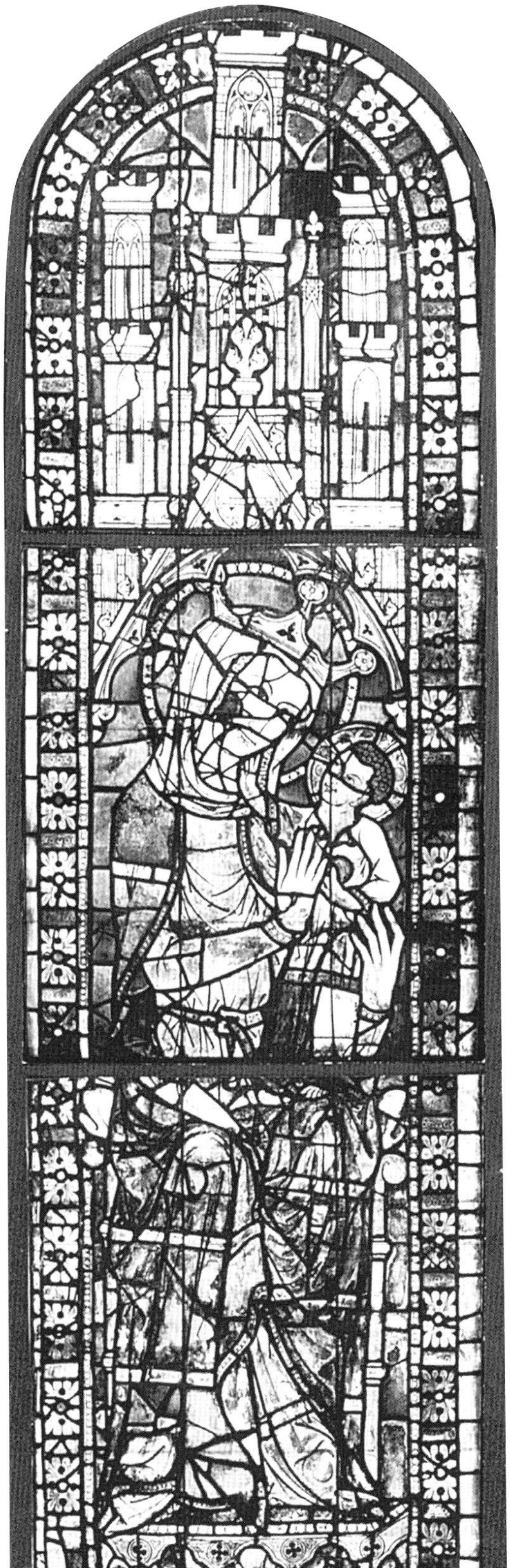

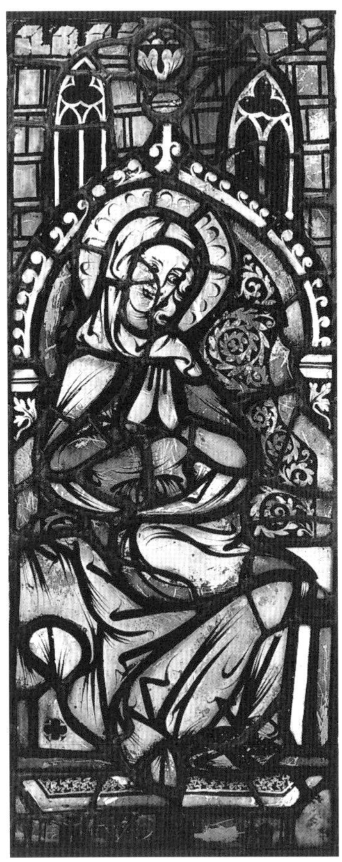

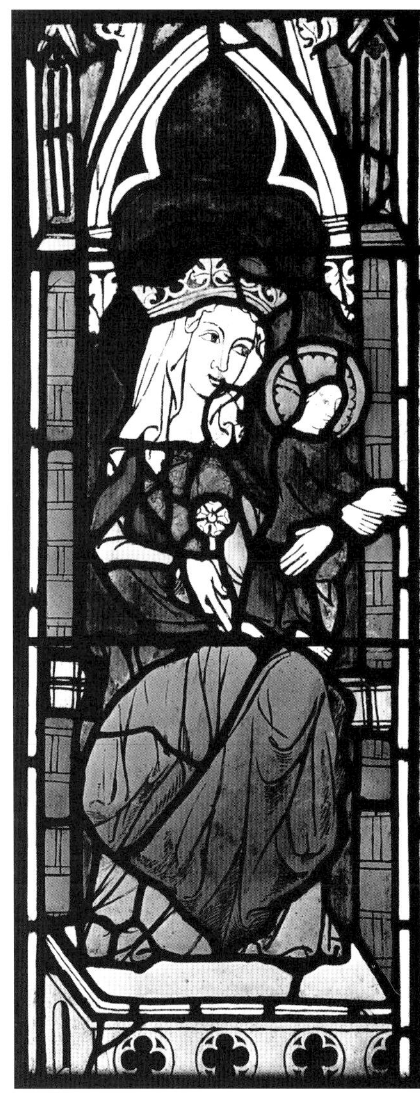

in keinem dieser Zyklen zu erkennen, da nicht Heiligenlisten, sondern örtliche Festtagskalender die Auswahl bestimmt haben dürften. In Esslingen finden sich die Martyrien von neun Aposteln, der Archidiakone Stephanus und Laurentius, des Täufers Johannes und, was besondere Gründe gehabt haben dürfte, dasjenige der Heiligen Georg (dreimal!) und Veit (zweimal!). Auffällig ist das Fehlen von Martyrien weiblicher Heiliger, ungewöhnlich, zumindest in Deutschland, die Darstellung der Martyrien von Thomas Beckett, Eleutherius, Leodegar und Marcellus; sie erklärt sich jedoch aus den früheren kirchlichen Bindungen an die Abtei St. Denis. Aus diesem Grund hatte schon Wentzel angenommen, daß die beiden verlorenen Sockelfelder die Martyrien der Titelheiligen Dionys und Vitalis enthielten.

Daß tatsächlich das Jüngste Gericht das übergreifende Thema des von Repräsentanten des Alten Bundes und in der Nachfolge Christi stehenden Märtyrern flankierten typologischen Bibelzyklus gewesen war, geht eindeutig aus den Texten der Männer und Frauen des Alten Bundes hervor: diejenigen der linken Bahn sprechen von Unheil und Schuld, diejenigen der rechten von Heil und Erlösung. So darf man vermuten, daß die Kreisrosetten, die um 1280 die Bahnen der drei mittleren Fenster bekrönen sollten, Christus als Weltenrichter und Maria und Johannes als Fürbitter gezeigt haben.

Dem Vorbild der Weltgerichtsportale folgend dürften im ersten geraden Fensterpaar die Klugen und Törichten Jungfrauen im Norden und der mit Platon und Aristoteles verbundene Tierzyklus im Süden einander gegenübergestanden haben (Abb. 52–55, 57f.). Um mit je fünf Klugen und Törichten Jungfrauen ein Fenster füllen zu können, mußten diese nicht nur um ein sechstes Figurenpaar mit den Hll. Margarete und Katharina ergänzt, sondern alle zwölf Figuren wie die Autorenbilder von felderhohen Baldachinen bekrönt werden. Dadurch wurde die Gewichtung der einzelnen Bestandteile des Programms, nicht nur gegenüber Paris, sondern auch gegenüber Straßburg, zugunsten der Klugen und Törichten Jungfrauen verschoben. Angesichts der Bedeutung dieser Parabel für das übergreifende Thema des Weltgerichts wie ihrer durch geistliche Schauspiele geförderten Popularität erscheint dies verständlich. So wird auch die Darstellung Christi als Anführer der Klugen Jungfrauen neben Matthäus als Autor

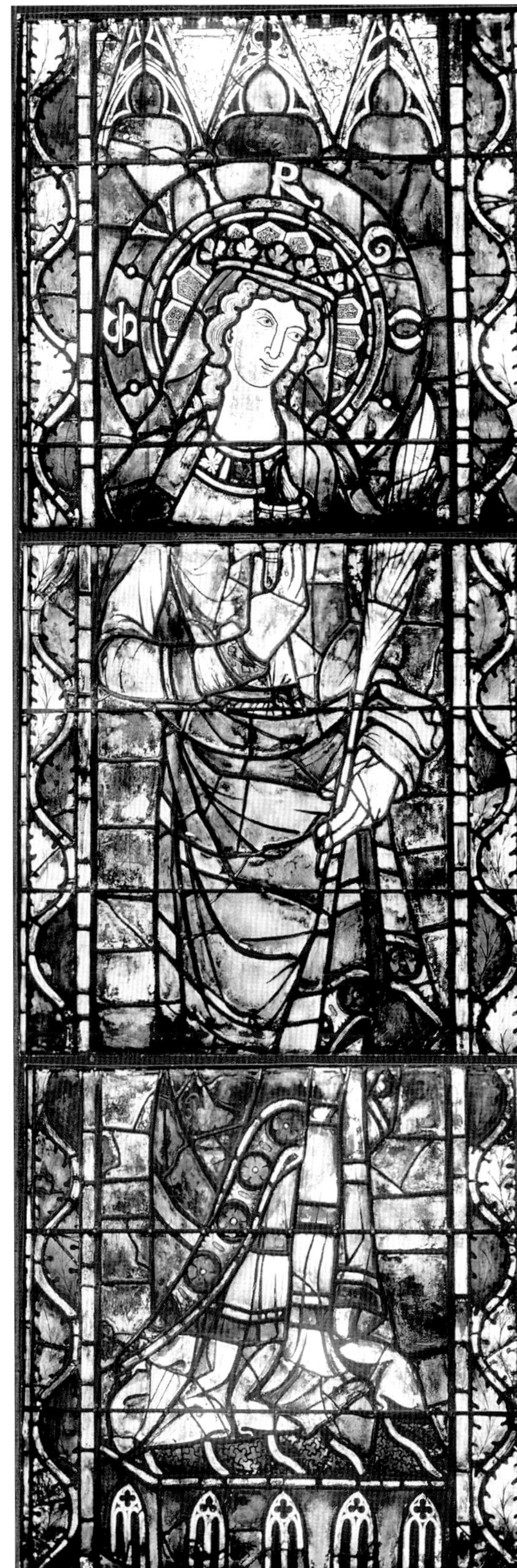

dieses Gleichnisses in der Sockelzone nicht gefehlt haben. Die auf ihren Lastern stehenden Tugenden (Abb. 59–62) könnten wie in dem bereits erwähnten Langhausfenster des Straßburger Münsters mit Ezechiel als Autor verbunden gewesen sein. Wer für den Credo-Zyklus als »Autor« in Anspruch genommen worden ist, wäre sicher aufschlußreich gewesen, wurden die zwölf Artikel des Glaubensbekenntnisses, des *Symbolum apostolicum*, seit dem 7. Jahrhundert doch den Aposteln selbst zugeschrieben und ihnen stets in den seit dem 12. Jahrhundert überlieferten Darstellungen gewissermaßen in den Mund gelegt[23].

Bei dem so ungewöhnlichen Tierzyklus (Abb. 25, 54f., 57f.) bestehen auf Grund übereinstimmender Randborten hingegen keine Zweifel, daß die in Architekturtabernakeln stehenden Philosophen Platon und Aristoteles ihn als »Autoren« eingeleitet haben. Zugleich ergibt sich daraus, daß dieser Zyklus 48 Gute und Böse Tiere gezeigt haben muß. Das neben der Bibel seit der Spätantike populärste christliche Erbauungsbuch, der vermutlich um 200 n.Chr. verfaßte *Physiologus*, behandelt in ursprünglich 48 Kapiteln Tiere, Pflanzen und Steine und verbindet mit der Beschreibung ihrer Eigenarten und Verhaltensweisen moralisierende Aussagen über Gut und Böse, über Gott und die Welt[24]. Einige dieser Tiergeschichten wie der Löwe, der seinen Jungen nach drei Tagen das Leben einhaucht, oder der Pelikan, der seine Jungen mit dem eigenen Blut tränkt, sind sogar in den Rang von Vorbildern (Typen) für den Kreuzestod und die Auferstehung Christi erhoben worden und tauchen in dieser Funktion gelegentlich auch in Bibelfenstern auf[25]. Umfassende Darstellungen sind dagegen außerhalb von Handschriften, den sog. *Bestiarien*, offenbar selten geblieben. Welche der zahlreichen Bearbeitungen des Physiologus dem Esslinger Zyklus zugrunde gelegen haben könnte, ist angesichts seiner Dezimierung wohl nicht mehr zu beantworten.

Wie reich an Formerfindungen, wie vielfältig an formalen und inhaltlichen Bezügen die ältere Chorverglasung gewesen sein muß, ist erst durch ihre Rekonstruktion (Abb. 26) sichtbar geworden. Alle um 1280 zur Verfügung stehenden Rahmen- und Gliederungsformen – miteinander verbundene oder unverbundene Medaillons in Kreis- oder Vierpaßform vornehmlich für Szenen und Langpässe wie Architekturtabernakel oder -baldachine für Standfiguren – wurden auf die jeweiligen Bildthemen abgestimmt und strukturieren zugleich das aus sechs zweibahnigen Fenstern bestehende Ensemble mit dem für die Zeit charakteristischen Farb- und Formwechsel innerhalb eines Fensters im Rhythmus a–b. Zu fensterübergreifenden Rhythmisierungen kommt es – auch dies ist typisch für die Zeit um 1280 – nicht. Die Freude an der Formenvielfalt wird noch nicht vom Zwang ihrer Systematisierung erfaßt, wie dies um 1300 zunehmend zu beobachten ist. Gegenüber Werken der Zeit um 1260/70 (Abb. 23f.) ist dagegen schon eine gewisse Vereinheitlichung der Formen, eine Zurücknahme von Überlagerungen festzustellen.

Was die Gestaltung der Szenen wie der Einzelfiguren angeht, so überrascht die Unbekümmertheit und Frische, mit der immer wieder eine neue Stellung gewagt, eine andere Haltung versucht wird, um bei der Vielzahl gleicher oder ähnlicher Bildaufgaben keine Eintönigkeit aufkommen zu

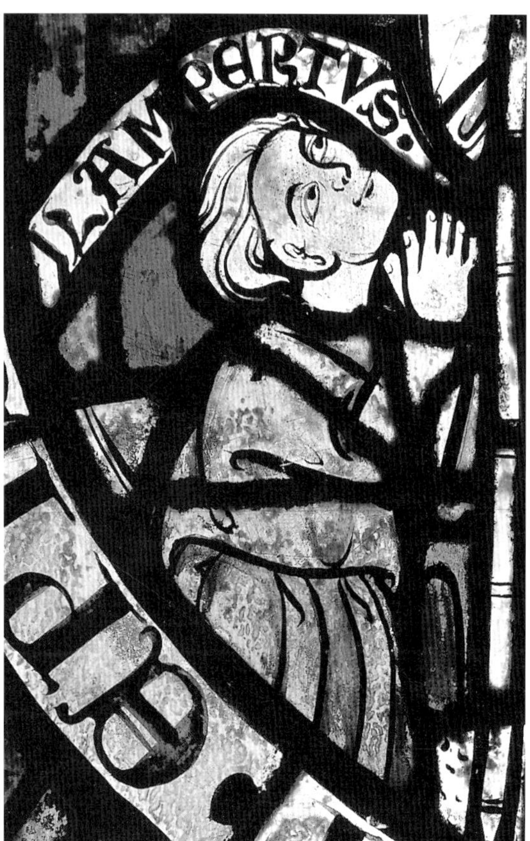

34. Lampertus vor dem Hl. Dionys (Ausschnitt).
Speyer (?), um 1280. Esslingen, Stadtkirche St. Dionys, Chor I, 1 d.

lassen. Diese Unbekümmertheit findet man freilich auch im Umgang mit den zahlreich auf Spruchbändern, aber auch auf Bildrahmen angebrachten lateinischen Texten. Sie werden durch Kürzungen mitunter verstümmelt oder gar mehrfach verwendet wie im Credo-Zyklus. Andererseits war es keineswegs üblich, Bildrahmen in diesem Umfang zum Träger von Texten zu machen[26]. Sollte für die Scheiben der älteren Chorverglasung von St. Dionys wie in Klosterneuburg ein Werk der Goldschmiedekunst die Anregung hierzu gegeben haben?

Obwohl HANS WENTZEL nicht erkannt hatte, daß die sechs Zyklen zu einer älteren Chorverglasung gehören, hatte er ihre technischen und stilistischen Gemeinsamkeiten bis hin zu handschriftlichen Übereinstimmungen, aber auch kraftlosen Nachschöpfungen gesehen und bereits überaus treffend herausgearbeitet. Den Hauptmeister dieser Werkstatt, die über mindestens drei weitere Maler verfügt haben muß, identifizierte er mit der zu Füßen des Hl. Dionys (Abb. 34, 43) knienden rotgewandeten Gestalt des *Lampertus* und benannte nach ihm die Werkstatt. Ihre bedeutendste Leistung erkannte er in jenen drei Zyklen, die im Zentrum der älteren Chorverglasung hatten stehen sollen: im Bibelzyklus, den thronenden Männern und Frauen des Alten Bundes und den Martyrienbildern.

Die beiden erstgenannten Zyklen hielt er in Entwurf und Ausführung für so einheitlich, daß er sie dem Hauptmeister zuwies, während er im Märtyrerzyklus in der Ausführung deutlich drei Glasmaler unterscheiden konnte. In den Klugen und Törichten Jungfrauen, in den beiden Philosophen und in Teilen des Tierzyklus erkannte er im Entwurf und zu großen Teilen auch in der Ausführung wieder den Hauptmeister. Lediglich den Credo-Tugenden-Zyklus rückte er von dieser Hauptgruppe ab und hielt seine spätere Entstehung in Esslingen für möglich. Da dieser Zyklus (Abb. 59–62) jedoch von Anfang an zum Bildprogramm gehörte und, wie die erhaltene Bekrönung des rechten Autorenbildes (Abb. 56) zeigt, auch in das formale Konzept der Langchorfenster einbezogen war, muß er in der »Lampertus-Werkstatt« ausgeführt worden sein. Hierfür spricht auch der technische Befund. Möglicherweise ist dies allerdings erst gegen 1300 geschehen, als man die um 1280 bereits ausgeführten Zyklen in den zu diesem Zeitpunkt fertiggestellten Chor übertrug und den sechsten, seinerzeit nicht mehr ausgeführten Zyklus, wie noch heute ersichtlich, für Fenster süd III benötigte. Der stilistische Befund scheint dies zu bestätigen: Der Karo-Teppichgrund ist aus der vom Ehepaar Steinhövel gestifteten Fensterbahn übernommen; auch die Figurentypen, die Zeichnung ihrer Köpfe und Gewänder stammen aus dem Formenschatz der »Lampertus-Werkstatt«, doch wirkt hier alles steifer, befangener, einfallsloser. In der technischen Ausführung erreichen diese Scheiben nicht das Niveau der älteren Gruppe, was auch in der auffälligen Häufung von Unstimmigkeiten und Fehlern in den Spruchbandtexten deutlich wird. Andererseits besteht zwischen der altertümlichen Form der Langpässe und der demgegenüber geradezu avantgardistischen Bildung des Eichenlaubs in der Randborte ein Widerspruch, der nur durch eine Datierung dieser Scheiben gegen 1300 aufzulösen ist[27].

Die stilistischen Eigenarten der in Entwurf und Ausführung mit Lampertus verbundenen, nach heutigen Erkenntnissen um 1280 ausgeführten Hauptgruppe hat WENTZEL bereits so vorzüglich charakterisiert, daß seine Formulierungen hier zur Kommentierung einer Auswahl von Details (Abb. 35–40) nur zitiert werden können: »Kennzeichnende handschriftliche Eigentümlichkeiten sind außer dem ›schwellenden‹ Strich mit den kolben- oder hakenförmigen Enden vor allem die Haarzeichnung, bei der die Lockensträhnen mit Vorliebe als Doppellinie gegeben werden, ferner die Parallelstriche zur Kennzeichnung des oberen Lides, die starke Einrollung der Nasenflügel, die sehr breiten und tiefschwarzen, gerundeten oder auch an der Nasenwurzel scharf geknickten Augenbrauen (bei den ja größeren und daher großformigeren Klugen und Törichten Jungfrauen ist auch die Pupille doppelt umrandet). – Jene Scheiben, die diese handschriftlichen Merkmale aufweisen, sind zugleich auch die bedeutendsten dieser Glasmalerei-Gruppe in der Komposition von Fläche und Farbe: Bilder von einer pathetischen Würde mit großen Gebärden und bedeutungsvollem Mienenspiel, kompliziert im Zwei- und Dreidimensionalen, von manchmal geradezu dynamischer Kraft und von erstaunlichem Einfallsreichtum auch bei konventionellen Einzelheiten«. Hierin und in ihrer Farbgebung, die gelbe, grüne und rosaviolette Gläser bevorzugt und in großem Umfang mit weißen, d.h. farblosen Gläsern verbindet, sah WENTZEL einen wesentlichen Unterschied zu allen aus dieser Zeit in Schwaben erhaltenen Farbverglasungen.

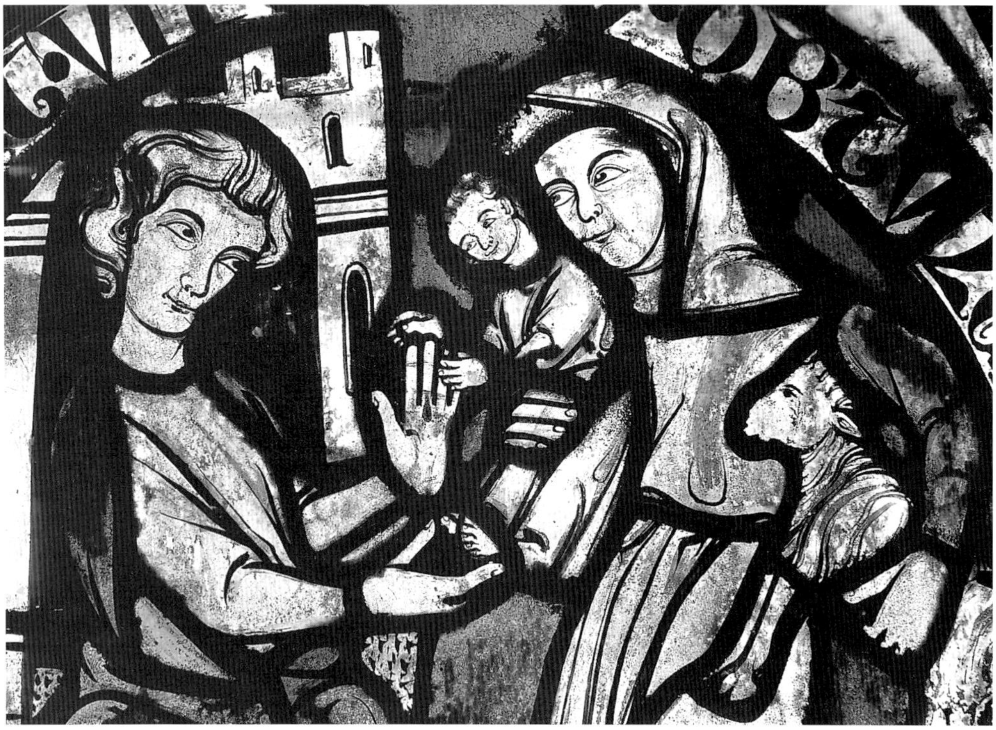

35. Darbringung Samuels (Ausschnitt). Speyer (?), um 1280. Esslingen, Stadtkirche St. Dionys, Chor I, 5 b.

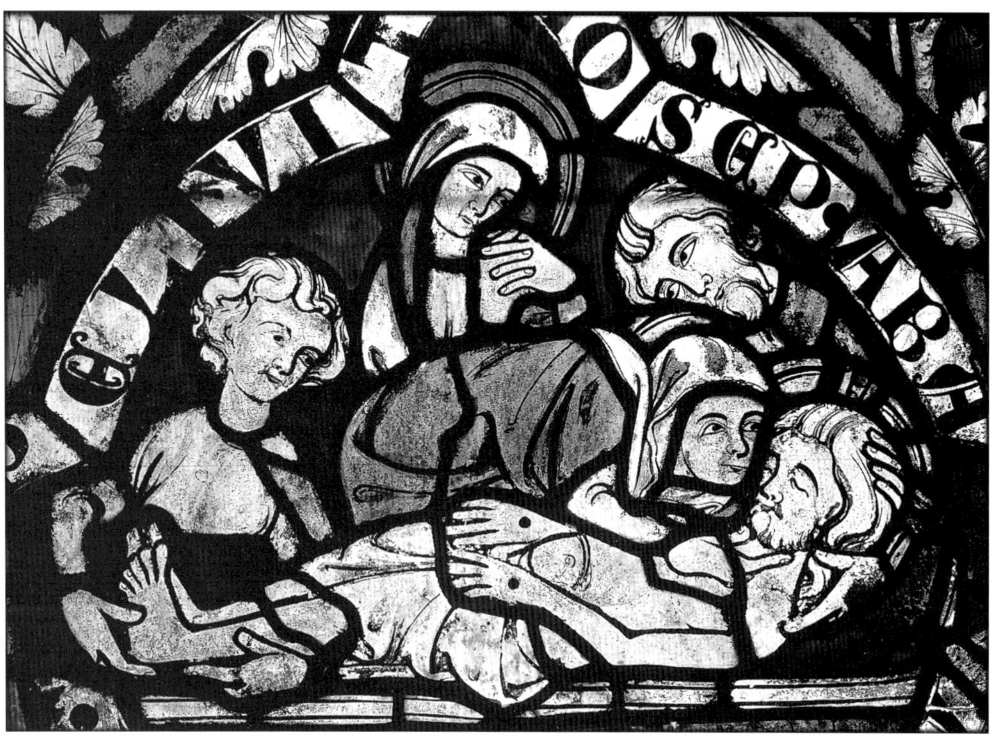

36. Grablegung Christi (Ausschnitt). Speyer (?), um 1280. Esslingen, Stadtkirche St. Dionys, Chor I, 13 c.

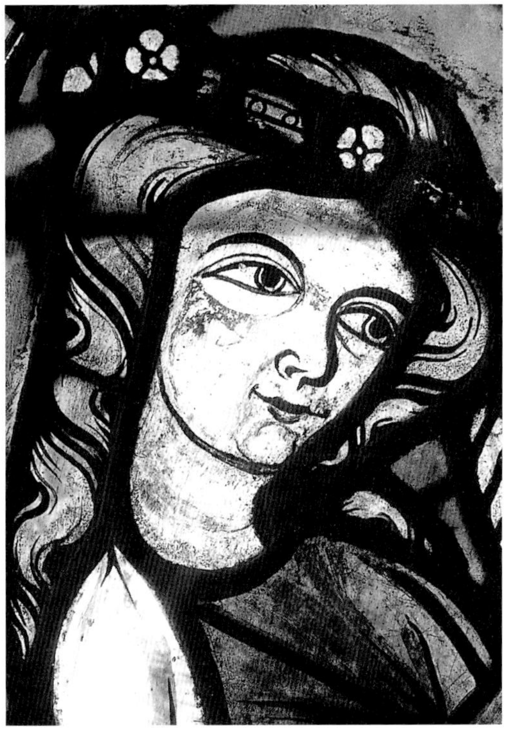

37. Kluge Jungfrau (Ausschnitt). Speyer (?), um 1280. Esslingen, Stadtkirche St. Dionys, Chor nord II, 5 a.

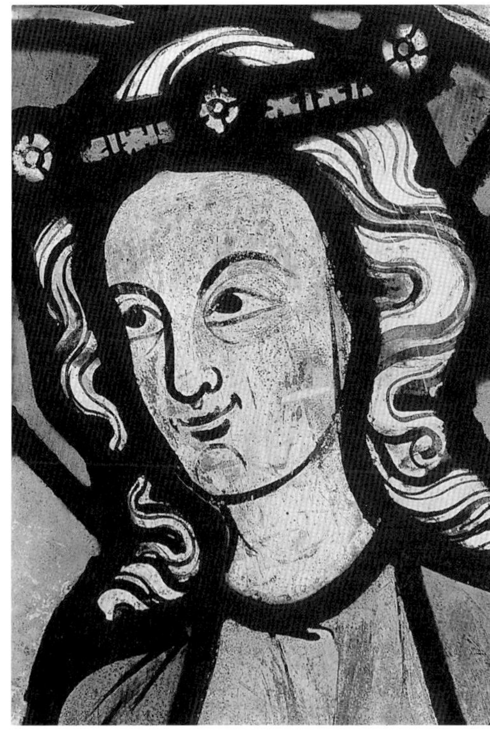

38. Törichte Jungfrau (Ausschnitt). Speyer (?), um 1280. Esslingen, Stadtkirche St. Dionys, Chor nord II, 7 d.

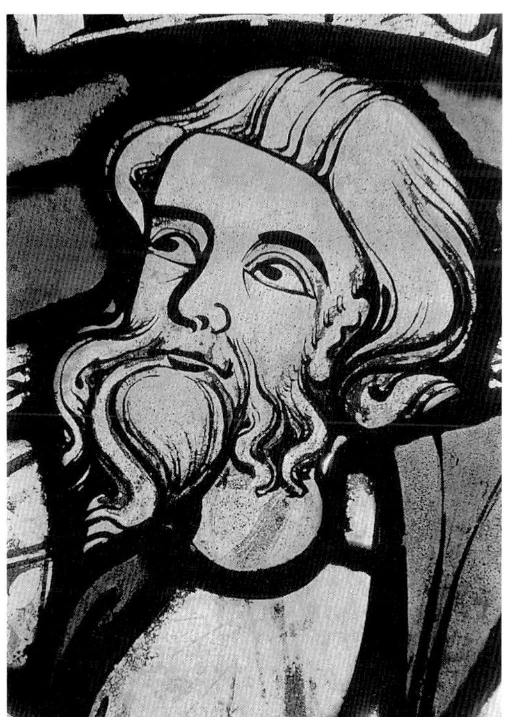

39. Judas Makkabäus (Ausschnitt). Speyer (?), um 1280. Esslingen, Stadtkirche St. Dionys, Chor I, 12 d.

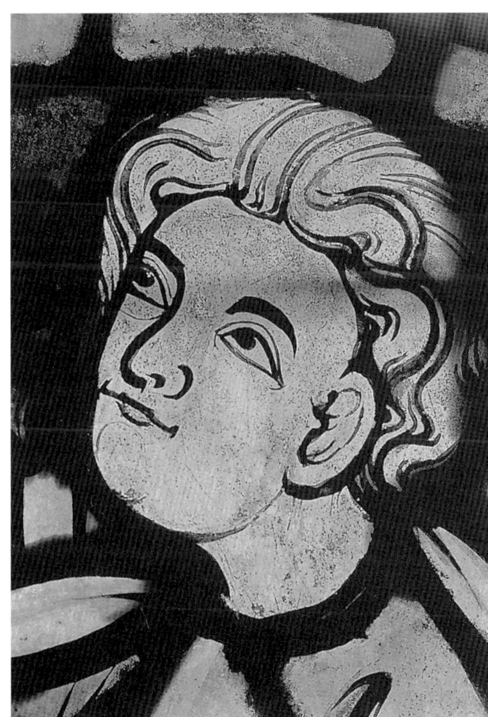

40. Samuel (Ausschnitt). Speyer (?), um 1280. Esslingen, Stadtkirche St. Dionys, Chor I, 3 d.

Damit ist die schwierige Frage der Lokalisierung dieser Werkstatt angesprochen. Schwierig, vor allem deshalb, weil sich nirgendwo ein weiteres Werk mit diesem so unverwechselbaren Stilbild erhalten hat. Andererseits hat sich auch in Esslingen, wo seit der Jahrhundertwende in dichter Folge Farbverglasungen entstandenen sind, kein Reflex dieses Stils nachweisen lassen. Die um 1300 in einer Esslinger(?) Werkstatt für die Flankenfenster nord II/süd II neu geschaffenen Kompositionen (Abb. 72–77) zeigen ein formal, farblich und stilistisch hiervon völlig abweichendes Bild. Aus diesem Grund hatte schon WENTZEL vermutet, daß man mit der Ausführung der älteren Scheibengruppe eine auswärtige Werkstatt beauftragt hat und dabei insgeheim an Speyer gedacht, zumal das Speyerer Domkapitel, in dessen Besitz St. Dionys 1213 gelangt war, den Auftrag erteilt oder zumindest vermittelt haben dürfte.
Da jedoch in Speyer keine einzige Farbverglasung das Desaster von 1689 überstanden hat, und zuvor schon durch die Verwüstungen während des bayerisch-pfälzischen Krieges von 1504 wie durch den fanatischen Glaubenseifer des zum Calvinismus übergetretenen Kurfürsten Friedrich III. (1559–1576) auf kurpfälzischem Gebiet Unermeßliches vernichtet worden war, hielt er die naheliegende Lokalisierung seiner »Lampertus-Werkstatt« in Speyer wohl für zu hypothetisch. Statt dessen versuchte er ihren spezifischen Stil aus französischen Farbverglasungen abzuleiten und verwies hierfür auf die Chorverglasung der 1262 von Papst Urban IV. gestifteten Kirche Saint-Urbain in Troyes, vor allem auf jene 26 in altertümlich-massigen Architekturtabernakeln stehenden überschlanken Propheten und Vorväter, in deren reich variierter Typenbildung mit ausdrucksvoll angespannten Gesichtern er eine mögliche Quelle für den Stil der »Lampertus-Werkstatt« zu erkennen glaubte[28].
Die wohl größte und für die deutsche Glasmalerei folgenreichste Unternehmung war zweifellos die zwischen 1240 und 1275 erfolgte Langhausverglasung des Straßburger Münsters mit ihren riesigen vierbahnigen Fensterkompositionen. So verwundert es nicht, daß sich vornehmlich in den Törichten Jungfrauen deutliche Anklänge an die freilich sehr viel monumentaleren weiblichen Heiligen in den südlichen Obergadenfenstern des Straßburger Münsters aus der Zeit um 1260 aufzeigen lassen (Abb. 33, 53). Aber auch der ausdrucksstarke Linienstil der Köpfe und die gespannte Bewegtheit der Figuren in den kleinteiligeren Szenen dürften hier ihre Voraussetzungen haben[29].
Nicht nur später in Konstanz, sondern auch in Speyer tätige Glasmaler dürften an diesem Großunternehmen mitgewirkt und so zur Verbreitung des Straßburger Formengutes beigetragen haben (Abb. 30–32). Für Speyer läßt sich dies freilich nur in einem einzigen Fall mit historischen Argumenten wahrscheinlich machen: Das vor 1288 von Markgraf Rudolf I. von Baden in die Wallfahrtskirche Bickesheim gestiftete Marienfenster dürfte in einer Speyerer Werkstatt ausgeführt worden sein. Über die gemeinsame Stilquelle hinaus verbindet die Esslinger Jungfrauen und die Bickesheimer Madonna eine in der dialektalen Färbung verwandte Stilsprache; dies könnte für eine Entstehung beider Farbverglasungen in Speyer sprechen.
Bedenkt man, daß Speyer im Spätmittelalter noch drei bedeutende Stifte, fünfzehn Pfarrkirchen, vierzehn Kapellen sowie acht Männer- und vier Frauenklöster in seinen Mauern barg, so dürfte es schon im späten 13. Jahrhundert über mehrere leistungsfähige, traditionsreiche Glasmalerei-Werkstätten verfügt haben. Eine davon dürfte die »Lampertus-Werkstatt« gewesen sein[30].

Literatur: DEMMLER, 1900, S. 89 (Abb.), 100–106 (mit Abb.), 123–127; WENTZEL, ²1954, S. 33f., 92, 107, Textabb. 22f., Farbtaf. 2, Abb. 102–104, 106; DERS., 1958, S. 14–16, 32–38, 42f., 53–55, 60–94, 120–129, Farbtaf. 1f., Abb. 7–120, 209–232, 235–239; BECKSMANN, 1979, S. LIV–LVI, Textabb. 32f.; DERS., Esslingen, 1992, S. 25–35, Abb. 2–13.

1
SAMUEL
Stadtkirche St. Dionys, Chor I, 3 d.
Speyer(?), um 1280

H. 81,5 cm, B. 56 cm.
Figur intakt erhalten, Inschrift zur Hälfte mißverstanden erneuert (1703/05?). Links über und unter dem Buch Ergänzungen von Saile (um 1950); zuvor war hier ein gelbes Maßwerkstück eingeflickt gewesen. Wenige ältere Ergänzungen im unteren sowie Ausflickungen im oberen Teil des Teppichgrundes. Verbleiung im frühen 19. Jh. erneuert, Randgläser großenteils modern. Nur der Kopf Samuels durch Korrosion stärker beeinträchtigt. Alle gelben und grünen, teilweise auch die weißen Gläser nahezu unverwittert, die ursprüngliche Farbwirkung dadurch kaum verfälscht.

Samuel wird als Autor und Schreiber des gleichnamigen Buches des Alten Testaments vorgestellt, das aufgeschlagen vor ihm auf der Thronbank liegt. In der aufgestützten rechten Hand hält er, wie ein Evangelist den Blick nach oben gewandt, die Feder, in der linken das Schabmesser. Er ist in einen weiten grün gefütterten gelben Umhang gehüllt, darunter trägt er ein langes, am Boden auslaufendes rotes Gewand, das seine Füße verhüllt. Er thront auf einer rosavioletten Bank, die zwischen zwei weißen Pfosten von einer rundbogig abgeschlossenen, durch Blendarkaden gegliederten Wand hinterfangen wird. Der blaue Grund wird von einem roten Band konzentrisch gerahmt, ein altertümliches Gestaltungselement. Die Inschrift auf dem weißen Medaillonrahmen lautete ursprünglich: · + SAMUEL · SCRIPSIT · PRIMUM · ET SECVNDVM [LIBRUM] · REGUM (Samuel schrieb das erste und zweite Buch der Könige).

Hinter dem nur von den weißen Randgläsern gehaltenen runden Bildfeld verläuft ein Teppich aus roten, von gelben Perlbändern eingefaßten Blütenrosetten, die durch blaue Schlaufen miteinander verknüpft werden; in den Zwickeln grüne Blütenrauten. Seitlich wird dieser Teppich von Borten eingefaßt, in denen blaue und rote Blütenrauten einen gelben Scherenrahmen füllen. Die aus rotem Überfangglas bestehenden Blütenrosetten sind ausgeschliffen, zeigen also einen weißen Kern – eine um 1280 seltene technische Besonderheit, die den preziösen Charakter des Fensters betont.

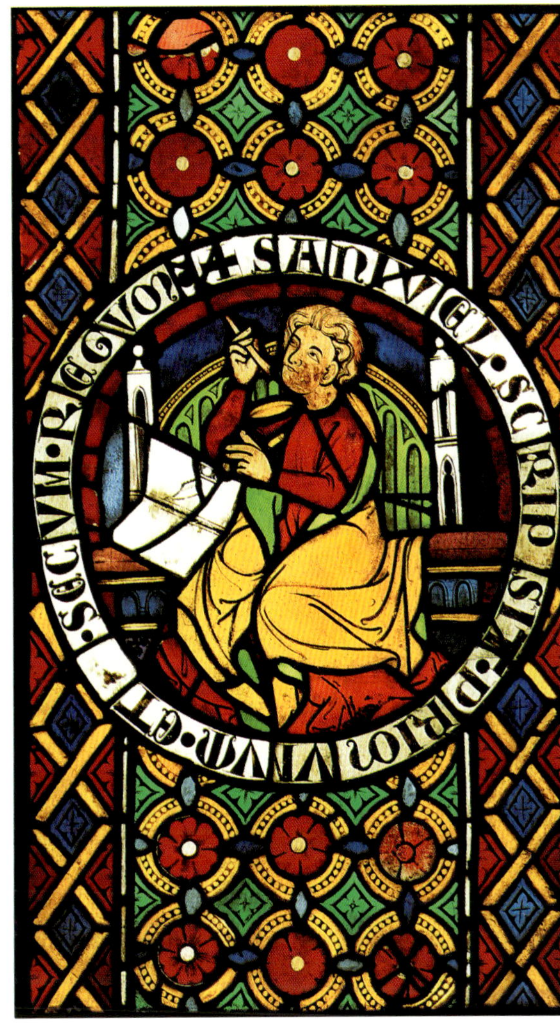

41. Kat. Nr. 1.

Literatur: WENTZEL, [2]1954, S. 92, Abb. 106; DERS., 1958, S. 60, 73, Abb. 38, 66.

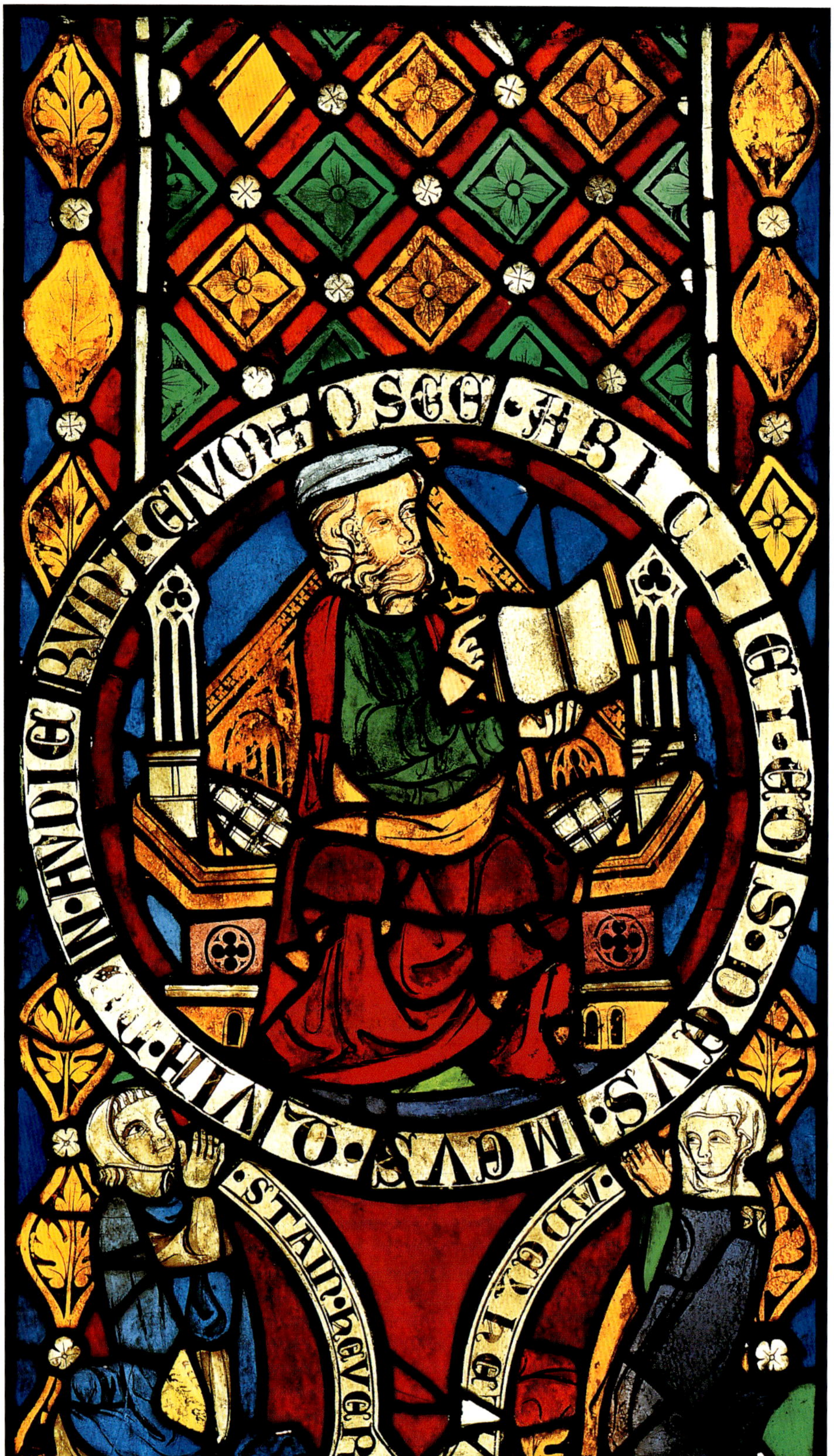

42. Kat. Nr. 2.

2
PROPHET HOSEAS MIT STIFTERPAAR STEINHÖVEL
Stadtkirche St. Dionys, Chor I, 1 a.
Speyer(?), um 1280

H. 82 cm, B. 54 cm.
Abgesehen von einigen Flickstücken im Bereich der Stifter und der Prophetenfigur (dort auch ein im 15. Jh. ergänztes rotes Gewandstück) nahezu unberührt erhalten. Selbst die Herumführung der weißen Randgläser ist durch alte Stücke gesichert, die Verbleiung jedoch im frühen 19. Jh. erneuert. Vermutlich wurden damals auch die meisten Flickstücke eingefügt. Auf der Innenseite sind die Halbtöne partiell angewittert, die Konturen gelegentlich ausgebrochen; die Außenseite weist eine narbige Oberfläche auf, die durch eine chemische Reinigung verursacht sein könnte.

Die Reihe der großen Männer und Frauen des Alten Bundes setzt in der linken Bahn, deren Texte auf Schuld und Sühne Bezug nehmen, mit Hoseas, dem ersten der sog. kleinen Propheten ein, vielleicht des Stifterpaares wegen, handelt sein Buch doch zunächst von seiner Ehe als Bild für Israels Untreue und Gottes Treue, vielleicht auch des ausgewählten Spruches (Os 9,17) wegen, der in programmatischer Weise auf das übergreifende Thema des Weltgerichts vorausweist: + OSEE · ABICIET · EOS · DEVS · MEVS · QVIA · NON · AVDIERVNT · EVM (Mein Gott wird sie verwerfen, weil sie nicht auf ihn gehört haben).
Das Bild des ruhig thronenden bärtigen Mannes, der auf seine Schriften verweist, verkörpert, der Überlieferung entsprechend, einen gebildeten, mit weichem Gemüt und empfindsamen Herzen begabten prophetischen Menschen. Ein Windstoß ist in seinen Bart gefahren – ein Motiv, das im 3. Viertel des 13. Jh. häufig begegnet (vgl. WENTZEL, ^{2}1954, Abb. 87; BECKSMANN, 1995, Abb. 81). Im Gegensatz zur ruhigen Haltung der Figur bringt der mit altertümlichen Mitteln verräumlichte, besonders reich mit Maßwerkformen gezierte Thron Spannung in das Bild. Unter ihm knien, Atlantenfiguren gleich, die Stifter dieser Fensterbahn, ein Ehepaar Steinhövel, offenbar begüterte Esslinger Patrizier, deren Nachfahren bei den Brotlauben am Markt ihr Haus hatten.

Literatur: WENTZEL, ^{2}1954, S. 35 f., 107, Textabb. 22; DERS., 1958, S. 68 f., 70 f., Textabb. 3, Abb. 7; BECKSMANN, 1975, S. 72 f.; BERNHARDT, 1983, S. 91 f., 96 f.; BECKSMANN, Esslingen 1992, S. 27 f., Abb. 3; DERS., 1995, S. 94 f.

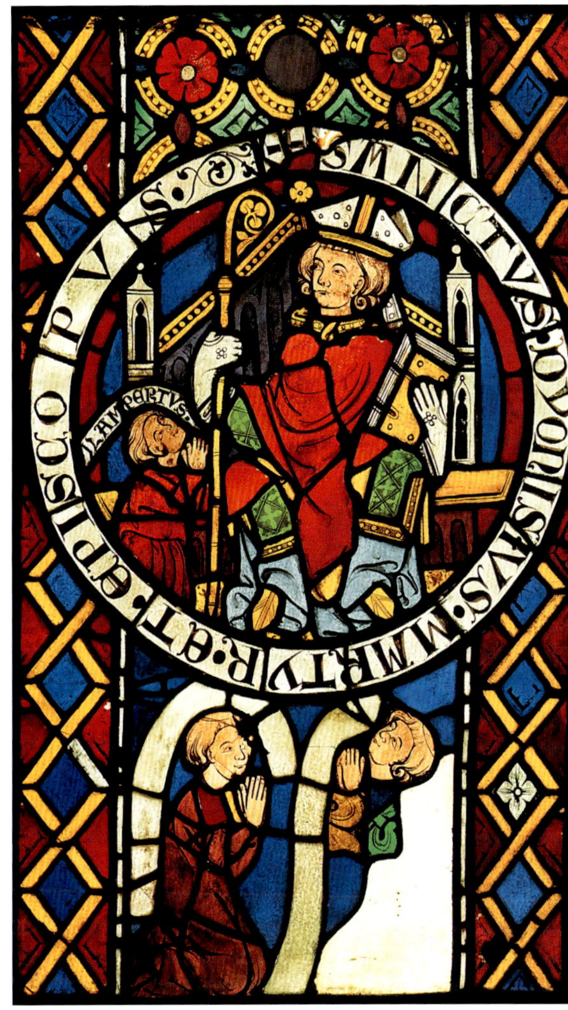

43. Kat. Nr. 3.

3
HL. DIONYS MIT LAMPERTUS UND STIFTERN
Stadtkirche St. Dionys, Chor I, 1 d.
Speyer(?), um 1280

H. 83,5 cm, B. 56 cm.
Im Gegensatz zum linken Sockelfeld des alttestamentlichen Zyklus (vgl. Kat. Nr. 2) sind die umlaufenden Randgläser des rechten vollständig erneuert, das Stifterpaar unter dem Bildmedaillon, aber auch der Ornamentteppich darüber durch Flickstücke und im frühen 19. Jh.(?) mit weißem Glas geschlossene Fehlstellen gestört, die Bemalung der Randborten abgerieben. Die im rechten Stifter eingeflickten Lilien stammen aus dem Tierzyklus. Das Bildmedaillon ist dagegen bis auf zwei winzige Flickstücke im Rahmen offensichtlich makellos erhalten. Die Verbleiung des ganzen Feldes wurde im Laufe des 19. Jh. vollständig erneuert.

Der nach der Legende im 3. Jh. n. Chr. in St. Denis enthauptete erste Bischof von Paris wird in farbenprächtigem bischöflichen Ornat mit Stab und Buch, jedoch ohne individuelle Attribute dargestellt. Durch die Rahmeninschrift ist er eindeutig als SANCTVS · DIONISIVS · MARTYR · ET · EPISCOPVS zu identifizieren. 1290 erstmals als Titelheiliger der Stadtkirche bezeugt, wurde er neben Hieronymus als einziger Zeuge des Neuen Bundes in den Kreis der großen Männer und Frauen des Alten Bundes aufgenommen. Vor ihm kniet, vom Bildrahmen angeschnitten, in einem roten Gewand mit betend erhobenen Händen LAMPERTVS. Herausgehoben aus der Sphäre der unter dem Bildmedaillon knienden Stifter, hat WENTZEL in ihm den Schöpfer der ganzen Scheibengruppe vermutet, obwohl er sich nicht wie Gerlachus (BECKSMANN, 1995, S. 41–43) mit Pinsel und Farbtopf als solcher zu erkennen gibt.

Allerdings bleibt fraglich, ob die beiden Stifter, ein Franziskaner und ein Dominikaner(?), mit ihren leeren Spruchbändern ursprünglich nicht mit einer der beiden verlorenen Sockelscheiben des Märtyrerzyklus verbunden gewesen waren, da ihretwegen das Bildmedaillon aus der Mitte nach oben gerückt werden mußte. Damit ist freilich auch nicht mehr sicher, ob die rechte Bahn ursprünglich mit der Darstellung des Hl. Dionys einsetzte, oder ob an seiner Stelle nicht eher Hieronymus als Übersetzer der prophetischen Bücher des Alten Testamentes zu sehen war.

Literatur: WENTZEL, ²1954, S. 35f., 107, Textabb. 23; DERS., 1958, S. 43, 69f., 71, Textabb. 4, Abb. 8; BERNHARDT, 1991, S. 92f., Abb. 6; BECKSMANN, Esslingen, 1992, S. 28, Abb. 4.

4
ADAM UND EVA MIT BÜRGERN ALS STIFTERN
Stadtkirche St. Dionys, Chor I, 1 b.
Speyer(?), um 1280

H. 83 cm, B. 54,5 cm.
Als Sockelscheibe stärker ausgeflickt und notverbleit. Hiervon besonders betroffen die beiden Stifterfiguren; sie tragen Köpfe aus dem Bibelzyklus der Franziskanerkirche, die Form und Farbigkeit ihrer Gewänder wird durch Flickstücke erheblich gestört, die Spruchbänder mit ihren Namen AADELHET und VECCE dürften sich jedoch an ursprünglicher Stelle befinden. Die schlechte Erhaltung des rechten Spruchbands erklärt sich aus dem hier verwendeten härteren Glas, mit dem sich die Schwarzlotbemalung beim Brand nicht immer ausreichend verschmolzen hat. Für den Medaillonrahmen wurde das gleiche, noch heute nahezu unverwitterte Glas verwendet, ohne daß entsprechende Bemalungsverluste eingetreten sind. Im Bildfeld selbst gehört nur der gelbe Apfel und die zur Bedeckung der Scham verwendeten grünen Flickstücke – bei Adam wieder dem Tierzyklus entnommen – nicht zum originalen Bestand. Verbleiung im frühen 19. Jh. erneuert.

Daß der alttestamentliche Strang eines typologischen Bibelfensters mit der Darstellung des Sündenfalles beginnt, bleibt ohne Parallele, läßt sich jedoch aus älteren Wurzel-Jesse-Kompositionen herleiten (s. S. 47). In Esslingen wird aus dem Baum der Erkenntnis – in bildlicher Antithese zu der hinter Jesse emporwachsenden Weinrebe – zugleich das alle alttestamentlichen Vorbilder vertikal verknüpfende Astwerk gebildet – eine zwar naheliegende, dennoch geniale Bildidee. Höchst bemerkenswert für die Zeit ist auch die überaus lebendige Darstellung des nackten menschlichen Körpers. Auf dem Bildrahmen heißt es hierzu nach Gen 3,22: + ECCE · ADAM · CP[V]ASI · VNVS · EX · NOBIS · FACTVS · EST · (Siehe, der Mensch ist geworden wie unsereiner und weiß, was gut und böse ist).

Die mit diesem Urbild verbundenen Stifter waren, wie aus den originalen Resten ihrer Gewandung hervorgeht, wohl Esslinger Bürger: Die als Adelheid benannte Frau trug über einem weißen Gewand einen rotbraunen, ihr mit dem Familiennamen Vetzer(?) bezeichneter Mann einen roten Mantel. Ungewöhnlich ist, daß die Frau – offenbar in Angleichung an die darüber dargestellte Eva – auf der linken und nicht, wie üblich, auf der rechten Seite erscheint.

Literatur: WENTZEL, 1958, S. 69f., 71, Abb. 9; BERNHARDT, 1983, S. 91, 97f.

5
WURZEL JESSE MIT DOMHERREN ALS STIFTERN
Stadtkirche St. Dionys, Chor I, 1 c.
Speyer(?), um 1280

H. 83,5 cm, B. 55 cm.
Ähnlich schlecht erhalten wie das alttestamentliche Gegenstück. Wiederum sind von den Flickungen außer den Randborten vor allem die beiden Stifter, insbesondere der linke betroffen: Kopf und Hände sind hier den Restzyklen entnommen, das Spruchband aus blanken weißen Gläsern zusammengesetzt; nur drei goldgelbe Scherben des Mantels befinden sich noch an ursprünglicher Stelle. Der rechte Stifter ist besser erhalten; nur der Anfang seines Spruchbands ist verloren, ein Scherben des Mantels durch ein unpassendes rotes Glas ersetzt. Zwei Flickstücke im Stamm der Weinrebe unter Jesse hat Saile (um 1950) ausgeschieden, das über der

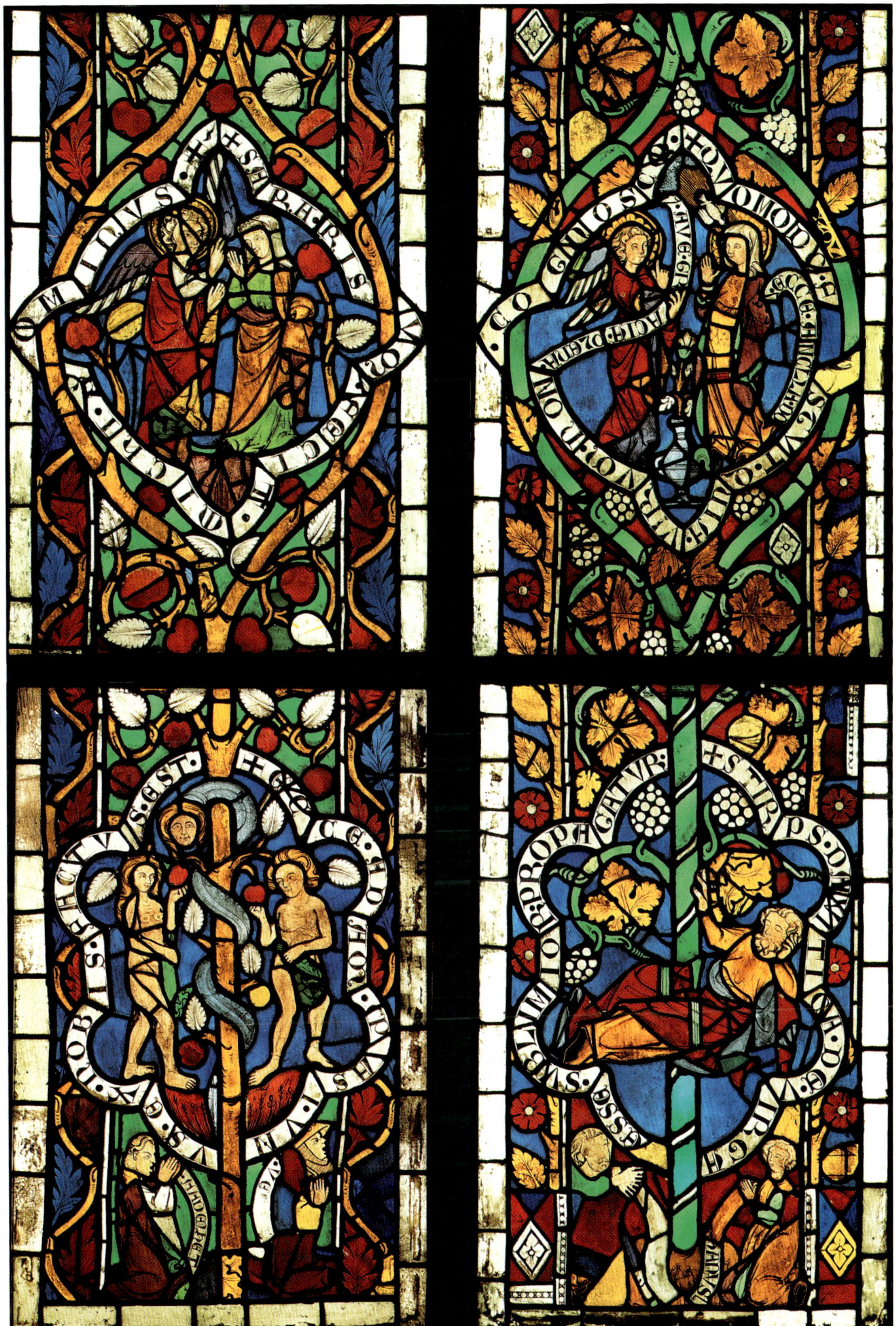

44. Kat. Nr. 4-7.

an den Stamm greifenden Hand Jesses eingeflickte Eichenlaub aus der Randborte des Credozyklus jedoch belassen. Verbleiung wie stets wohl im frühen 19. Jh. erneuert.

Der in dunkelgelbem Erdreich wurzelnde, mit einer weißen Banderole umwickelte grüne Jessebaum trägt weiße Reben und gelbes Laub, im Medaillon vor blauem, in den Zwickeln der Teppichbahn vor rotem Grund. Die Farbigkeit der alttestamentlichen Bahn wird damit auf höchst raffinierte Weise gewechselt. Dort trägt der gelbe Apfelbaum weiße Blätter und rote Früchte, im Medaillon vor blauem, in der Teppichbahn vor grünem Grund. Da der Jessebaum vor dem Bildrahmen, aber hinter dem an ihn angelehnten Jesse durchläuft, scheint dieser davor zu schweben. Seine Schlafhaltung wird auf unnachahmliche Weise geschildert, beeindruckend auch die Farbgebung seines Gewandes, auffällig die negative Saumkontur, die einen freilich unlogischen Blick auf die schwarz abgedeckten Schuhsohlen gewährt. Die Inschrift auf dem Rahmen paraphrasiert den vielzitierten Text des Jesaia (Is 11,1).
Der noch leidlich erhaltene rechte Stifter trägt über grünem Gewand einen gelben Mantel und ist damit, wie Ulrich von Klingenberg auf dem um 1318 in die Mauritiusrotunde des Konstanzer Münsters gestifteten Fenster (Becksmann, 1979, S. 108f, Farbtaf. IV), eindeutig als Domherr charakterisiert. Vermutlich hieß er [STEPH]ANVS; anders läßt sich sein Spruchband kaum ergänzen. Ein Speyerer Domherr dieses Namens ist jedoch in den Quellen nicht nachgewiesen. Auch sein Gegenüber muß nach den wenigen noch originalen Stücken seines Gewandes ein Speyerer Domherr gewesen sein. Daß diese mit Jesse d.h. mit den heilsgeschichtlichen Darstellungen, die beiden Esslinger Bürger hingegen mit dem Sündenfall verbunden worden waren, geschah nicht ohne Hintersinn.

Literatur: Wentzel, 1958, S. 69, 71, Abb. 10.

6
VERKÜNDIGUNG AN SARAH
Stadtkirche St. Dionys, Chor I, 2 b.
Speyer(?), um 1280

H. 81,5 cm, B. 54,5 cm.
Gesicht des Engels durch Notbleie, Gewand durch Flickstücke gestört; ob die Schuhe zum originalen Bestand gehören, ist fraglich. Übriger Bestand weitgehend intakt, Verbleiung jedoch im frühen 19. Jh. erneuert. Die unterschiedliche Verwitterung der weißen Gläser beruht auf der Verwendung stärker alkali- bzw. stärker bleihaltiger Gläser und ist nicht die Folge einer Restaurierung (vgl. Kat. Nr. 7).

Üblicherweise wird als alttestamentliches Vorbild für die Verkündigung an Maria wie in Assisi (Haussherr, 1979, S. 99) Gideon mit dem Goldenen Vlies dargestellt. Die Verkündigung an Sarah erscheint schon in dem dreiteiligen typologischen Zyklus aus der Dominikanerinnenkirche zu Stetten (Wentzel, 1958, Abb. 476–478) zusammen mit Gideons Vlies als Vorbild für die Verkündigung an Maria, allerdings wird dort auch Abraham dargestellt, während in Esslingen die Szene weitgehend dem neutestamentlichen Bildtypus entspricht und nur durch die auf den Text der Genesis (Gen 21,6) Bezug nehmende Inschrift identifiziert werden kann.

Literatur: Wentzel, 1958, S. 72, Abb. 11.

7
VERKÜNDIGUNG AN MARIA
Stadtkirche St. Dionys, Chor I, 2 c.
Speyer(?), um 1280

H. 82 cm, B. 54 cm.
Abgesehen von gelegentlich störenden alten Flickstücken einschließlich der Randgläser intakt erhalten, jedoch neu verbleit. Im Gegensatz zu den weißen Gläsern des Rahmens sind diejenigen der Spruchbänder nahezu unverwittert. Die übereinstimmende Schrift läßt jedoch keinen Zweifel daran, daß beide Glassorten zum ursprünglichen Bestand gehören (vgl. Kat. Nr. 6).

Ungewöhnlich durch die Fülle der Inschriften, die in keiner Weise die anrührende Frische und Lebendigkeit der Szene beeinträchtigen. Den vertrauten Gruß des Engels trägt das von ihm mit der Rechten gehaltene Spruchband, dessen Ende Maria umschließt. Der Text des Bildrahmens enthält ihren Zweifel (Lc 1,34): + QVOMODO · [FIET · I]STVT · QVIA · VIRVM · NON · COGNOSCO · (Wie soll das zugehen, da ich von keinem Mann weiß ?).

Literatur: Wentzel, 1958, S. 72, Abb. 12.

8
MOSES UND DIE EHERNE SCHLANGE
Stadtkirche St. Dionys, Chor I, 12 b.
Speyer(?), um 1280

H. 82 cm, B. 55 cm.
Auf Grund ihres hohen Standorts enthält die Scheibe nur zwei kleine

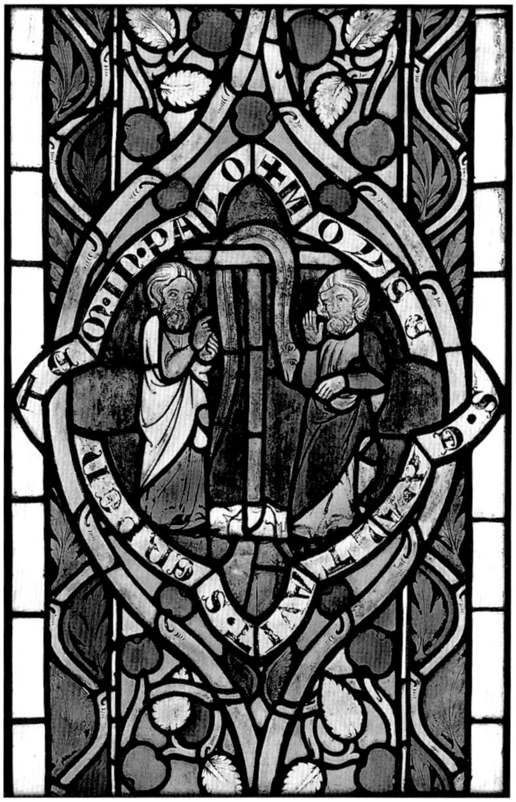

45.
Kat. Nr. 8.

46.
Kat. Nr. 9.

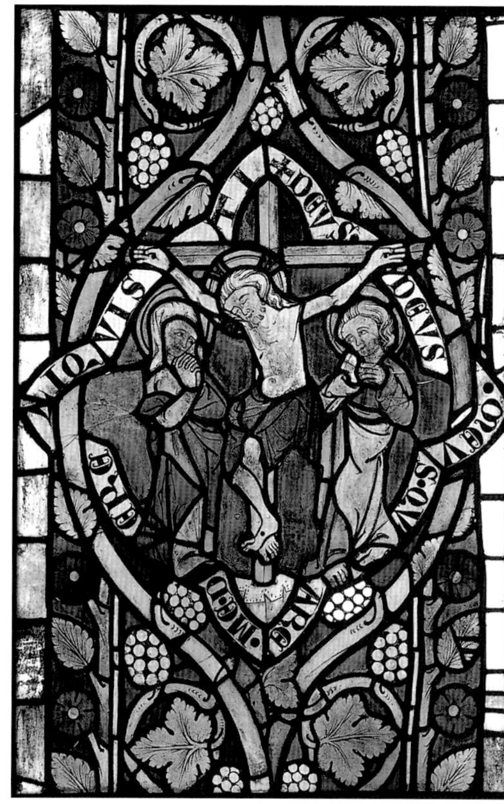

Flickstücke; selbst die Randgläser sind noch großenteils mittelalterlich. Dafür sind jedoch die Inkarnatgläser deutlich stärker korrodiert als in den unteren Zeilen. Nahezu unverwittert blieb außer den grünen Gläsern nur das selten verwendete hellgelbe Glas in Mosis Mantel.

Moses und Aaron(?) stehen zu seiten der über einem tauförmigen Kreuz hängenden Schlange. Moses weist auf sie hin, sein Gegenüber nimmt dies, ohne aufzublicken, zur Kenntnis. Von der mit dieser Szene in den beiden anderen Esslinger Bibelfenstern (Wentzel, 1958, Abb. 262, 336) verbundenen Dramatik vermag die ältere Darstellung nichts zu vermitteln. In ihrer zeichenhaften Verkürzung erinnert sie vielmehr an entsprechende Darstellungen auf maasländischen Goldschmiedearbeiten des 12. Jh.

Literatur: Wentzel, 1958, S. 78, Abb. 31.

9
KREUZIGUNG CHRISTI MIT MARIA UND JOHANNES

Stadtkirche St. Dionys, Chor I, 12 c.
Speyer(?), um 1280

H. 82 cm, B. 54,5 cm.

Wie das Gegenstück kaum durch Flickstücke verunklärt. Die Inkarnatgläser sind allerdings noch stärker als dort korrodiert, die Erhaltungsunterschiede der hier wieder verwendeten beiden weißen Glassorten entsprechend auffällig. Verbleiung im frühen 19. Jh. erneuert.

Wentzel sprach von einer »andachtsbildmäßigen« Vereinfachung des üblichen Typus. Bemerkenswert ist die Fußstellung Johannis, die in ihrer extremen Verschränkung diejenige des Gekreuzigten nachzuahmen scheint. Fein abgestimmt auch die Farbgebung: Christus in purpurviolettem Lendentuch hängt an einem kaltgrünen Kreuz, das in hellgelbem Erdreich steckt; Maria trägt über hellblauem Gewand einen grün gefütterten roten Mantel, Johannes hingegen einen goldgelben Mantel mit grünem Futter über rotem Gewand.

Literatur: Wentzel, 1958, S. 78, Abb. 32.

10
JONAS VOM WALFISCH VERSCHLUNGEN

Stadtkirche St. Dionys, Chor I, 13 b.
Speyer(?), um 1280

H. 81 cm, 54,5 cm.

Ausgezeichnet erhalten, nur vier weiße Randgläser 1899(?) ersetzt, Verbleiung bereits im frühen 19. Jh. erneuert. Durch die Verwitterung haben vornehmlich die blauen Gläser des Grundes viel von ihrer ursprünglichen Transparenz und Leuchtkraft eingebüßt. Dennoch kommt das heutige farbige Erscheinungsbild dem ursprünglichen noch sehr nahe.

Die dargestellte Szene wird durch den lakonischen Text (Ion 1,15) auf dem Rahmen nicht recht verständlich: + IONAS · QVEM · MISERVNT · IN · MARE (Und sie nahmen Jona und warfen ihn ins Meer). Aus der Umschrift des thronenden Jonas in I, 4 a erfährt man die Vorgeschichte (Ion 1,2); dort fordert der Herr von ihm: Mache dich auf und gehe in die große Stadt Ninive und predige wider sie, doch Jonas nahm ein Schiff nach Tarsis, um vor dem Herrn zu fliehen, geriet in Seenot und ließ sich von den Seeleuten ins Meer werfen, um wenigstens diese vor dem Untergang zu bewahren. In drastischer Raffung wird jener Vorgang auf der Scheibe verbildlicht: Der auf einem gelben, das Schiff bezeichnenden Pfosten stehende Jonas wird von einem Seemann an Nacken und Fuß gepackt und kopfüber in den weit geöffneten Rachen eines Walfischs gestoßen, der hier unter Vorwegnahme der späteren Rettung das Meer verkörpern soll.

Bekanntlich wurde Jonas nach drei Tagen vom Walfisch wieder ausgespien. Meist wird diese Szene als alttestamentlicher Typus für die Auferstehung Christi gewählt. Die hier dargestellte und mit der Grablegung Christi verknüpfte Szene findet sich nur selten. Das Mönchengladbacher Bibelfenster zeigt beide Bildpaare (Oidtmann, 1912, Taf. IX), doch in viel undramatischerer Erzählweise.

Literatur: Wentzel, 1958, S. 78, Abb. 33.

11
GRABLEGUNG CHRISTI
Stadtkirche St. Dionys, Chor I, 13 c.
Speyer(?), um 1280

H. 82 cm, B. 55 cm.
Vorzüglich, nur wenige Flickstücke, Inkarnatgläser jedoch stärker verbräunt. Eine Weintraube wurde auf eine verworfene Inschriftscherbe gemalt, eine wohl ursprüngliche Zweitverwendung.

Der durch seine drei grünen Öffnungen eigentlich als Salbstein charakterisierte purpurviolette Sarkophag drängt die um den Leichnam Christi Versammelten zu einer ausdrucksstarken Gruppe zusammen. Maria beugt sich über den durch den bärtigen Joseph von Arimathia gehaltenen Oberkörper Christi und liebkost ihn mit ihren Händen, während der jugendliche Nikodemus seine Beine hält. Allein Magdalena steht untätig trauernd, das Antlitz auf die verschränkten Hände neigend, dahinter.

Literatur: Wentzel, [2]1954, S. 92, Abb. 104; ders., 1958, S. 78, Abb. 34.

12
SAMSON MIT DEN TOREN VON GAZA
Stadtkirche St. Dionys, Chor I, 14 b.
Speyer(?), um 1280

H. 82 cm, B. 54,5 cm.
Ausgezeichnet erhalten, nur wenige Flickstücke, die ursprünglich graublaue Öffnung des Stadttores von Gaza jedoch stark verbräunt.

Schon in der um 1160/70 in einer Straßburger Werkstatt entstandenen Alpirsbacher Chorverglasung war die Darstellung Samsons durch die beigefügten Texte auf die Auferstehung Christi bezogen worden (Becksmann, 1995, S. 46f.). Wie dort steigt Samson auf den durch verschiedenfarbige Erdschollen angedeuteten Berg Hebron hinauf, die vom Bildrahmen überschnittenen Torflügel jedoch nicht auf der Schulter, sondern in beiden Armen haltend.

Literatur: Wentzel, 1958, S. 79, Abb. 35.

13
AUFERSTEHUNG CHRISTI
Stadtkirche St. Dionys, Chor I, 14c.
Speyer(?), um 1280

H. 82 cm, B. 54,5 cm.
Bis auf ein größeres Flickstück aus der Franziskanerkirche in der Sarkophagöffnung nahezu ungestört erhalten, Inschrift auf dem Bildrahmen jedoch teilweise abgewittert.

Mit der in ganz traditioneller Weise dargestellten Auferstehung Christi endet in St. Dionys der heilsgeschichtliche Strang, während in dem jüngeren Bibelfenster der Franziskanerkirche noch Himmelfahrt, Pfingsten und Christus als Weltenrichter folgen (s. S. 115). Ursprünglich sollte auch er seinen Abschluß in einer Deesis finden, für die in den Kreisrosetten der um 1280 geplanten zweibahnigen Fenster ausreichend Platz gewesen wäre.

Literatur: Wentzel, 1958, S. 79, Abb. 36.

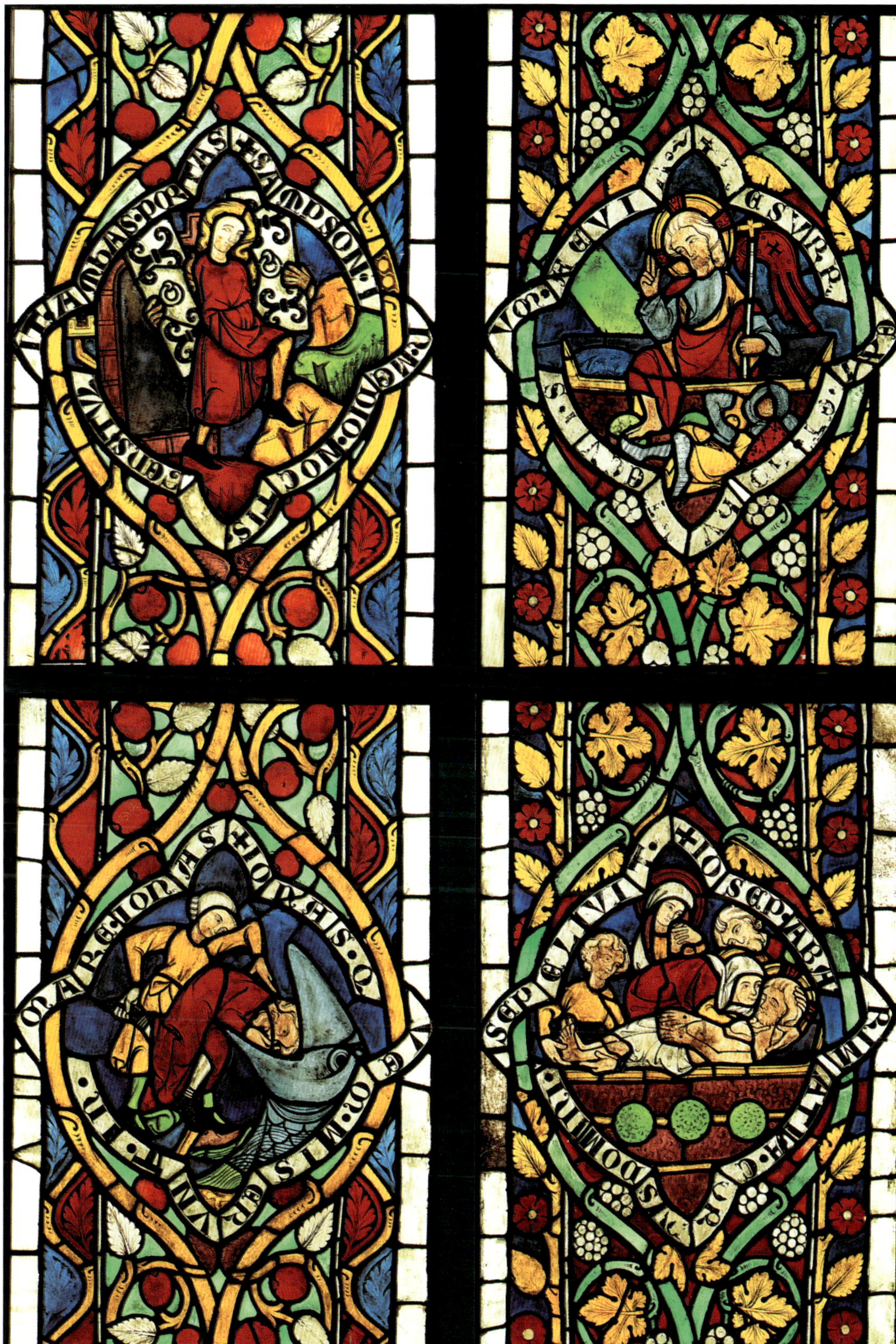

47. Kat. Nr. 10-13.

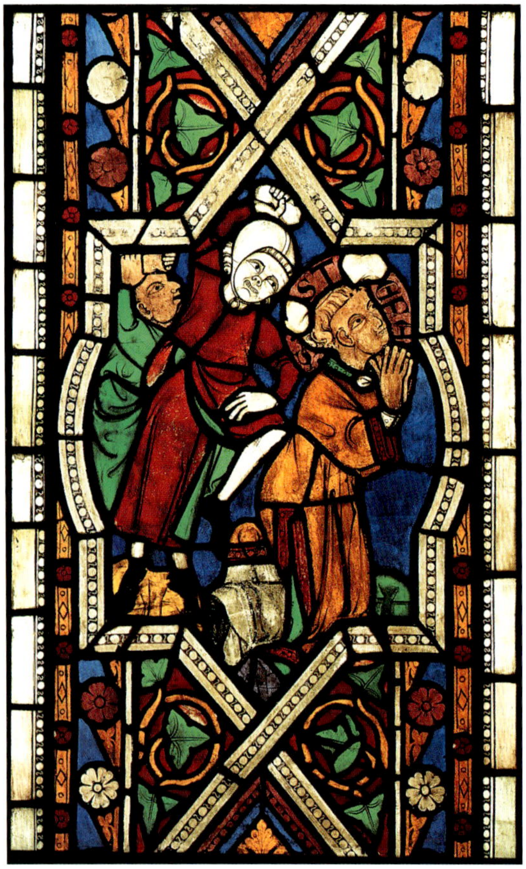

48.
Kat. Nr. 14.

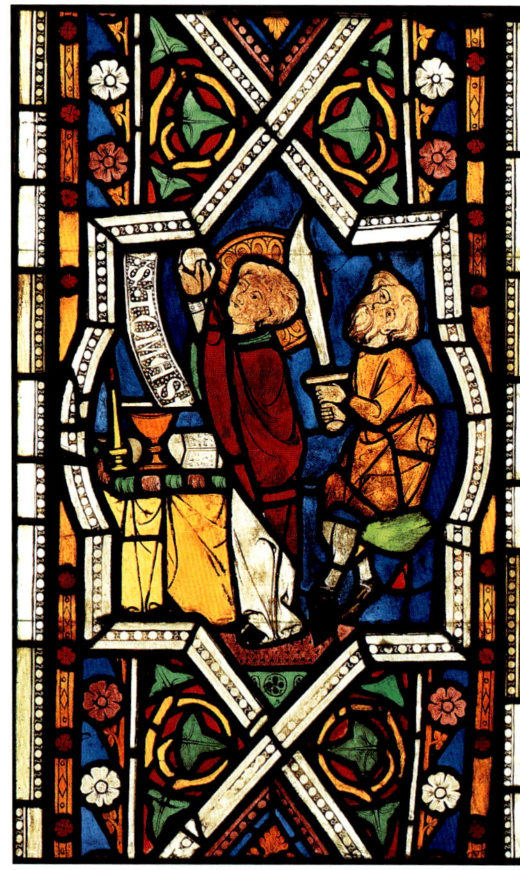

49.
Kat. Nr. 15.

14

MARTYRIUM DES HL. STEPHANUS
Stadtkirche St. Dionys, Chor nord II, 3 b.
Speyer(?), um 1280

H. 81,5 cm, B. 52,5 cm.
Nur die in diesem Zyklus mit einem Perlband geschmückten Randgläser in größerem Umfang ersetzt. Bildfeld und Teppichgrund auch auf der Innenseite stärker korrodiert. Herausfallend daher das unverwitterte weiße Glas in Kopf, Händen und Beinlingen des Schergen sowie in den Steinen.

Dicht gedrängt sind drei Gestalten in den vierpaßförmigen Bildrahmen gezwängt, den sie sprengen würden, stünden sie aufrecht: der im Diakonsgewand kniende Erzmärtyrer, der sein linkes Knie in den Rücken des Opfers stemmende Scherge und sein, stark überschnitten, hinter ihm im Profil noch erscheinender Helfer. Trotz dieser bedrängenden Situation verharrt Stephanus, den Blick nach oben gewandt, in ruhiger Gelassenheit, die auch der vor ihm verbleibende Freiraum suggeriert.

Literatur: WENTZEL, 1958, S. 87, Abb. 70.

15

MARTYRIUM DES HL. THOMAS BECKETT
Stadtkirche St. Dionys, Chor nord II, 14 b.
Speyer(?), um 1280

H. 82 cm, B. 51,5 cm.
Bis auf die weitgehend erneuerten weißen Randstreifen alter Glasbestand, jedoch durch Flickstücke stärker gestört. Die hellgelbe Altardecke wurde zur Hälfte durch ein goldgelbes Gewandstück ersetzt; die überkreuzten weißen Beine des Schergen dürften einer sitzenden Figur entnommen sein. Innenseite stärker korrodiert, die Mitte des 19. Jh.(?) auf der Außenseite mit einem Farbüberzug abgetönten Gesichter stärker verbräunt und abgerieben. Das dort aufgemalte Karomuster der Altardecke blieb dagegen erhalten.

Das im Gegensatz zu England und Frankreich in Deutschland selten dargestellte Martyrium stammt von der Hand eines schwächeren Mitarbeiters. Er arbeitet mit den Stilmitteln des Hauptmeisters, jedoch ohne dessen Sicherheit in der Proportionierung, Farbwahl und Zeichnung. Selbst in dem weniger elegant geführten Astwerk des Teppichgrundes ist dies zu erkennen.

Literatur: WENTZEL, 1958, S. 82f., 94, Abb. 91.

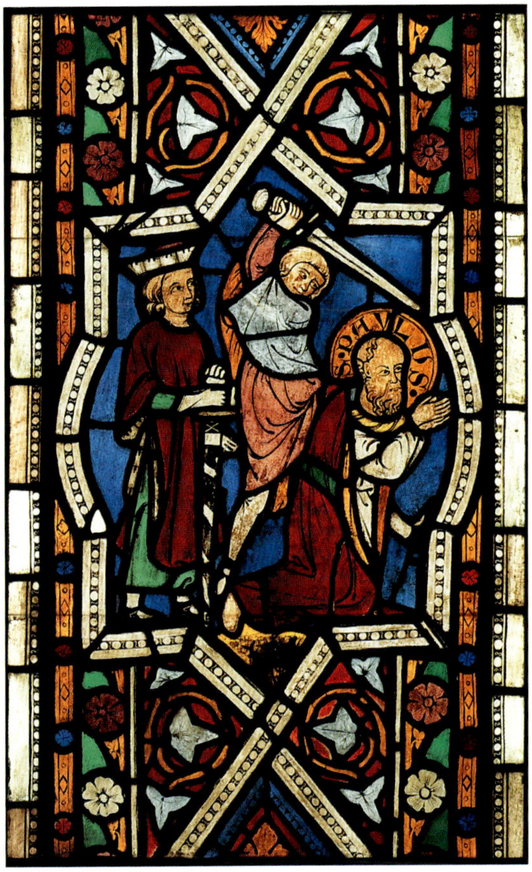

50.
Kat. Nr. 16.

16

MARTYRIUM DES HL. PAULUS
Stadtkirche St. Dionys, Chor nord II, 3 c.
Speyer(?), um 1280

H. 82 cm, B. 52 cm.
Nur wenige, nicht störende alte Flickstücke in Bildfeld und Teppichgrund, Randgläser jedoch weitgehend ersetzt. Auf der Außenseite waren im Laufe des 19. Jh. zwei verschiedene, heute korrodierte Überzüge aufgebracht worden, die wesentlich für den Verlust an Leuchtkraft verantwortlich zu machen sind. Verbleiung Mitte 19. Jh.(?) erneuert.

Die in ihrer Komposition und Erzählweise, aber auch in der Farbgebung gegenüber den Schöpfungen des Hauptmeisters und seines Mitarbeiters spannungslos, ja ängstlich wirkende Darstellung zeigt, dem üblichen Bildschema entsprechend, die Enthauptung des aus Kilikien stammenden Apostelfürsten durch das Schwert in Anwesenheit Kaiser Neros. In vornehmer fürstlicher Tracht der Zeit um 1280 steht dieser hinter dem in die Achse des Bildes gerückten Schergen, die Hände auf die leere Schwertscheide gestützt.

Literatur: Wentzel, 1958, S. 83 f., 88, Abb. 76.

51.
Kat. Nr. 17.

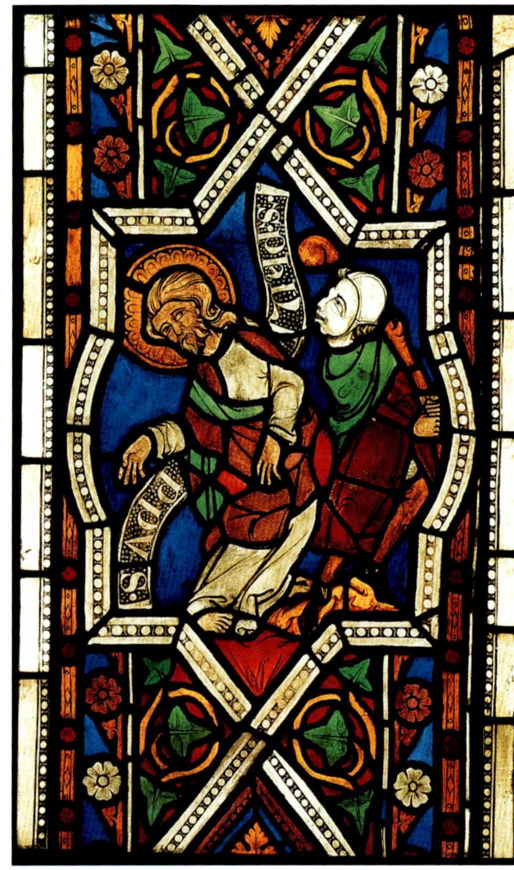

17

MARTYRIUM DES HL. PHILIPPUS
Stadtkirche St. Dionys, Chor nord II, 7 b.
Speyer(?), um 1280

H. 82 cm, B. 51,5 cm.
Im Bildfeld nur zwei rote statt purpurviolette Scherben im Mantel des Apostels, im Teppichgrund drei Ergänzungen von Saile (um 1950). In vorzüglichem, durch Korrosion kaum beeinträchtigten Zustand.

Obwohl Philippus durch Steinigung am Kreuz seinen Tod gefunden haben soll, wird er hier wie Judas Thaddäus mit der Keule erschlagen. Schon stark gekrümmt von den Schlägen bricht er mit zittrigen Händen in sich zusammen, während der ihm den Rücken zukehrende, den Kopf jedoch nach ihm umwendende Scherge zum nächsten Schlag ausholt. In der spannungsvollen Bilderfindung wie in der kraftvollen Zeichnung und der überlegten Farbgebung – der Apostel steht in einem weißen Gewand auf blutrotem, der Scherge hingegen auf gelbem Erdreich – wird die Handschrift des Hauptmeisters sichtbar.

Literatur: Wentzel, 1958, S. 90, Abb. 75, 93.

18, 19

KLUGE JUNGFRAU UNTER ARCHITEKTURBALDACHIN

Stadtkirche St. Dionys, Chor nord II, 5/6 a.
Speyer(?), um 1280

H. jeweils 81 cm, B. 51,5 bzw. 52 cm.
Glasbestand ausgezeichnet erhalten, in beiden Scheiben kein einziges Flickstück. Verbleiung erneuert, im Kern im frühen 19. Jh., an den Rändern 1899 bzw. um 1950. Auf der Außenseite sind nahezu alle weißen, gelben und grünen Gläser unverwittert geblieben, die übrigen weisen eine narbige Oberfläche auf; sie dürfte durch eine Reinigung mit chemischen Mitteln verursacht sein. In diesem Zusammenhang müssen auch die roten und inkarnatfarbenen Gläser einen inwischen korrodierten Überzug erhalten haben. Auf der Innenseite sind alle Farbgläser mit Ausnahme der gelben leicht verwittert; die Halbtöne, nicht jedoch die Konturzeichnung sind hiervon betroffen.

In anmutig gezierter Haltung steht die auf ihren Bräutigam wartende Jungfrau auf einem mißverstanden verräumlichten, von Blendarkaden umzogenen Sockel vor rotem, mit weißen Blüten besetzten Grund. Über dem tiefblauen Gewand trägt sie einen hellgelben Mantel mit purpurviolettem Futter, im dunkelgelben Haar einen grünen Kranz mit weißen Blüten, das brennende Öllämpchen sorgsam in Händen haltend. Bekrönt wird sie von einem auf grünen Blattkonsolen ruhenden krabbenbesetzen Wimperg, hinter dem ein grauviolett gemauerter, an den Kanten mit goldgelbem Eichenlaub besetzter steiler Turmhelm aufwächst. Zweigeschossige weiße Türmchen mit roten Helmen über hellblauer Mauer flankieren ihn. Sein unmittelbares Vorbild (Beyer/Wild-Block/Zschokke, 1986, Fig. 272) bekrönt den östlichsten Langhausstrebepfeiler des Straßburger Münsters aus der Mitte des 13. Jh. Gerahmt wird dieses farbenprächtige Abbild gebauter Architektur von zwei mit weißen Blütenrauten besetzten, von gelben Perlbändern gefaßten und spiegelbildlich miparti mit den Grundfarben Rot und Blau hinterlegten Borten.
Die hier so ausführlich beschriebenen Gestaltungselemente entsprechen trotz des vergleichsweise monumentalen Maßstabs denjenigen der von Medaillons gerahmten kleinteiligen Szenen der ursprünglichen Chorschlußfenster. Kein Zweifel, daß auch sie in Entwurf *und* Ausführung vom Hauptmeister stammen.

Literatur: Wentzel, [2]1954, S. 92, Farbtaf. 2, Abb. 102; ders., 1958, S. 89, Farbtaf. 2, Abb. 101; Becksmann, Esslingen, 1992, S. 31f., Abb. 10.

20, 21

TÖRICHTE JUNGFRAU UNTER ARCHITEKTURBALDACHIN

Stadtkirche St. Dionys, Chor nord II, 7/8 d.
Speyer(?), um 1280

H. jeweils 81, 5 cm, B. jeweils 57 cm.
Beide Scheiben saßen ursprünglich nicht an dieser Stelle. Wie bei allen anderen zu den Törichten Jungfrauen gehörenden Scheiben mußten der größeren Breite dieser Bahn wegen zusätzliche Randgläser angesetzt werden. Nicht so gut erhalten wie die Kluge Jungfrau in nord II, 5/6 a (vgl. Kat. Nr. 18, 19), da hier die Verbindung von Figur und Baldachin gestört ist. Vermutlich gehörte der nach links gerückte und beschnittene Wimperg und damit auch seine Bekrönung ursprünglich über eine andere Figur; in die richtige Position gebracht, würde sein genaster Spitzbogen nämlich in den Kopf einschneiden. Außerdem wird das ursprüngliche Erscheinungsbild durch die hier in größerem Umfang verwendeten, stärker verbräunten rosa- und grauvioletten Gläser beeinträchtigt.

In lässig entspannter, fast frivoler Stellung, das erloschene Öllämpchen mit dem an den Körper geschmiegten rechten, den leicht angehobenen Mantel mit dem ausgestellten linken Arm haltend, steht sie auf einem von links gesehenen Sockel, ein reimsisches Lächeln im Gesicht. Über einem goldgelben Gewand trägt sie einen grau- bis blauvioletten Mantel mit dunkelgrünem Futter. Wie bei der Klugen Jungfrau ziert ein grüner Kranz mit weißen Blüten das hier hellgelbe Haar, doch welch ein Gegensatz in der Darstellung der unterschiedlichen Charaktere und Verhaltensweisen! Mit allen Mitteln, die dem Hauptmeister zu Gebote stehen, wird hier die den Gläubigen an das unausweichliche Jüngste Gericht mahnende Parabel des Matthäus mit Leben erfüllt.
Daß die hinter dieser Törichten Jungfrau stehenden französischen Vorbilder durch die Langhausverglasung des Straßburger Münsters (Abb. 33) vermittelt worden sind, dürfte außer Frage stehen, auch wenn die bekrönenden Baldachine nicht wie in Straßburg den farblosen pergamentenen Baurissen, sondern der gebauten, farbig gefaßten Architektur entsprechen. Wie in Straßburg sitzen jedoch unter der umlaufenden Maßwerkgalerie des Turmes wasserspeiende Tiere, auf den Spitzen der Fialentürme Vögel.

Literatur: Wentzel, [2]1954, S. 34, Farbtaf. 2; ders., 1958, S. 90f., Abb. 108; Becksmann, 1979, S. LVI, Textabb. 32f.; ders., Esslingen, 1992, S. 31f., Abb. 11.

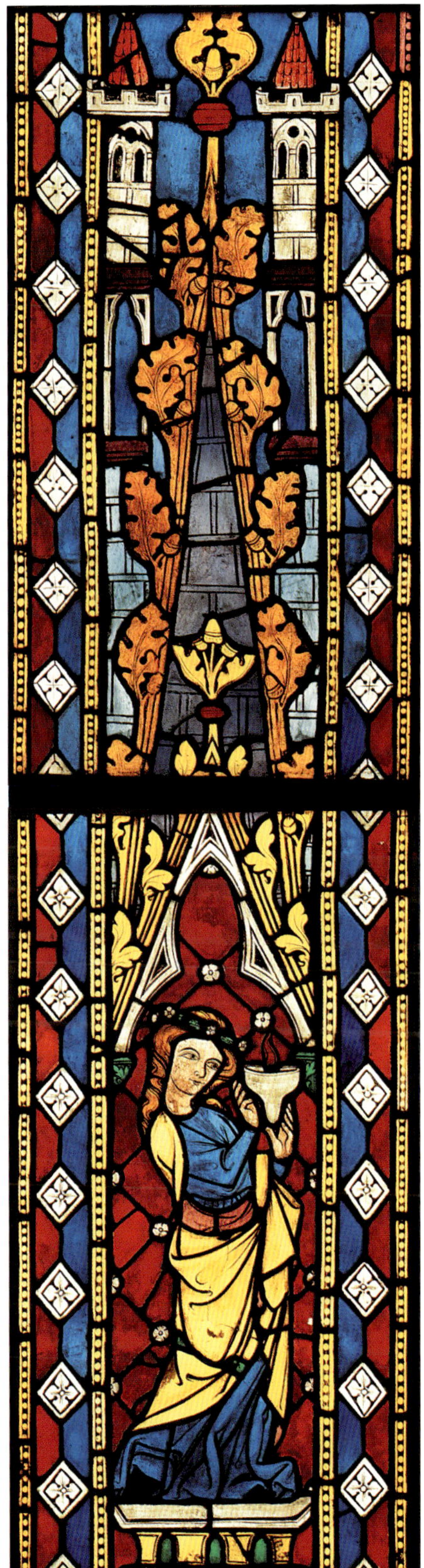

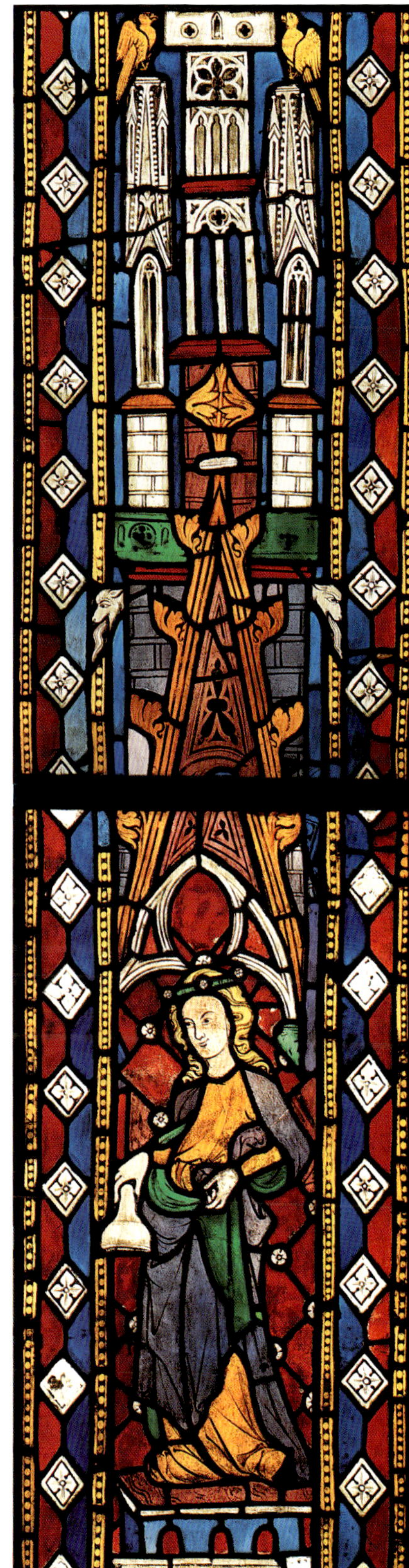

52. Kat. Nr. 18, 19.

53. Kat. Nr. 20, 21.

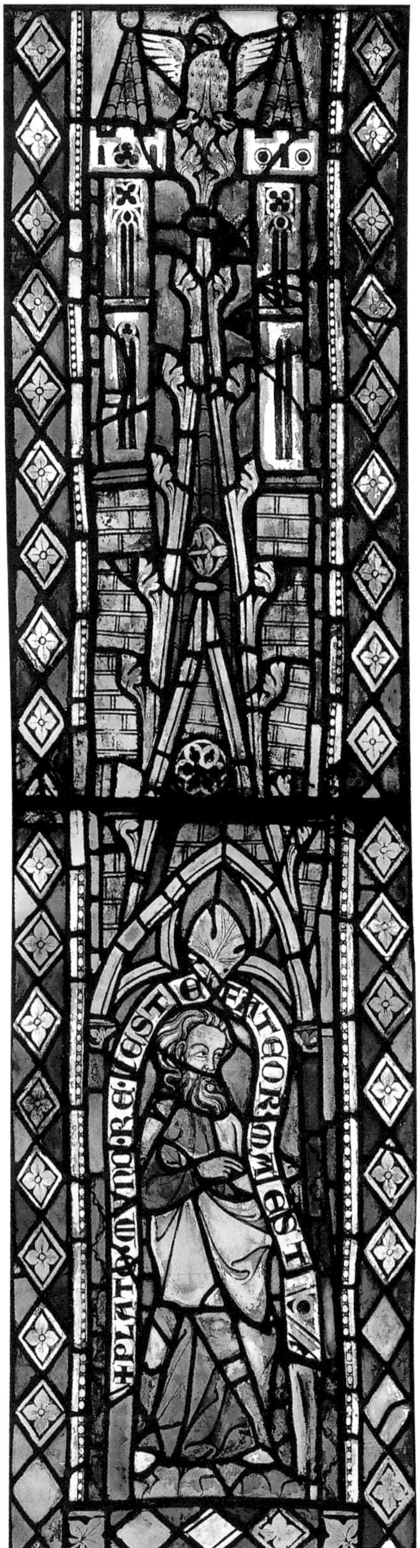

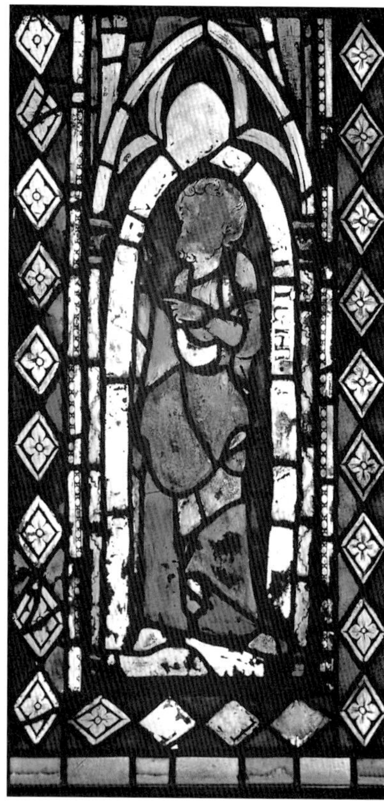

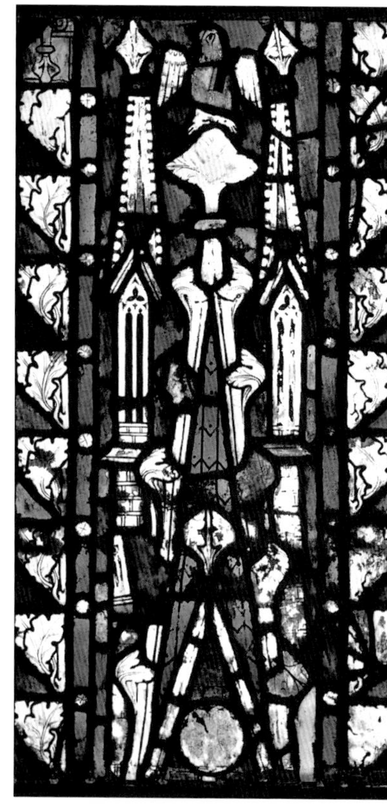

22, 23

PFAU UND BOCK, ADLER UND LÖWE
ALS GUTE ODER BÖSE TIERE

Stadtkirche St. Dionys, Chor süd III, 14 b/c.
Speyer(?), um 1280

H. jeweils 82 cm, B. jeweils 52,2 cm.
Beide Scheiben sind an den unteren Rändern stark, in den Medaillons und im Teppichgrund jedoch kaum geflickt. Verbleiung im frühen 19. Jh. erneuert, Randgläser um 1950 ersetzt.

Angesichts der starken Dezimierung des Tierzyklus – von ursprünglich 24 Scheiben sind nur noch sechs erhalten, vier in Aufseß (Abb. 25) und zwei in St. Dionys – bleibt seine Rekonstruktion und damit auch die Deutung der dargestellten Tiere schwierig. Daß das Programm auf eine Bearbeitung des *Physiologus* (s. S. 16, 50) zurückgeht, dürfte außer Frage stehen. Vom Pfau und vom Löwen hat er »wohlgeredet«, doch könnte der Pfau auch für die Eitelkeit des Menschen stehen, wovon dort ebenfalls die Rede ist. Geht man dagegen von der Farbigkeit der Medaillons und Borten aus, müßten alle rot gerahmten Medaillons Gute, alle blau gerahmten Böse Tiere gezeigt haben; Platon wäre dann auf der Seite des Guten, Aristoteles auf der Seite des Bösen gestanden.

54. Kat. Nr. 24, 25.

Literatur: WENTZEL, 1958, S. 124, 128, Abb. 237f.

55. Aristoteles in Architekturtabernakel.
Speyer(?), um 1280. Esslingen, Stadtkirche St. Dionys, Chor süd III, 2 d.

56. Tabernakelbekrönung vom Autorenbild des Tugenden-Laster-Zyklus. Speyer(?), gegen 1300. Esslingen, Stadtkirche St. Dionys, Chor süd III, 3 d.

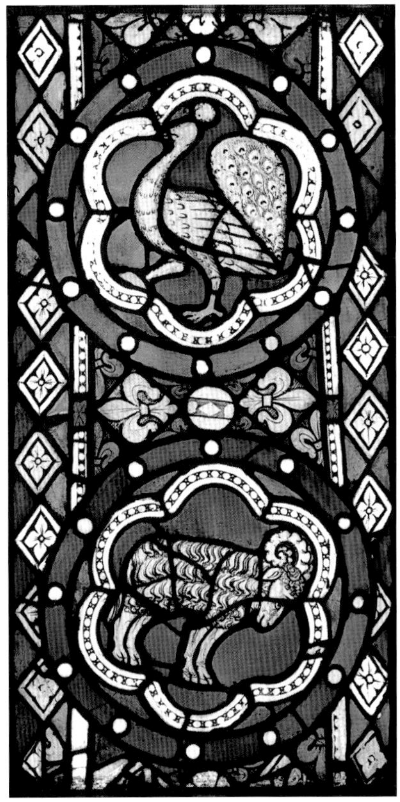

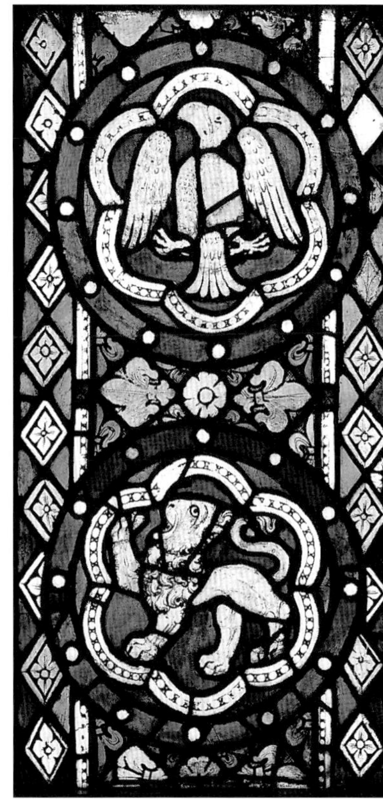

57, 58. Kat. Nr. 22, 23.

24, 25

PLATON IN ARCHITEKTURTABERNAKEL

Stadtkirche St. Dionys, Chor süd III, 2/3 a.
Speyer(?), um 1280

H. 82,5 bzw. 82 cm, B. jeweils 52,5 cm.
Beide Scheiben sind stark geflickt, ihr Bleiriß dadurch verunklärt. Dennoch besteht kein Zweifel, daß sie ursprünglich die beiden untersten Zeilen eines zweibahnigen Fenster besetzten. Von den beiden Gegenstücken bewahrte man trotz ihres ruinösen Zustands wenigstens die Sockelscheibe mit Aristoteles (Abb. 55). Die außerordentliche Seltenheit der beiden Darstellungen mag ihre Erhaltung begünstigt haben.

Platon steht, ganz umschlossen von einem Spruchband, auf das er verweist, einem Propheten gleich, auf einer hügeligen Bodenangabe. Der darauf geschriebene Text ist nicht mehr eindeutig zu entziffern: + PLATO · MVND[.] · RE · [.]ESTE FATEOR · MA[.] EST[.] (nach WENTZEL vielleicht ein Leoniner beginnend mit *mund re teste* und endigend mit *ma este*). Auf dem fast erloschenen Spruchband des Aristoteles könnte gestanden haben: [...] LES · NATVRE · TOTVM · [...] [.]O[.]VM · (*Aristoteles: naturae totum ... alieni notum*). Jedenfalls dürften sich die Begriffe »Welt« und »Natur« auf den Gegensatz von »gut« und »böse« bezogen haben.

Platon und Aristoteles werden im Unterschied zu den Klugen und Törichten Jungfrauen nicht von Baldachinen bekrönt, die auf Konsolen ruhen, sondern stehen in Tabernakeln, deren Bekrönung von Säulen getragen wird. Ihre Bildung entsprach sich paarweise, wie dies auch beim Jungfrauen-Zyklus der Fall war. Ein mit geöffneten Schwingen zum Fluge ansetzender Adler saß jeweils auf der mit einer Kreuzblume geschmückten Spitze des Turmhelms und mag den Gläubigen an die Worte des *Physiologus* erinnert haben: »Und flieg empor in die Höhe der Sonne der Gerechtigkeit Jesu Christi..., und tauch dich ein dreimal in die immerströmende Quelle der Buße ... daß du wieder jung wirst wie ein Adler«.

In der Charakterisierung der beiden Philosophen, in der Zeichnung der Tiere wie in dem ausgeklügelten Farbwechsel der Medaillons, Teppichgründe und Randborten erweist sich der Tierzyklus damit eindeutig als Werk des Hauptmeisters.

Literatur: WENTZEL, 1958, S. 122f., 125, Abb. 119, 231; BECKSMANN, Esslingen, 1992, S. 33.

26
HL. PETRUS
MIT DEM ERSTEN ARTIKEL DES CREDO
Stadtkirche St. Dionys, Chor süd III, 2 b.
Speyer(?), gegen 1300

H. 82 cm, B. 52 cm.
Kaum durch Flickstücke oder Ergänzungen gestört, Randgläser modern. Verbleiung im frühen 19. Jh. erneuert.

Der auf einem Untier stehende Apostel ist durch die Schlüssel und den ersten Artikel des Glaubensbekenntnisses (*Credo in Deum Patrem omnipotentem creatorem coeli et terrae*) eindeutig als Petrus zu erkennen. Der ihn rahmende blaugrundige Langpaß wird mit einen Teppich aus wechselnd gelben und grünen Blütenkaros hinterlegt, an dessen roten Borten in sich verschlungenes, leuchtend gelbes Eichenlaub emporwächst. Mit der intensiveren Farbgebung verbindet sich eine andere Maltechnik mit breiten, tiefschwarzen Konturen, wie sie bisher nur im Martyrium des Paulus (vgl. Kat. Nr. 16) begegnet war.

Literatur: Wentzel, 1958, S. 120–122, 125, Abb. 229.

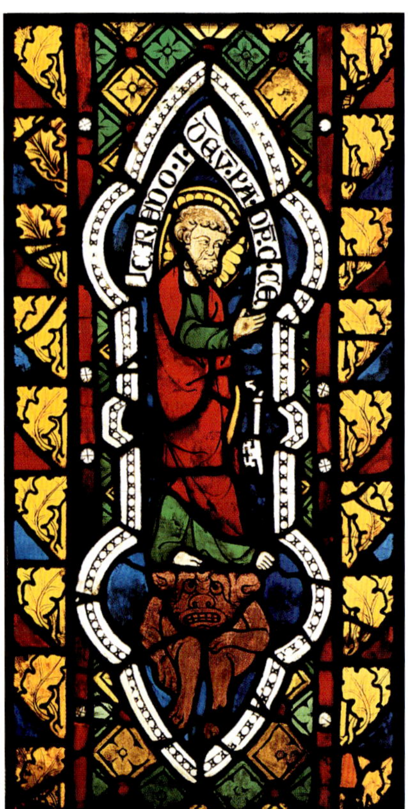

59.
Kat. Nr. 26.

27
HUMILITAS – SUPERBIA
Stadtkirche St. Dionys, Chor süd III, 2 c.
Speyer(?), gegen 1300

H. 82 cm, B. 52,5 cm.
Mantel der Tugend und Spruchband des Lasters durch Flickstücke gestört. Halbtöne auf der Innenseite stärker korrodiert oder verloren. Außerdem beeinträchtigen die im 19. Jh. auf der Außenseite zum Schutz der Gläser aufgebrachten, inzwischen jedoch ebenfalls korrodierten Überzüge, vor allem in den Gewändern der Figuren und im blauen Grund, den Gesamteindruck.

Die Tugend der Demut steht auf dem von ihr überwundenen Laster des Hochmuts. Der in der *Psychomachie* des Prudentius geschilderte Kampf klingt nur noch in den Gesten der Hände nach. Daß die Tugenden mit den gleichgestalteten Aposteln in einem zweibahnigen Fenster einander gegenüberstanden, ergibt sich aus dem Farbwechsel der Teppichbahn, die hier rote statt grüne Blütenkaros und weiße Kreuzungspunkte zeigt und dafür von einer grünen statt roten Leiste eingefaßt wird.

Literatur: Wentzel, 1958, S. 120–122, 125, Abb. 224.

60.
Kat. Nr. 27.

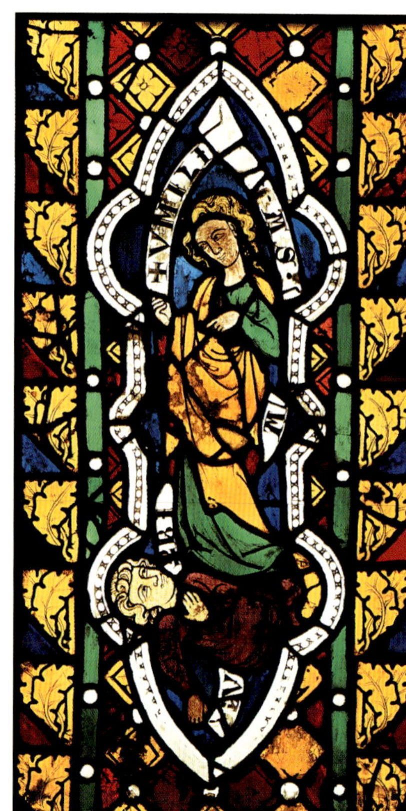

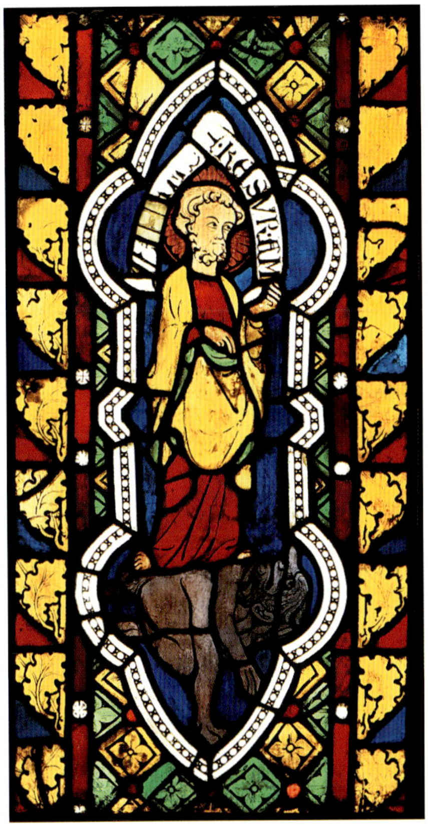

61.
Kat. Nr. 28.

62.
Kat. Nr. 29.

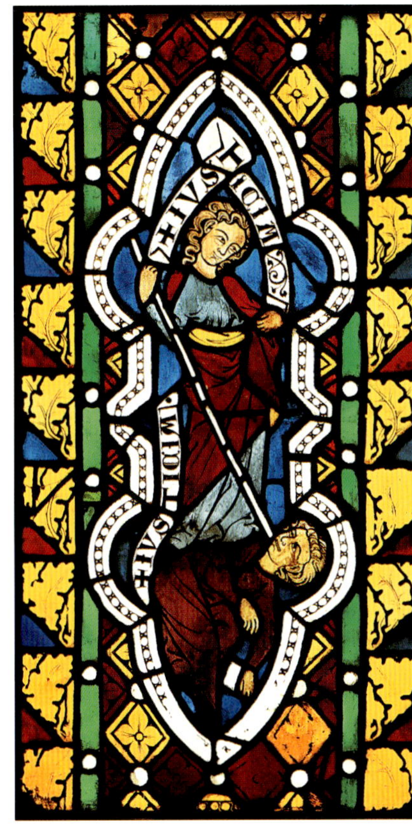

28

HI. PHILIPPUS
MIT DEM FÜNFTEN ARTIKEL DES CREDO

Stadtkirche St. Dionys, Chor süd III, 6 b.
Speyer(?), gegen 1300

H. 82 cm, B. 52 cm.
Schlechter erhalten als die erste Scheibe des Zyklus (vgl. Kat. Nr. 26). Die z.T. gravierenden Schwarzlotverluste in der Konturzeichnung des Gewandes, des Kopfes und der Eichenlaubborte dürften durch die vom Hauptmeister abweichende Maltechnik mitverursacht sein.

Der seit WENTZEL fälschlicherweise als Thomas bezeichnete Apostel muß, da auf dem verstümmelten Spruchband der Text des fünften (*tertia die resurrexit a mortuis*) und nicht der des siebten Artikels des Glaubenskenntnisses stand, mit Philippus identifiziert werden. Obwohl der Entwurf auch dieses Zyklus auf den Hauptmeister zurückgehen dürfte, hat die spätere Ausführung ein bereits am Märtyrerzyklus beteiligter Mitarbeiter übernommen.

Literatur: WENTZEL, 1958, S. 120–122, 126, Abb. 211; BECKSMANN, Esslingen, 1992, S. 33 f., Abb. 13.

29

IUSTITIA – INIUSTITIA

Stadtkirche St. Dionys, Chor süd III, 13 c.
Speyer(?), gegen 1300

H. 81 cm, B. 52,5 cm.
Dank des hohen Standorts blieb der originale Glasbestand ungestört erhalten. Nur die Verbleiung wurde im frühen 19. Jh. erneuert, die Randgläser um 1950 ersetzt. Gläser auf der Außenseite – wie im älteren Bestand mit Ausnahme der weißen, gelben und grünen Gläser – stark korrodiert, auf der Innenseite jedoch nur geringe Schwarzlotverluste.

Von Anfang an dürfte die ihr versehentlich ebenfalls als IVSTICIA bezeichnetes Laster mit der Lanze niederhaltende Tugend der Gerechtigkeit – ganz im Sinne der übergreifenden Weltgerichtsthematik der älteren Chorverglasung – den oberen Abschluß des Tugenden-Zyklus gebildet haben. Um den qualitativen, aber auch zeitlichen Abstand zum Werk des Hauptmeisters zu erkennen, vergleiche man nur die Iustitia mit der Törichten Jungfrau (Kat. Nr. 20), zur Herleitung des Meisters das Martyrium des Hl. Paulus (Kat. Nr. 16).

Literatur: WENTZEL, 1958, S. 120–122, 128, Abb. 222.

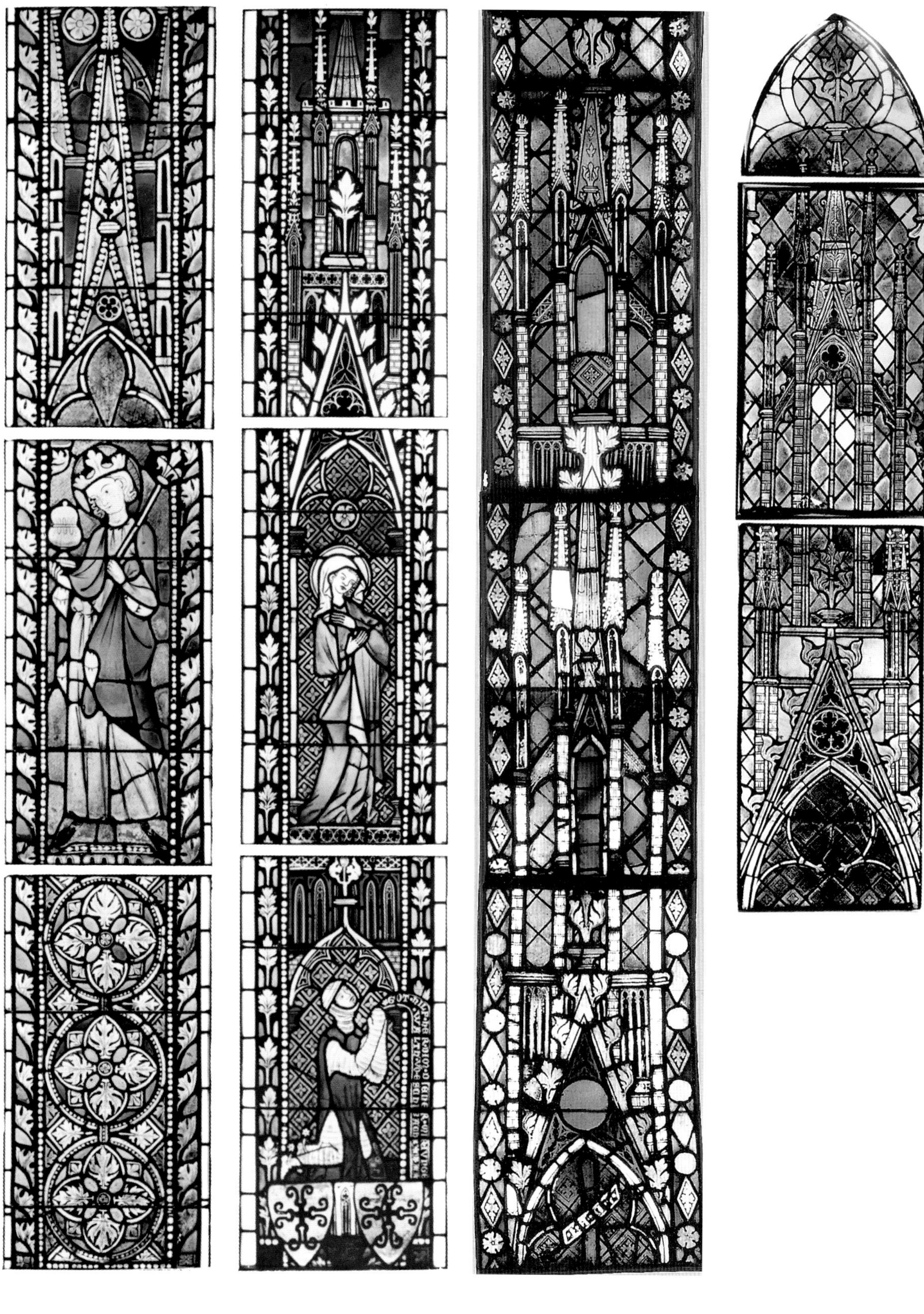

Die jüngere Chorverglasung und ihr Meister

Aus der älteren Chorverglasung der Stadtkirche, die aller Wahrscheinlichkeit nach um 1280 einer führenden Speyerer Glasmalerei-Werkstatt in Auftrag gegeben und von ihr auch ausgeführt worden war, konnte dank einer ungewöhnlichen Fülle von Anhaltspunkten ein um 1280 geplanter, aus unbekannten Gründen jedoch nicht ausgeführter Chorneubau mit sechs zweibahnigen, vierzehnzeiligen Lanzettfenstern erschlossen werden; im Maßwerk waren sie vermutlich von Kreisrosetten bekrönt. Erhalten blieben – und dies in einem ungewöhnlichen Umfang – die für die Fensterbahnen jenes Chores geschaffenen Rechteckscheiben. Aus allen ihren Darstellungen, aber auch aus den ihnen so überaus zahlreich beigefügten Texten ergab sich das Jüngste Gericht als übergreifendes Thema. Es war wohl gewählt und so umfassend veranschaulicht worden, weil im Chor auch Gericht gehalten wurde und weiter gehalten werden sollte (s. S. 15). Nicht nur das Bildprogramm der im späten 15. Jahrhundert entfernten spätromanischen Chorschranke dürfte daher auf diese Funktion des Chorraumes hingewiesen haben, auch die bereits um 1300 verlorengegangenen Maßwerkfelder müssen das Jüngste Gericht mit seinen zentralen Darstellungen gezeigt haben: den Weltenrichter mit Maria und Johannes als Fürbittern über den Lanzetten der drei Chorschlußfenster, die Seligen über den Klugen und Törichten Jungfrauen auf der Nord- und die Verdammten über den Guten und Bösen Tieren auf der Südseite gegenüber, die Auferstehung der Toten vielleicht über dem Credo-Tugenden-Zyklus im letzten Fenster dieser Seite[31].

Bald nach 1290 wurde die Idee eines Chorneubaues – vielleicht auf Drängen der Stifter der älteren Chorverglasung – wieder aufgegriffen, und zwar unter der Vorgabe, zumindest die fünf bereits ausgeführten zweibahnigen Bildzyklen in die Verglasung des Chores einzubeziehen. Jedenfalls hat man diesen neuen, noch größer proportionierten Chor – für das späte 13. Jahrhundert ganz ungewöhnlich – mit fünf, vierbahnigen, vierzehnzeiligen Fenstern im Chorschluß durchbrochen, ihre Unterteilung auf die um 1280 bereits ausgeführten Scheiben abgestimmt. Eine andere Deutung lassen die aus dem erhaltenen Scheibenbestand und dem Maßwerk der Chorfenster zu gewinnenden Befunde nicht zu.

Da man jedoch nur die Rechteckscheiben der älteren Chorverglasung in den 1297 fertiggestellten Chor übernahm und die Maßwerkfelder verwarf, die schon aus formalen Gründen in dem kleinteiligeren Maßwerk der nun vierbahnigen Fenster nicht unterzubringen waren, verlor das ältere Programm seine übergreifende Bildidee, aus der heraus ihre einzelnen Zyklen, wie wir gesehen haben, erst recht verständlich werden.

Daß dies nicht notgedrungen, sondern in der Absicht geschah, neue formale und inhaltliche Akzente zu setzen, vermag der um 1300 für die beiden schrägen Chorfenster nord II/süd II neu geschaffene Scheibenbestand trotz seiner Dezimierung – von ursprünglich 112 Rechteckscheiben sind nur 42 auf uns gekommen – noch deutlich genug zu zeigen: Nicht ein so vielschichtiges Figurenprogramm wie dasjenige der im späten 12. Jahrhundert entwickelten Weltgerichtsportale französischer Kathedralen wurde nun zum Vorbild gewählt, sondern jene repräsentativen, in architektonisch vorgegebene Rahmen eingefügten, dadurch immer auch etwas beliebigen additiven Figurenprogramme – es sei nur an die innere Westwand der Reimser Kathedrale mit ihren über achtzig in Nischen stehenden Figuren oder an den etwa gleichzeitig ausgeführten Allerheiligenzyklus in den Hochschiffenstern des Straßburger Münsters erinnert[32].

Im nordöstlichen Fenster (Abb. 28) muß die Kreuzigung

63. Hl. Oswald unter Architekturbaldachin. Konstanz, um 1300. Kappel a. Albis, Zisterzienserkirche, Lhs. NORD VIII, 1–3 c.

64. Maria mit Walter von Eschenbach als Stifter. Konstanz, um 1310. Kappel a. Albis, Zisterzienserkirche, Lhs. NORD VI, 1–3 c.

65. Tabernakelscheiben aus dem Westfenster der ehemaligen Konstanzer Dominikanerkirche. Konstanz, um 1310. St. Petersburg, Eremitage.

66. Tabernakelscheiben im Ostfenster. Konstanz, gegen 1320. Heiligkreuztal, Zisterzienserinnenkirche, Chor I, 9–11 c.

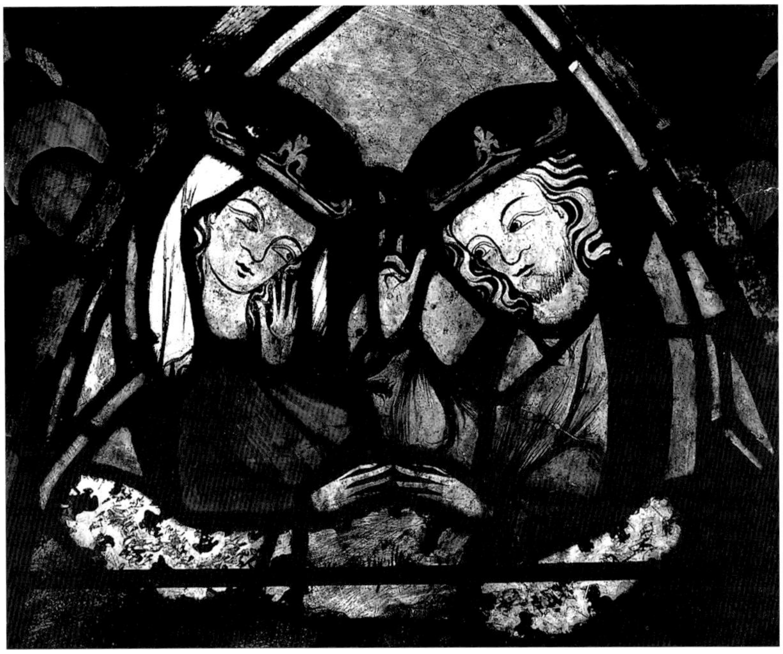

67. Marienkrönung (Ausschnitt). Wimpfen oder Esslingen (?), um 1300. Ehemals Wimpfen a. B., Dominikanerkirche, Chor I, 12 b. Stuttgart, WLM.

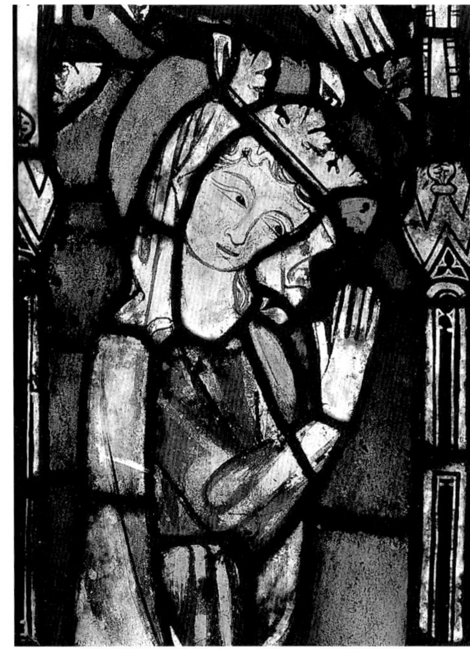

68. Maria einer Krönung (Ausschnitt). Esslingen (?), um 1300. Esslingen, Stadtkirche, Chor süd II, 11 b.

Christi im Mittelpunkt gestanden haben. Da es in einem vierbahnigen Fenster jedoch keine mittlere Fensterbahn gibt, mußte sie nicht nur aus der Achse gerückt, sondern ihr »Personal« auf zwei Zeilen verteilt und entsprechend erweitert werden; darüber folgen in drei Reihen die zwölf Apostel (Abb. 73–75). Alle Figuren stehen, herausgelöst aus ihrem szenischen Zusammenhang, in gleichartigen Kielbogenarkaden zwischen durchlaufenden, mit Fialentürmchen besetzten Strebepfeilern, alle sind oder waren durch Namensinschriften am Fuß oder Kopf der Scheiben gekennzeichnet; daraus ergibt sich noch heute ihre ursprüngliche Anordnung.

Im Mittelpunkt des südöstlichen Fensters (Abb. 29) stand die Krönung Mariae mit den sie flankierenden Leuchterengeln, eingefügt in ursprünglich dreigeschossige, sieben Zeilen hohe gleichartige Architekturtabernakel. Auch hier stehen oder sitzen die Figuren unter Arkadenwimpergen zwischen Strebepfeilern, die mit Fialentürmchen besetzt sind, doch werden sie nicht mehr additiv übereinandergesetzt, sondern im Sinne eines Turmaufrisses entwickelt, d.h. sie wachsen, sich verjüngend, auseinander hervor. Aus diesem Gestaltungsprinzip folgt auch, daß zwischen den Turmspitzen der Marienkrönung und den Tabernakeln mit den Propheten und Königen ein vermittelndes Zwischengeschoß verlorengegangen ist.

Jeweils darunter, gewissermaßen als Sockel, müssen in beiden Fenstern noch zwei Reihen von Heiligen Platz gefunden haben, von denen die oberen von zwei helmüberhöhten Kielbögen in einer dritten Zeile bekrönt werden (Abb. 72). Wiederum ist die Abfolge durch Namensbeischriften, ihre bahnmäßige Zuordnung durch einen in beiden Fenstern gleichen Wechsel der Borten a-b-c-d gesichert. Da für 1 d der Hl. Vitalis überliefert ist, hatte schon Wentzel vermutet, daß in 1 a der Hl. Dionys und dazwischen seine beiden Gefährten Rusticus und Eleutherius dargestellt waren. Ursprünglich müssen sie in nord II mit der Kreuzigung Christi und den Aposteln verbunden gewesen sein, da dies der höherrangige Fensterplatz ist.

Wer kann für diese Programmänderung zugunsten einer sehr viel statischeren, repräsentativen Ikonographie verantwortlich gewesen sein und welche Werkstatt, welcher Meister hat sie durchgeführt? Viele Erwägungen, aber auch manche Spekulationen sind hierzu geäußert worden. Entscheidend könnte gewesen sein, daß zwischen 1296

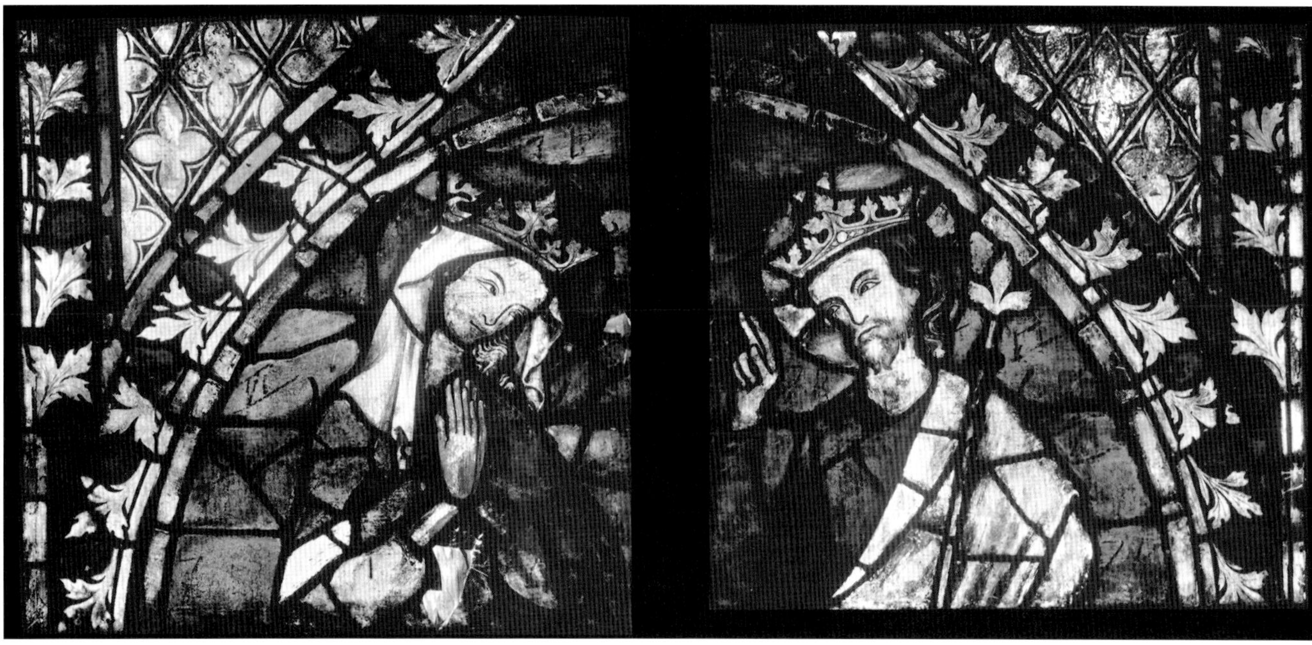

69. Marienkrönung in Großmedaillonrahmen (obere Hälfte). Straßburg, um 1310. Straßburg, St. Thomas, Qhs. nord VI.

und 1302, also zum Zeitpunkt der Fertigstellung des Chores, kein Speyerer, sondern ausnahmsweise ein Esslinger Bürger, Rüdiger Fischer, der schon 1279 und 1285 als Priester in Esslingen nachgewiesen ist, Pfarrer und später Dekan war[33]. Vieles spricht nämlich dafür, daß mit der Ausführung der jüngeren Chorverglasung unter Einbeziehung der älteren eine Esslinger, und keine Speyerer oder Konstanzer Werkstatt beauftragt worden ist.

Ausgangspunkt für die Entwicklung des architektonischen Bildfensters waren die zwischen 1250 und 1275 entstandenen Teile der Langhausverglasung des Straßburger Münsters[34]. Ihre Weiterentwicklung läßt sich in Straßburg jedoch nicht mehr verfolgen, da dort aus dem letzten Viertel des 13. Jahrhunderts keine Werke erhalten geblieben sind und die dort nach 1300 entstandenen, wie das Mutziger Kreuzigungsfenster (WENTZEL, ²1954, S. 94, Abb. 122), eine gegenüber den beiden Esslinger Fenstern jüngere Entwicklungsstufe vertreten. Dennoch sind die unmittelbaren Voraussetzungen für die Esslinger Bildschöpfungen in Straßburg zu suchen; dies legen schon die überaus feinen, reich differenzierten Maßwerkfüllungen in den steilen Wimpergen des Marienfensters nahe: Nicht nur die an der Straßburger Westfassade erstmals auftretenden Dreistrahlbildungen, sondern auch die mit Bogendreiecken gefüllten Kreisrosetten des berühmten Risses B sind hier zu finden[35].

Die altertümlichen Randborten waren sicher eine Konzession des Meisters an den wiederzuverwendenden älteren Scheibenbestand; sie engten freilich den Raum für seine von Strebepfeilern gerahmten Figuren auf etwa 30 cm(!) ein[36], waren aber um 1300 noch durchaus gebräuchlich, wie ein Blick auf in Konstanz entstandene Farbverglasungen (Abb. 63–66) lehrt: In den um 1300/10 für die Langhausverglasung der Zisterzienserkirche in Kappel am Albis entstandenen Farbfenstern wird das Bildfeld in ähnlicher Weise durch die Randborten eingeengt. Noch die gegen 1310 für das Westfenster der Konstanzer Dominikanerkirche geschaffenen mehrgeschossigen Architekturtabernakel, die wie in Esslingen eine Kreuzigung Christi enthielten, waren von geometrischen oder vegetabilen Borten eingefaßt gewesen, wie die im 19. Jahrhundert in die Eremitage nach St. Petersburg gelangten Reste zeigen. Erst in dem gegen 1320 entstandenen Ostfenster der Zisterzienserinnenkirche Heiligkreuztal bei Riedlingen

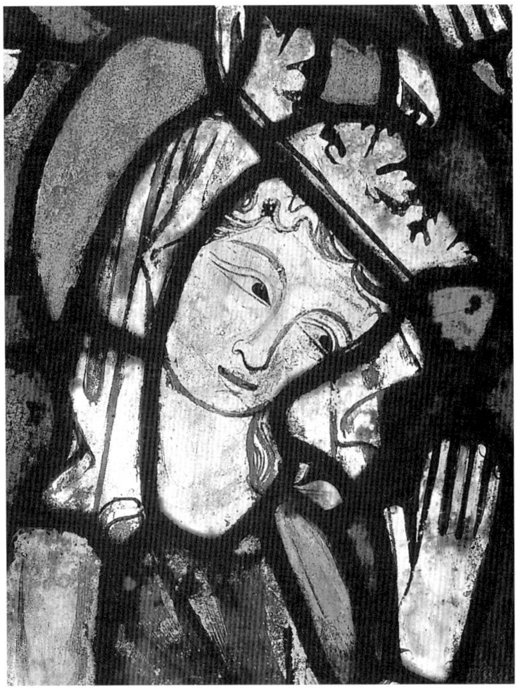

70. Maria einer Krönung (Ausschnitt). Esslingen (?), um 1300. Esslingen, Stadtkirche, Chor süd II, 11 b.

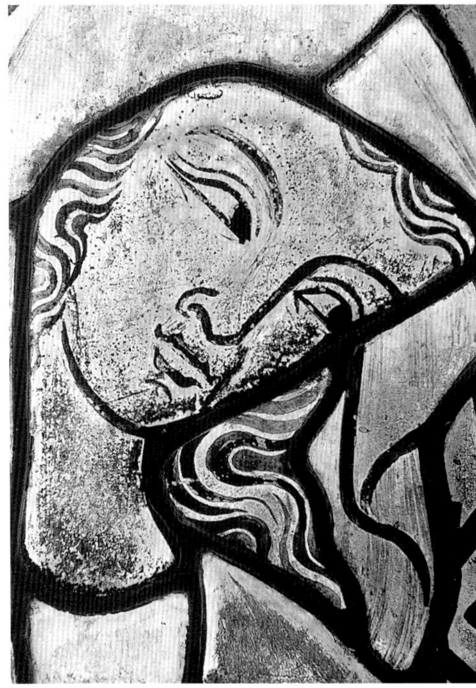

71. Muttergottes (Ausschnitt). Konstanz, gegen 1320. Heiligkreuztal, Zisterzienserinnenkirche, Chor I, 2a.

a.d. Donau schließt die Bildarchitektur direkt an die Pfosten des Fenstermaßwerks an[37]. Ungewöhnlich für die Zeit um 1300 ist jedoch ein sich über sieben Zeilen erstreckender Tabernakelaufriß, wie er für die Marienkrönung (Abb. 29) rekonstruiert werden muß[38].

Auch die Voraussetzungen für den Figurenstil der jüngeren Chorverglasung sind sicher nicht in Konstanz, sondern in Straßburg zu suchen. Da dort jedoch, wie schon erwähnt, keine Werke der fraglichen Zeit erhalten sind, läßt sich dieser Zusammenhang nur noch auf Umwegen aufzeigen. Erschwerend kommt hinzu, daß der formelhaft zeichnerische Stil, wie er in fast allen Köpfen dieser Gruppe zu finden ist, Allgemeingut der Zeit war (Abb. 70f.). Allenfalls die zu Deformierungen neigenden, leicht griesgrämig wirkenden Gesichter, die weniger durch Konturen als durch Halbtonlagen charakterisierten Haare und Gewänder (Abb. 68, 78) lassen in Verbindung mit der Bevorzugung bestimmter Farbtöne – Rot, Tiefblau, Dunkelgelb, Zinnobergrün – und deren flächenmäßigen Verteilung vielleicht noch werkstattmäßige Zusammenhänge erkennen. Dies könnte bei dem um 1300 entstandenen Achsenfenster der Wimpfener Dominikanerkirche (Abb. 13, 67) der Fall sein, deren erhaltene Scheiben sich heute im Stuttgarter Landesmuseum befinden. Sie zeigen eine ähnlich formelhafte, doch künstlerisch höherstehende Zeichnung der Köpfe, die ihre Straßburger Grundlagen, selbst bei einem Vergleich mit einem jüngeren Werk wie der Marienkrönung in St. Thomas (Abb. 69), noch deutlich zu erkennen geben. Aus der Werkstatt, die dieses Meisterwerk ausgeführt hat, könnte der Meister der jüngeren Esslinger Chorverglasung hervorgegangen sein. Ob diese Werkstatt ihren Sitz in Esslingen hatte (s. S. 22f.), muß einstweilen Vermutung bleiben. Für die um 1300 in St. Dionys tätige Werkstatt könnte der Umstand, daß jene eigentümliche Formel für die Andeutung der Seitenansichten von Fialentürmen bereits in den Miniaturen eines in Esslingen tätigen Buchmalers auftaucht (Abb. 10, 77), dies nahelegen.

Literatur: DEMMLER, 1900, S. 104 (Abb.), 127f.; WENTZEL, ²1954, S. 34, 92, Abb. 100; DERS., 1958, S. 26, 38f., 60f., 95–107, Farbtaf. 3, Abb. 167–208; BECKSMANN, 1967, S. 17, 21, Abb. 15; WENTZEL, 1969, S. 76-87; BERNHARDT, 1991, S. 90f., Abb. 8; BECKSMANN, Esslingen, 1992, S. 35-37, Abb. 14f.

30, 31

HL. MARGARETE
IN ARCHITEKTURTABERNAKEL

Stadtkirche St. Dionys, Chor süd II, 2/3 d.
Esslingen(?), um 1300

H. 81,5 bzw. 81 cm, B. jeweils 52 cm.
Die Figur wird durch Flickstücke und Ergänzungen (um 1950) stärker beeinträchtigt. Auch die sie rahmenden Strebepfeiler sind ziemlich willkürlich zusammengestückelt, Ast und Blätter der Randborte gegeneinander verschoben. Die zugehörige Architekturbekrönung ist besser erhalten, den Randborten fehlen dort jedoch die Äste; sie werden durch die gelben Perlbänder ersetzt, die sie sonst außen rahmen. Verbleiung im frühen 19. Jh. erneuert, Randgläser um 1950 ersetzt.

Zwischen zierlichen, mit Fialentürmchen besetzten gelben Strebepfeilern steht die Gestalt einer Heiligen auf grauvioletter Sockelplatte, eine Krone dieser ungewöhnlichen Farbe im gelben Haar. Über einem kaltgrünen Gewand trägt sie ein mattgelbes, ärmelloses Gewand mit roten Borten. Über ihm liegt noch ein roter Umhang, den sie zusammen mit dem Gewand so rafft, daß sich vor dem Körper mächtige Tütenfalten bilden. Das Gesicht neigt sie dem verlorenen Attribut – einem Drachen(?) – zu. Eine Inschrift zwischen den Konsolen der Architekturbekrönung in der darüber gehörigen Scheibe nennt ihren Namen: S · MARGARETA +. Die Inschrift [VI]DALIS · MILE[S] zu ihren Füßen bezieht sich folglich auf die darunter gehörige Scheibe mit der Darstellung des ersten Titelheiligen der Kirche, dessen Andenken man so bewahrte.
Da Vitalis nur zusammen mit dem späteren Titelheiligen Dionys und dessen Gefährten Rusticus und Eleutherius in nord II dargestellt gewesen sein kann, gewinnen wir von den drei untersten Zeilen dieses Fensters noch eine recht klare Vorstellung (Abb. 28): Über den Titelheiligen im Sockelgeschoß gehörte Margarete zu einer Gruppe von weiblichen Märtyrern, von denen noch Agnes und Katharina erhalten blieben. Ihr Fehlen im älteren Märtyrerzyklus mag der Anlaß gewesen sein, sie hier darzustellen.
Die Architekturbekrönung muß man sich als über Eck gestellten, hinter Kielbögen aufwachsenden dreiseitigen Turmhelm vorstellen. Da nach dem Prinzip der Orthogonalprojektion schräge Seiten nicht darstellbar sind, hat man wie in der Chorverglasung der Colmarer Dominikanerkirche (Becksmann, 1967, Abb. 30) zwei Seitenansichten auf halber Grundfläche nebeneinander gestellt.

Literatur: Wentzel, 1958, S. 95–102, Abb. 177.

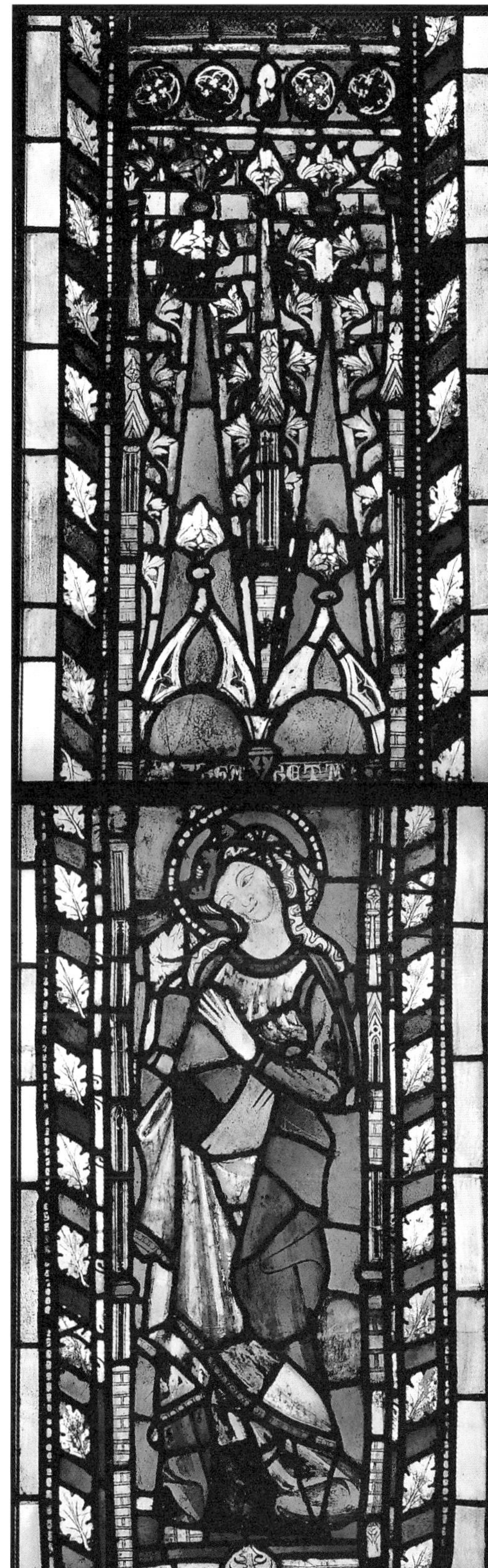

72.
Kat. Nr.
30, 31.

32
HAUPTMANN ALS BEKENNER
Stadtkirche St. Dionys, Chor süd II, 6 b.
Esslingen(?), um 1300

H. 81,5 cm, B. 52 cm.
Ausgezeichnet erhalten, nur Sockelzone durch Flickstücke gestört. Oberstes Blatt der linken Borte und Helmansatz der rechten Fiale eine spätmittelalterliche Reparatur? Verbleiung im Laufe des 19. Jh. zweimal(?) erneuert, unverwitterte weiße und gelbe Gläser auf der Außenseite mit (heute korrodiertem) Überzug versehen.

Der sonst nur in szenischem Zusammenhang dargestellte Gute Hauptmann steht unter dem in Form einer Astgabel ansetzenden grünen Kreuz. Sein nach oben weisendes Band trägt den durch die Evangelisten (Mt 27,54 und Mc 15,39) gleichlautend überlieferten Spruch: VERE · FILIVS · DEI · ERAT (Wahrlich dieser ist Gottes Sohn gewesen). Die alle Figuren der Kreuzigung und die Apostel aufnehmende gelbe Rahmenarchitektur setzte hier über rot/grünen Sockeln(?) an.

Literatur: WENTZEL, 1958, S. 96, 104, Abb. 172.

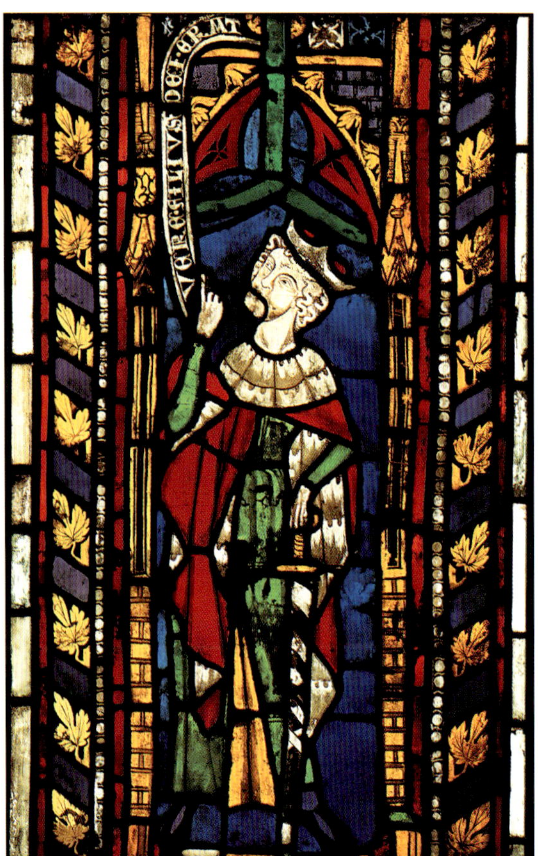

73. Kat. Nr. 32.

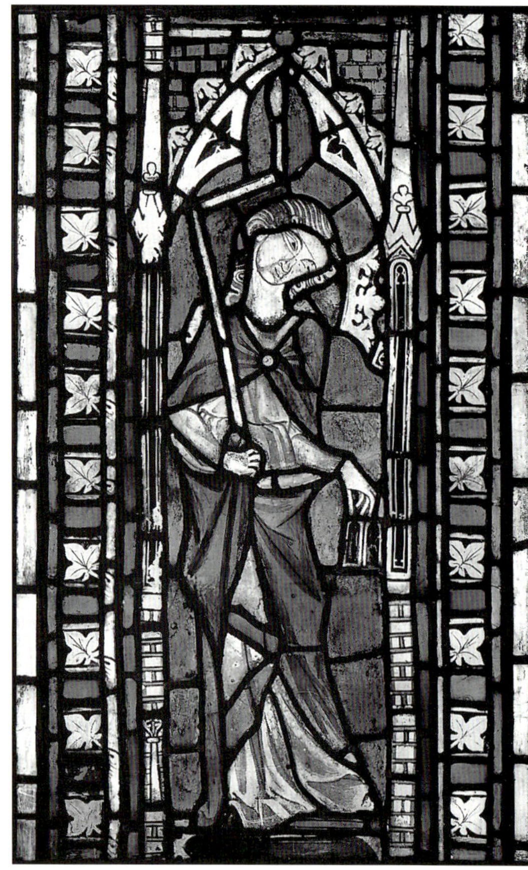

74. Kat. Nr. 33.

33
SYNAGOGE
Stadtkirche St. Dionys, Chor süd II, 7 c.
Esslingen(?), um 1300

H. 81,5 cm, B. 52,5 cm.
Nur wenige Flickstücke in Figur und Rahmung, Sockelinschrift für die Figur darunter jedoch durch Architektur, der weiße Ast der rechten Blattborte durch unbemalte Leiste ersetzt.

Die auf der darüber gehörigen Scheibe bezeichnete Gestalt verkörpert mit gebrochenem Stab, gesenktem Kopf, allerdings ohne verbundene Augen, herabstürzender Krone und den Gesetzestafeln den Alten Bundes im Gegensatz zu Ecclesia, die den Neuen Bund vertritt, Gnade und Erlösung durch das Evangelium verkündend. Die Einbeziehung dieser beiden antithetischen Figuren in die Kreuzigungsikonographie geht in karolingische Zeit zurück und ist eine beliebte Form mittelalterlicher Allegorie.

Literatur: WENTZEL, 1958, S. 98, 104, Abb. 171.

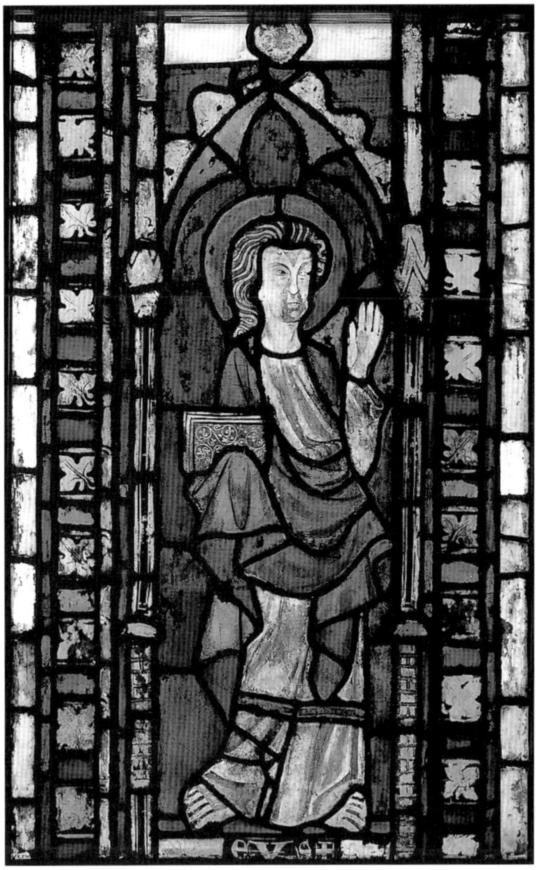

75. Kat. Nr. 34.

34
APOSTEL (THOMAS?)
Stadtkirche St. Dionys, Chor süd II, 10 c.
Esslingen(?), um 1300

H. 81,5 cm, B. 52,5 cm.
Durch Schwarzlotverluste in der Rahmenarchitektur und den Randborten stärker beeinträchtigt. Figur und Randborten wurden offenbar erst bei Neuverbleiung im frühen 19. Jh. miteinander verbunden.

Auf Grund der Farbigkeit der Rahmenarchitektur gehört der sein Buch mit verhüllter Hand haltende bartlose Apostel in die b-Bahn, möglicherweise über den Gekreuzigten. In diesem Falle wäre er mit Thomas zu identifizieren, der Namensrest zu seinen auffällig großen nackten Füßen ein Flickstück. Die Fehlstellen zuseiten der Kreuzblume hätten dann ursprünglich Blendmaßwerk gezeigt. Über dem weißen Gewand trägt er einen roten Mantel mit grünem Futter, das zu dekorativem Farbwechsel genutzt wird.

Literatur: WENTZEL, 1958, S. 105, Abb. 168.

35, 36
KÖNIG SALOMO
IN ARCHITEKTURTABERNAKEL
Stadtkirche St. Dionys, Chor süd II, 4/5 d.
Esslingen(?), um 1300

H. jeweils 81 cm, B. 52,5 bzw. 52 cm.
In gutem Zustand überliefert, nur der linke Mauer-Fialenstreifen bei der Neuverbleiung im frühen 19. Jh. falsch zusammengesetzt. Gemeinsam mit den auffälligen Schwarzlotverlusten auf der Innenseite, vor allem im Spruchband, deutet dies auf einen ursprünglich hohen Standort der Scheiben hin. Die auf der Außenseite hingegen unverwitterten weißen und gelben Gläser wurden im 19. Jh. allerdings mit einem ganz uneinheitlich verwitterten Lack überzogen, der für ihre heutige fleckige Wirkung verantwortlich ist.

Die mit der rechten Hand nach unten weisende königliche Gestalt ist durch ihren auf die unbefleckte Empfängnis Mariae bezogenen Spruch aus dem Buch der Weisheit (Sap 3,13) als Salomo zu identifizieren. Zusammen mit König David und den Propheten Bileam und Ezechiel, die ebenfalls auf Maria bezogene Sprüche in ihren Händen halten, steht Salomo im obersten Geschoß eines ursprünglich sieben(!) Zeilen hohen Architekturaufrisses; in der untersten Zeile ist die Krönung Mariae dargestellt (vgl. Kat. Nr. 37–40). Das David beigegebene Zitat aus Ps 44,11f. nimmt sogar unmittelbar hierauf Bezug, heißt es dort doch: Höre, Tochter, sieh und neige dein Ohr. Vergiß dein Volk und dein Vaterhaus! Den König verlanget nach deiner Schönheit; denn er ist dein Herr, ihm sollst du huldigen.
Diese von der heutigen Anordnung abweichende Rekonstruktion (Abb. 29) wird nicht nur durch die Eindeutigkeit der inhaltlichen Bezüge, sondern auch durch formale Anhaltspunkte nahegelegt: So ist der Maßstab der Propheten und Könige wie der ihrer Architekturtabernakel um etwa ein Drittel gegenüber allen anderen Figuren reduziert. Daß außerdem zwischen den Turmfenstern, die über den Wimpergen der Marienkrönung aufwachsen, und den Tabernakeln mit Propheten und Königen ein vermittelndes Geschoß verloren ist, ergibt sich daraus, daß den helmüberhöhten Turmfenstern die Spitzen, den Propheten und Königen die Sockel fehlen.

Literatur: WENTZEL, 1958, S. 96f., 103f., Abb. 181.

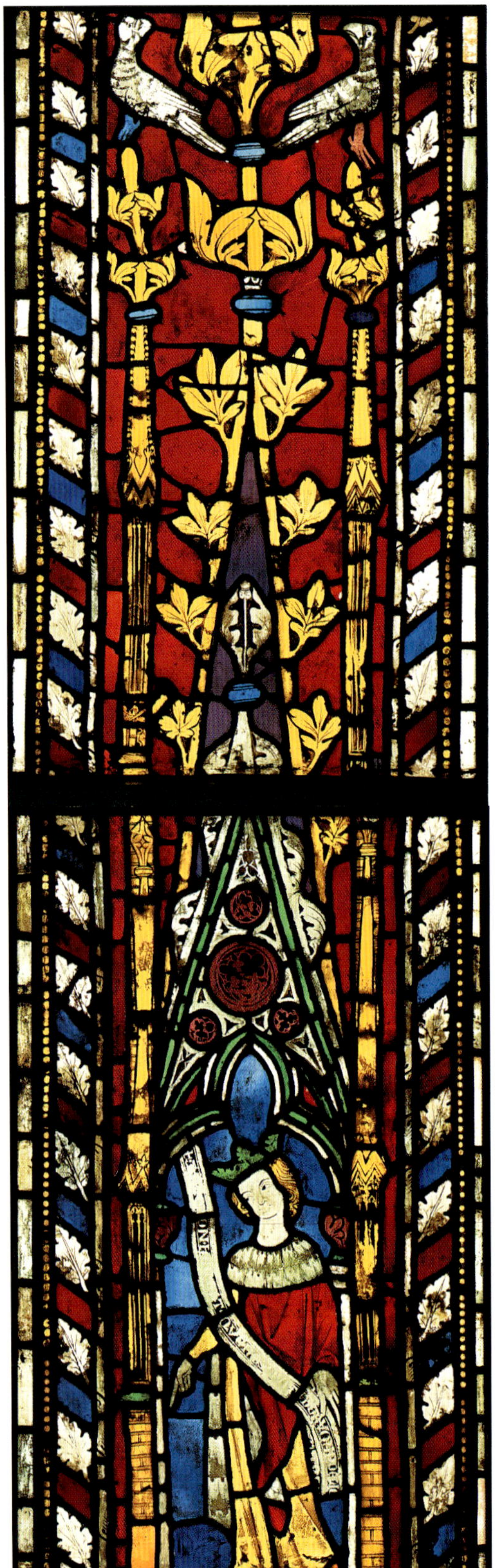

76.
Kat. Nr.
35, 36.

37–40

KRÖNUNG MARIAE IN TURMTABERNAKELN

Stadtkirche St. Dionys, Chor süd II, 11/12 b/c.
Esslingen(?), um 1300

H. jeweils 81,5 cm, B. jeweils 52,5 cm.
Obwohl die Figurenscheiben stärker mit Flickstücken und Ergänzungen (um 1950) durchsetzt sind, wird der Gesamteindruck dadurch nicht nachhaltig beeinträchtigt. Bei der Figur Christi ist jedoch der Himmelsglobus durch ein gelbes Blatt ersetzt und das Gewand mit einem weißen Architekturstück ausgeflickt, die rechte Randborte unvollständig und falsch zusammengesetzt. Diese Fehler dürften bei der Neuverbleiung im frühen 19. Jh. unterlaufen sein. Ungleich besser sind die beiden Architekturscheiben erhalten; hier weisen die Maßwerkfüllungen jedoch stärkere Schwarzlotverluste auf; möglicherweise wurde aus diesem Grund auch das Rosettenmaßwerk im linken Wimperg durch unbemalte blaue Gläser ersetzt.

Einem Typus der französischen Portalikonographie folgend wird die Krönung Mariae nicht durch Christus, sondern einen von oben herabschwebenden Engel vollzogen. Christus hat lediglich seine Hand segnend erhoben, während zwei leuchterhaltende Engel dieser Zeremonie beiwohnen. Eine der ältesten Darstellungen dieses Typs findet sich um 1220 im linken Westportal von Notre-Dame in Paris, er begegnet im späten 13. Jahrhundert aber auch in der Pariser Buchmalerei (VERDIER, 1980, Taf. 22, 73).
Durch eine komplizierte Farbverschränkung sind beide Gestalten miteinander verbunden: Maria trägt über einem dunkelgelben Gewand einen zinnoberroten Mantel mit gelbem Futter und eine gelbe, durch den Nimbus rot hinterlegte Krone. Der Mantel Christi ist zwar ebenfalls rot, das Futter und die Krone jedoch grün, das Gewand braungelb mit grauviolettem Kragen, die Haare hellgelb, der Nimbus purpurviolett. Die Abweichungen durch violette Farbbrechungen sind ein besonderes Charakteristikum des Meisters und werden auch zur farbigen Differenzierung der Randborten, vor allem aber der in allen vier Bahnen jeweils gleichgestalteten Architektur eingesetzt und vermitteln in der Summe ein höchst unkonventionelles Farbbild.
Besonders vielfältig werden im Architekturaufriß der Marienkrönung aus der Straßburger Bauhütte abzuleitende Maßwerkformen wie der Dreistrahl, die Zwickelblase und Rosettenfüllungen mit Bogendreiecken verwendet.

Literatur: WENTZEL, 1958, S. 96, 106f., Abb. 186–189, 199f.; BECKSMANN, Esslingen, 1992, S. 35–37, Abb. 14f.

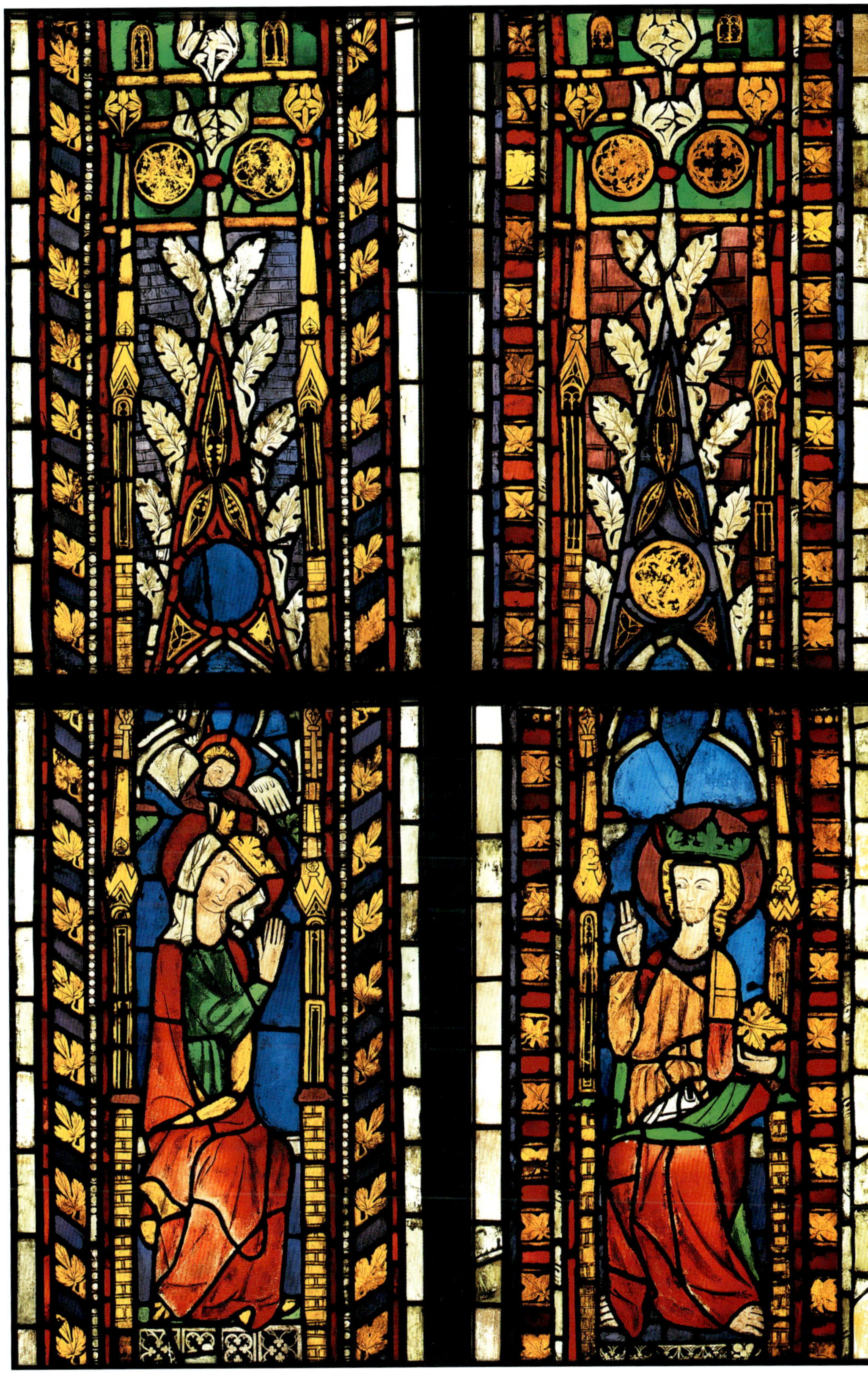

77. Kat. Nr. 37–40.

Die »Restzyklen« und die Frage ihres Standorts

Nachdem wir die Rekonstruktion einer älteren und jüngeren Verglasung für den um 1300 fertiggestellten Chor der Stadtkirche an Hand der ihnen jeweils zugewiesenen Scheiben ausführlich begründet und die uns möglichen bild- und stilgeschichtlichen Folgerungen daraus gezogen haben, mag man sich wundern, wie Hans Wentzel den Gesamtbestand der für St. Dionys gesicherten 218 bzw. 222 Scheiben einheitlich an das Ende des 13. Jahrhunderts hatte datieren können, obwohl er die zwischen, aber auch innerhalb der Gruppen bestehenden technischen und stilistischen Unterschiede sehr wohl erkannt hatte. Andererseits haben wir zeigen können, daß die entscheidenden Voraussetzungen für beide Scheibengruppen in der Straßburger Glasmalerei der Zeit um 1260/70 liegen.

Die einer Speyerer Werkstatt – Wentzels »Lampertus-Werkstatt« – zugewiesene ältere Scheibengruppe steht ihrer Inspirationsquelle zeitlich noch sehr nahe; ihr kraftvoll gespannter Figurenstil, ihre lichte, heiter-bunte Farbigkeit wie ihre stets rhythmisierte, dennoch spielerisch wirkende formale Vielfalt erscheint wie eine Summe der für die bildende Kunst der Zeit um 1280 zwischen Rhein, Neckar und Bodensee charakteristischen Stilelemente.

Für die jüngere Scheibengruppe wird hier erstmals eine Esslinger Werkstatt vorgeschlagen. Ihr Stilbild ist zwiespältiger. Auf der einen Seite überrascht die systematische Kühnheit, mit der im Marienfenster die gesamte Bildkomposition, unter Vorwegnahme von Entwicklungen des 14. Jahrhunderts, »architektonisiert« wird, auf der anderen Seite das Festhalten an altertümlichem Formengut. Ähnliche Beobachtungen lassen sich im Figurenstil machen: Die Gesichter zeigen zwar den für das späte 13. Jahrhundert charakteristischen herben Linienstil; er wird jedoch nicht nur in den Gewändern, sondern auch in den Haaren in altertümlicher Weise mit flächigen Halbtonlagen verbunden. Zugleich neigen die Gesichter und Figuren zu Deformierungen, für die man erst im frühen 14. Jahrhundert Parallelen findet, während die ondulierten Haare, die die meisten Gesichter rahmen, in so streng ornamentalisierter Form im späten 13. Jahrhundert bereits veraltet waren. Auch das in den Bildarchitekturen und Ornamentborten verarbeitete Formengut gehört der Zeit um 1260/80 an. Wo es weiterentwickelt wird, scheint dies ohne Auseinandersetzung mit jüngerem Formengut zu erfolgen. Dies gilt insbesondere für die Farbigkeit, die, von einigen ganz ungewohnten Farbzusammenstellungen abgesehen, für die Zeit um 1290/1300 charakteristisch zu sein scheint[39].

Da Wentzel auch die hier noch zu behandelnden »Restzyklen« um 1300 datiert hat, mußten die stilgeschichtlichen Überlegungen zur Einordnung der beiden älteren Scheibengruppen nochmals zusammengefaßt werden, um die im folgenden angeführten Gründe für ihre Datierung um 1350 stilgeschichtlich nachvollziehen zu können.

Zunächst jedoch zur Frage ihres Standorts. Von den Zyklen der Jugend und Passion Christi sind jeweils dreizehn Scheiben lückenlos in Fenster nord III erhalten geblieben; nur der stärker reduzierte Scheibenbestand der beiden anderen Zyklen mit Darstellungen der Annen-Marien-Legende und Epiphanie Christi war zur Schließung von Lücken in anderen Fenstern, vor allem in nord II/süd II, verwendet worden. Obwohl damit feststand, daß er für eines der fünf vierbahnigen Fenster des Chores der Stadtkirche geschaffen worden sein mußte, blieb er bisher bei Rekonstruktionsüberlegungen mehr oder weniger unberücksichtigt[40].

Nachdem man davon ausgehen muß, daß um 1300 für die Verglasung des Chores *zwei* neue Fenster angefertigt worden sind[41], war für ein drittes kein Platz mehr vorhanden. Viele, schon von Wentzel beobachteten Unstimmigkeiten sprechen jedoch dafür, daß man spätestens um 1350 die beiden um 1300 neugeschaffenen Fensterkompositionen in süd II miteinander vereinigt hat, nord II also neu verglasen mußte.

Wie schon um 1300, nahm man auch jetzt wieder die Gelegenheit wahr, ein zeitgemäßes Bildprogramm in die Chorverglasung einzubringen, und ließ die Heilsgeschichte von Joachim und Anna über die Verkündigung an Maria, die Jugend und Passion Christi, seine Erscheinungen nach dem Tode bis zum Weltgericht, eingeleitet von vier Propheten, in 52(!) Einzelbildern darstellen (Abb. 80–83). Das historisch-erzählerische Moment stand dabei im Vor-

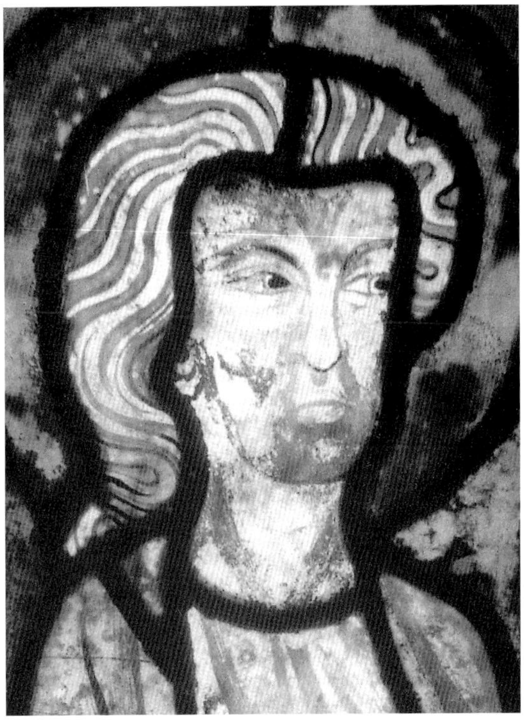

78. Kopf eines Apostels (Ausschnitt). Esslingen (?), um 1300. Esslingen, Stadtkirche, Chor süd II, 10 c.

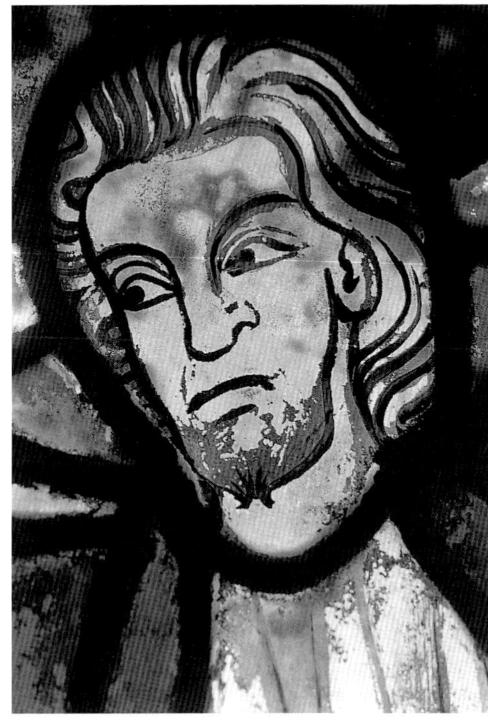

79. Kopf Christi aus Noli me tangere. Esslingen (?), um 1350. Esslingen, Stadtkirche, Chor nord II, 1 c.

dergrund, doch kommt es auch zu andachtsbildartigen Heraushebungen einzelner Szenen. Vornehmlich die den apokryphen Texten entnommenen Darstellungen der Annen-Marien-Legende wurden dazu genutzt, durch Aufnahme zeitgenössischer Motive Bezüge zum alltäglichen Leben herzustellen. Im Grunde wird damit das älteste Bildprogramm unter Eliminierung der typologischen Bezüge wie der moralisch-didaktischen Themen in einer für die Mitte des 14. Jahrhunderts charakteristischen Weise in einem einzigen Fenster zusammengefaßt.

Es steht auch außer Frage, daß man sich für die Darstellungen des Marienlebens an den um 1330 für die Frauenkirche geschaffenen Zyklus (Abb. 136–138) angelehnt hat[42]. Vor 1330 kann das neue Bibelfenster also nicht für St. Dionys geschaffen worden sein, obwohl sein formales und stilistisches Erscheinungsbild so altertümlich wirkt.

Was die Form der Medaillons und ihre Hinterlegung mit von Ornamentborten gefaßten Teppichbahnen betrifft, so hat man sich hierfür ganz bewußt an die Zyklen der ältesten Chorverglasung angelehnt. Nur in einem Falle hat man eine Modernisierung gewagt. Sie gibt einen weiteren untrüglichen Hinweis darauf, daß dieses Fenster erst nach 1330 entstanden sein kann: die Blütenkaros im Teppichgrund der b-Bahn (Abb. 81) werden nicht von flächigen Rautenrahmen eingefaßt, sondern bilden den Boden eines isometrisch verräumlichten Quadratnetzes[43].

Andererseits hatte bereits Wentzel darauf aufmerksam gemacht, daß der diesem neuen Bibelfenster zuzurechnende Scheibenbestand technische Gepflogenheiten des sog. Marienfensters übernimmt, daß sein Typenschatz mit diesem übereinstimmt. Bedenkt man den zeitlichen Abstand von mindestens dreißig, vermutlich sogar fünfzig Jahren, so kann nach Detailvergleichen (Abb. 78f.) kein Zweifel mehr daran bestehen, daß mit der Ausführung dieses Fensters nur die bereits um 1300 für St. Dionys tätige Esslinger Werkstatt beauftragt worden sein kann. Ihre so ausgeprägt retrospektive, an alten Gewohnheiten festhaltende Arbeitsweise ist nach 1330 durchaus denkbar, paßt am ehesten aber in die durch Katastrophen, soziale und gesellschaftliche Umbrüche geprägte Zeit um 1350[44].

Literatur: DEMMLER, 1900, S. 88 (Abb.), 99f., 104 (Abb); WENTZEL, ²1954, S. 33f., 92, Abb. 101; DERS., 1958, S. 62, 80f., 108–112, 130f., Abb. 121–129, 132–164, 240-251; BECKSMANN, Esslingen, 1992, S. 43f., Abb. 25-28.

41
ZURÜCKWEISUNG VON JOACHIMS OPFER
Stadtkirche St. Dionys, Chor süd IV, 1 a.
Esslingen(?), um 1350

H. 82,5 cm, B. 53 cm.
Das im frühen 19. Jh. neu verbleite Feld enthält nur wenige alte Flickstücke und Ergänzungen (um 1950). Damals wurden die Randgläser erneuert und zur Einsetzung in süd IV neue Randborten angefügt. Innen- und Außenseite der Gläser korrodiert, die Konturmalerei dadurch reduziert oder nur noch in Spuren erhalten, die Farbigkeit jedoch kaum verfälscht. Auf der Außenseite zeigen einige Gläser Kratzspuren von früheren Reinigungen.

Schlichte, jedoch ausdrucksstarke Komposition vor ungemustert blauem Grund. Anna in kaltgrünem Gewand und gelbem Mantel steht links neben dem Altar, mit erhobenen Händen und ältlichem Gesicht, während Joachim, von dem durch eine Mitra und einen kaltgrünen Umhang gekennzeichneten Priester zurückgewiesen, sich bereits vom Altar abgewandt hat, die von seinem gelben Mantel verhüllten Hände zum Gesicht führend.
Das kreisrunde Medaillon wird von goldgelbem Astwerk mandorlenförmig gerahmt. Die Äste tragen vor rotem Grund weiße und blaue, vor grünem Grund gelbe Blätter; die Eicheln stets weiß. Weiß ist auch der mit Beifußblättern besetzte Ast der von rosavioletten Leisten eingefaßten blaugrundigen Randborten.
Der für die Zeit um 1350 auffällig retrospektive Charakter dieser Komposition wird im Vergleich mit der Rahmenform seines Vorbildes in der Frauenkirche (Abb. 136–138) noch offenkundiger.

Literatur: WENTZEL, 1958, S. 130–132, Abb. 241, 250.

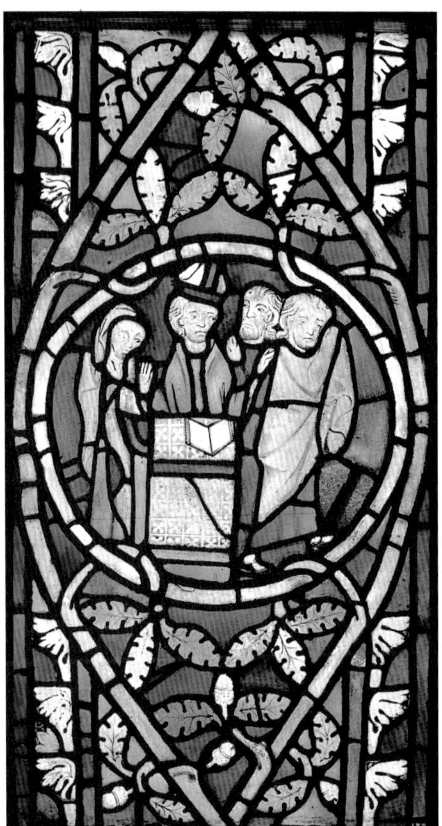
80. Kat. Nr. 41.

42
VERKÜNDIGUNG AN MARIA
Stadtkirche St. Dionys, Chor nord III, 3 b.
Esslingen(?), um 1350

H. 81,5 cm, B. 51,5 cm.
Im Medaillonrahmen und – in größerem Umfang – in Teppichbahn und Randborten alte Flickstücke, im Bildfeld nur eine Ergänzung von Saile (um 1950) im Spruchband des Engels. Innen- und Außenseite stärker korrodiert, jedoch nur geringe Schwarzlotverluste. Im frühen 19. Jh. neu verbleit.

Im Gegensatz zur entsprechenden Szene im Marienfenster der Frauenkirche (vgl. Kat. Nr. 72) folgt der jüngere Meister einer älteren Vorlage. Dies wird nicht nur in der Haltung der beiden Gestalten, sondern vor allem im Bleiriß des Engels deutlich, der, Werken um 1300 vergleichbar, die Gesichtskontur bildet und daher trotz des kleinen Maßstabs die im Farbton abweichenden Haare extra verbleit. Auch seine Gewandung spiegelt ein Vorbild der Zeit um 1300 wider, in ihrer Form wie in ihrer Farbigkeit, nur daß statt des rosavioletten Tones nun ein hellrosabraunes Glas gewählt wird.
Für die Medaillonrahmen der beiden mittleren Bahnen wird die Form des Märtyrerzyklus einmal mit runden, das

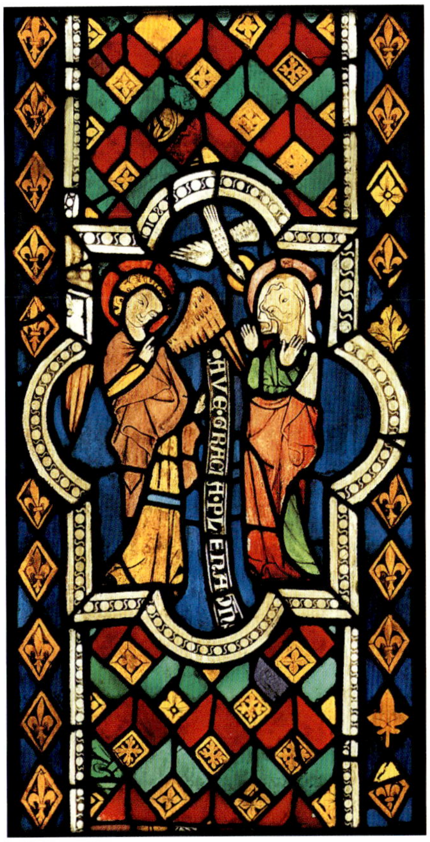

81. Kat. Nr. 42.

andere Mal mit eckigen Pässen aufgegriffen, auf ihre vertikale Verknüpfung jedoch verzichtet. Die geometrische Teppichbahn zeigt gelbe Blütenkaros in einem isometrisch verräumlichten Rahmen mit wechselnd grünen und roten Seiten, wodurch das Vexierbild lesbar wird. In den Randborten werden die gelben Blütenrauten auf blauem Grund bei drei Scheiben dieser Bahn – der Verkündigung, Heimsuchung und Geburt – durch Lilien ersetzt – eine feinsinnige ornamentale Anspielung auf die in der Verkündigung sebst fehlenden Lilien.

Literatur: Wentzel, 1958, S. 112, 115, Abb. 132, 162.

43

TAUFE CHRISTI

Stadtkirche St. Dionys, Chor nord III, 10 c.

Esslingen(?), um 1350

H. 81,5 cm, B. 50,5 cm.

Zahlreiche, meist im Farbton passende alte Flickstücke in Bildrahmen, Teppichbahn und Borten legen nahe, daß das Feld ursprünglich nicht so hoch gesessen hat. Im frühen 19. Jh. neu verbleit.

Die im traditionellen Schema dargestellte Taufe Christi zeigt Johannes den Täufer in dem sonst Christus vorbehaltenen purpurvioletten Gewand, für das hier ein rosabraunes Glas gewählt wurde. Der im Profil gezeigte Engel erinnert im Typus wie in der Farbgebung seines Gewandes an die Leuchterengel der Marienkrönung in süd II.

Der wie im Märtyrerzyklus mit einem Perlband belegte weiße Bildrahmen wird von einem Teppich hinterfangen, der in einem gelben Quadratnetz vor wechselnd rotem und grünem Grund weiße Blütenkaros und auf den Schnittpunkten rosa- oder grauviolette Blütenrosetten zeigt. In den Randborten wird eine gelbe Ranke mit eingerolltem Weinlaub von grau- bzw. blauviolettem Grund hinterlegt.

Die formalen Anklänge an die linke Bahn des bereits um 1280 ausgeführten alttestamentlichen Zyklus (vgl. Kat. Nr. 2) wie die Anlehnung an die Farbigkeit der in süd II

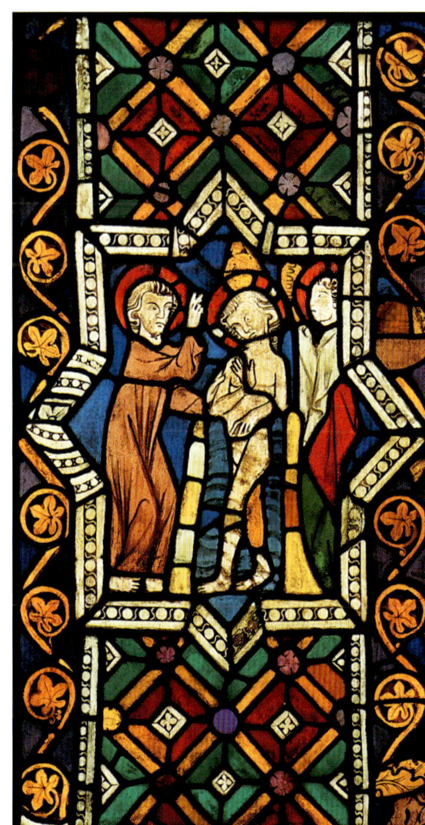

82. Kat. Nr. 43.

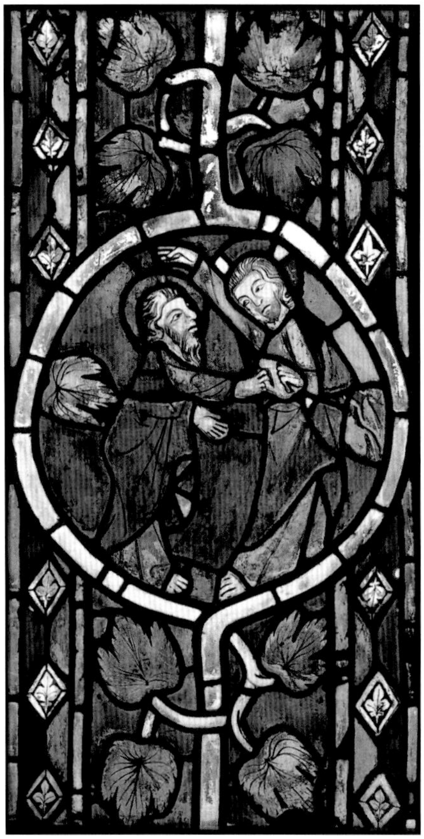

83. Kat. Nr. 44.

vereinigten, um 1300 neu geschaffenen Architekturfenster (vgl. Kat. Nr. 37–40) lassen die kompilatorische Arbeitsweise dieser wohl in Esslingen ansässigen Werkstatt erkennen.

Literatur: WENTZEL, 1958, S. 117, Abb. 145.

44
CHRISTUS UND THOMAS
Stadtkirche St. Dionys, Chor nord II, 2 d.
Esslingen(?), um 1350

H. 82 cm, B. 55,5 cm.
Kaum durch Flickstücke gestört, dennoch ruinös wirkend, da das im frühen 19. Jh. neu verbleite Feld damals oder um die Mitte des Jh.(?) zur Dämpfung der Transparenz mit einem inzwischen fleckig korrodierten Lack überzogen worden war.

Christus weist dem zweifelnden Thomas die Seitenwunde, der prüfend seine Hand hineinlegt, während er ihn mit seiner Rechten segnet. Die Darstellung kommt, ganz auf den Vorgang konzentriert, ohne eine Andeutung von Örtlichkeit aus; das gelbe Blatt im Rücken des Apostel ist, wie das blaue Gewand rechts, ein altes Flickstück. Beide Figuren werden durch einen komplizierten Farbwechsel über Kreuz miteinander verschränkt.
In Entsprechung zur linken Bahn des Fensters wird auch für die rechte ein vegetabiles Rahmensystem gewählt, bei dem ein weißer Rebstock die kreisförmigen Medaillons in der Achse miteinander verknüpft. Die gelben Blätter dieser Weinrebe werden, wiederum im Wechsel über Kreuz, rot/grün hinterlegt und von weißen Blattrauten auf blau/rotem Grund eingefaßt.
Neben dem um 1280 für die heilsgeschichtliche Bahn des Bibelfensters entwickelten Rahmensystem wirkt das um 1350 in bewußter Anlehnung für das neue »Bibelfenster« geschaffene trotz aller farblichen Raffinements ebenso kraftlos wie unzeitgemäß.

Literatur: WENTZEL, 1958, S. 80f., 87, Abb. 127.

Zur Dokumentation, Konservierung und Restaurierung der Glasmalereien der Stadtkirche St. Dionys

EINFÜHRUNG

Seit 1990 wird die Esslinger Stadtkirche St. Dionys außen in mehreren Abschnitten instandgesetzt. Als 1993 die Arbeiten am Chor begannen, stellte man bereits während des Gerüstaufbaus fest, daß die Maßwerkstäbe, die die einzelnen Fenster vertikal in Bahnen unterteilen, schon bei leichter Berührung bedenklich schwankten. Die Fugen zwischen den profilierten Steinen der Stäbe waren fast vollständig ohne Mörtel. An vielen Stellen war außerdem die Vermörtelung der querliegenden und unterschiedlich tief eingelassenen Fenstereisen defekt. Die Verfugung mit zementgebundenem Mörtel war an diesen Bauteilen 1978/79 großenteils erneuert worden, an den übrigen Bauteilen stammte sie noch aus der Zeit der letzten großen Gesamtinstandsetzung der Kirche 1899/1900.

Die dringend erforderlichen stabilisierenden Maßnahmen an den Maßwerkstäben konnten nicht ohne einen kompletten Ausbau der mittelalterlichen Scheiben erfolgen[1]. Vor ihrem Ausbau, der bereits grundsätzlich eine erhebliche Beanspruchung, ja Gefährdung bedeutet, war zum Schutz der hochwertigen originalen Denkmalsubstanz eine restauratorische Voruntersuchung unerläßlich[2]. Sie sollte klären, ob die Glasmalereien den Aus- und Einbau unbeschadet überstehen würden, wo und wie der umfangreiche Bestand schadensfrei zu lagern sei, und schließlich welche Konservierungs- und gegebenenfalls Restaurierungsmaßnahmen durchgeführt werden müssen.

Eine wichtige Grundlage für die Voruntersuchung war die Kenntnis früherer Maßnahmen. Der letzte große Eingriff in den Glasmalereibestand fand 1899/1900 während der großen Instandsetzung des Baues statt. Dabei wurden teilweise Glasergänzungen durchgeführt, und nahezu die gesamte Verbleiung der Felder erneuert. Weitere Maßnahmen erfolgten anläßlich des Wiedereinbaus nach der kriegsbedingten Auslagerung im Jahre 1942. Sämtliche Arbeiten wurden bereits 1958 von Hans Wentzel beschrieben[3], es läßt sich jedoch aus den vorhandenen Unterlagen nicht mehr genau klären, welche restauratorischen Eingriffe in die Substanz einzelner Scheiben damals vorgenommen worden sind. In den Jahren 1978/79 erhielten alle Chorfenster auf Vorschlag des CVMA mit finanzieller Unterstützung des Landes eine Außenschutzverglasung. 1989/90 wurde vom Fraunhofer Institut für Silikatforschung in Würzburg eine Überprüfung der Außenschutzverglasung mittels Glassensoren durchgeführt[4]. Das gleiche Institut nahm 1992 an zwei Fenstern Versuche zur Malschichtsicherung vor[5].

Da in St. Dionys ein herausragender und sehr umfangreicher mittelalterlicher Glasmalereibestand erhalten ist, waren in diesem Falle besondere restauratorische, organisatorische und finanzielle Anstrengungen zu unternehmen. Mit der frühestmöglichen Einschaltung von unabhängigen Experten gelang es der beauftragenden Kirchengemeinde und der staatlichen Denkmalpflege, im Vorfeld der Maßnahme einen Handlungsrahmen abzustecken, der eine reibungslose und denkmalgerechte Umsetzung ermöglichte.

Die Dombauhütte Köln stellte drei Mitarbeiter ihrer Glasrestaurierungswerkstatt für eine erste Begutachtung der Scheiben zur Verfügung[6]. Zusammen mit der Restaurierungswerkstatt des Landesdenkmalamtes Baden-Württemberg wurde dann vor Ort die weitere Vorgehensweise festgelegt. Denkmalpflegerisches Ziel war von Anfang an, eventuell notwendige Eingriffe in den Glasmalereibestand auf ein absolutes Minimum zu beschränken. Die Grundlage hierfür bildete eine präzise Erfassung und Darstellung aller Schadensbilder. Eine wesentliche Bedeutung erhielt dabei neben der photographischen Dokumentation die vergleichend interpretierende zeichnerische Darstellung. Die so gewonnene Übersicht über den Oberflächenzustand lieferte wichtige Erkenntnisse über Schadensursachen, für das zu erarbeitende Konservierungskonzept, aber auch für die spätere Pflege und Wartung der Fenster. Bei dieser Art der Bestandserfassung und Schadenskartierung ist zugleich der arbeitsvorbereitende Aspekt wichtig. Der Restaurator kann so die Oberflächen leichter systematisch erfassen und intensiv kennenlernen. Darüber hinaus läßt sich durch eine begleitende Dokumentation das restauratorische Handeln präziser nachvollziehen.

Das bislang einmalige Projekt im Bereich der Glasmalerei-Restaurierung in Baden-Württemberg wird hinsichtlich der Voruntersuchung und Gesamtdokumentation seitens der Denkmalpflege mit einem Zuschuß von 2/3 der Gesamtkosten gefördert. Für die Konservierung und Restaurierung erhält die Kirchengemeinde Zuschüsse aus Mitteln der Deutschen Stiftung Denkmalschutz, der Denkmalstiftung Baden-Württemberg und des Landesdenkmalamtes.

Eine Fachkommission[7] legte für das Gesamtprojekt folgende Arbeitsschritte fest:

- Auswahl von zunächst sechs exemplarischen Scheiben für eine qualifizierte Voruntersuchung und eine besonders differenzierte Dokumentation,
- Durchführung dieser Voruntersuchung und Dokumentation der ausgewählten Scheiben,
- naturwissenschaftliche Materialuntersuchungen zu einzelnen Problemfeldern, soweit erforderlich,
- Entwicklung eines Maßnahmenkatalogs für den Gesamtbestand auf der Grundlage der Voruntersuchung und exemplarischen Dokumentation,
- Durchführung der Konservierung und Restaurierung des Gesamtbestandes mit begleitender Dokumentation.

Die nachfolgenden Abschnitte enthalten zunächst eine Zusammenfassung der Voruntersuchung[8], der exemplarischen Dokumentation und ihrer Ergebnisse. Anschließend wird über Art und Umfang der Gesamtdokumentation sowie summarisch über die durchgeführten Konservierungsmaßnahmen berichtet[9].

VORUNTERSUCHUNG

Untersuchung des Gesamtbestandes vor dem Ausbau und Auswahl exemplarischer Scheiben

Zunächst wurde die Einbausituation der Fenster erfaßt, um mögliche Zusammenhänge von Schäden und einbaubedingten Schadensursachen zu erkennen. Da die Chorfenster von St. Dionys seit 1979 eine innenbelüftete Außenschutzverglasung hatten, beschränkten sich die Beobachtungen auf die Vorhängekonstruktion, die Schutzverglasung und deren Abdichtung, auf das angrenzende Steinwerk und die Maßwerkverglasungen. Die Befunde wurden photographisch und schriftlich dokumentiert. Fazit: An der Außenschutzverglasung waren analog zu der 1989/90 durchgeführten Funktionsprüfung keine Mängel festzustellen.

Vom Gesamtbestand der Chorfenster wurden für die exemplarische Untersuchung und Dokumentation unter Berücksichtigung von Lage, Zykluszugehörigkeit, Überlieferungs- und Erhaltungszustand folgende Felder ausgewählt:

- *Johannes der Täufer* aus dem Marienfenster (süd II, 7 d)
- *Anbetung der Könige* aus dem Steinhövelfenster (I, 4 c)
- *Ornamentfeld* aus der Franziskanerkirche (nord III, 9 d)
- *Geißelung Christi* aus dem Christusfenster (nord III, 13 c)
- *Temperantia* aus dem Credo-Tugendenfenster (süd III, 5 c)
- *Verlobung von Maria und Joseph* aus dem Marienfenster (süd IV, 4 a).

Die Untersuchung und Dokumentation dieser sechs Felder erfolgte in der Restaurierungswerkstatt des Landesdenkmalamtes Baden-Württemberg in Stuttgart durch Peter Berkenkopf und Otto Wölbert.

Exemplarische Untersuchung und Dokumentation der sechs Scheiben

Dieser Arbeitsschritt umfaßte die Anfertigung von Zeichnungen mit dazugehörigen Legenden und Belegphotos sowie Gesamtaufnahmen der einzelnen Scheiben. Historische Schwarz-Weiß-Aufnahmen von 1942 ermöglichten darüber hinaus einen Vergleich mit dem heutigen Zustand[10]. Hinzu kamen Überlegungen zur künftigen Wartung und Pflege der Scheiben.

Zeichnungen: Pro Feld wurden mehrere Zeichnungen auf Klarsichtfolien im Maßstab 1:1 angefertigt. Dies garantierte eine größtmögliche Genauigkeit bei der Kartierung der Schäden. Die erste Folie trägt die in Doppellinien ausgeführte Bleirißzeichnung. Auf den anderen Folien sind jeweils der Zustand von Glas, Bemalung, Blei und Ablagerungen auf der Oberfläche kartiert. Auf der Scheibe des *Johannes* wurde eine weitere Folie zur historischen Einordnung des Bestandes angelegt. Auf jeder Folie befinden sich Legenden der jeweils verwendeten Kürzel.

Legende: Die für die Esslinger Scheiben angewandte Legende orientiert sich an den Vorbildern aus der Dombau-

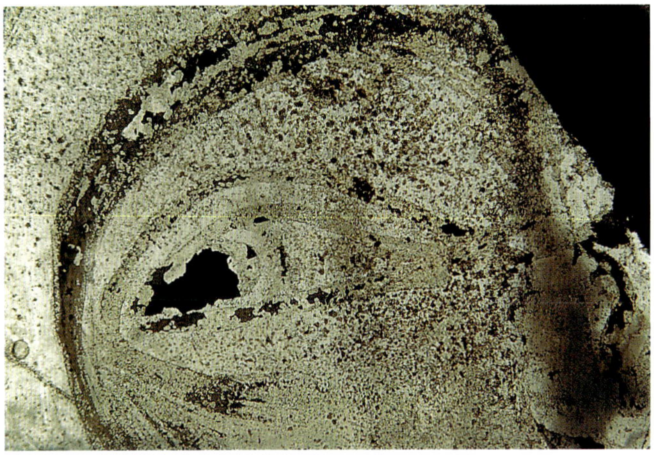

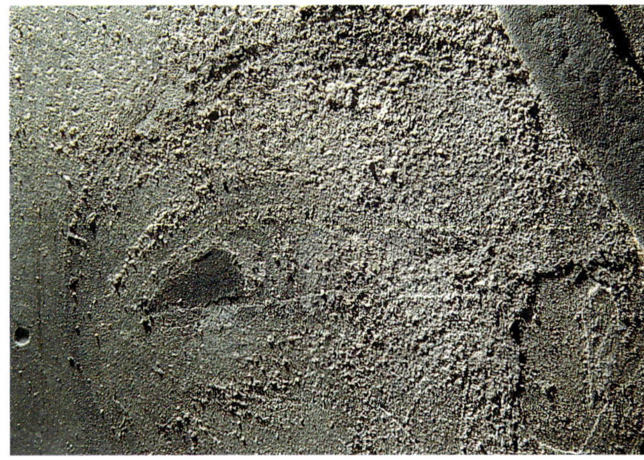

84, 85. Detail aus Chor süd II, 7 d (Johannes der Täufer). Esslingen (?), um 1300.
Auge mit Fehlstellen in der originalen Bemalung; ursprüngliche Verläufe erkennbar (M 3). *Links*: im Durchlicht. *Rechts*: im Streiflicht.

hütte Köln. Die an den sechs Feldern beobachteten Phänomene werden beschrieben und nach Möglichkeit unter Verwendung folgender Kürzel ursächlich zugeordnet:

V – Verschmutzungen
K – Korrosionsprodukte
B – Beschichtungen, Überzüge
D – Doublierungen
KL – Klebungen
G – Zustand des Glases und der Glasoberfläche
M – Zustand der Bemalung
E – Glasergänzungen.

Numerierungen der Kürzel erlauben eine weitere Differenzierung innerhalb der Gruppen (z.B. V 1 – starke Verschmutzung). Alle Bestandteile der Felder können auf diese Weise individuell erfaßt werden. Dies erlaubt in der Summe eine analysierende Zustandsbeschreibung. Für die historische Einordnung des Glasbestandes wurden die Schraffuren des CVMA verwendet. Zur Kennzeichnung der verschiedenen Verbleiungsphasen wurden zusätzliche Zeichen festgelegt.

Belegphotos: Zu den kartierten Einzelbefunden wurden Farbaufnahmen im Maßstab 1:1 angefertigt. Sie ermöglichen auch zukünftig eine nachvollziehbare Bewertung von Schäden.

Gesamtphotos: Von allen sechs Musterfeldern wurden Gesamtaufnahmen der Innen- und Außenseiten in Durch- und Auflicht, jeweils farbig und schwarz-weiß, angefertigt und auf 18 x 24 cm vergrößert.

Wartung und Pflege: Für zukünftige Kontrollen des Zustandes erfolgte eine Auswahl exemplarischer Bereiche (Befundbereiche), die unbehandelt bleiben. Zusätzlich wurden an gereinigten Gläsern weitere Kontrollbereiche ausgewählt. Dies ermöglicht in Zukunft den Vergleich von ungereinigten und gereinigten Partien, um die Auswirkungen der Reinigungsmaßnahmen beurteilen zu können. Von jeder Kontrollstelle ist eine Aufnahmeserie (Auflicht, Streiflicht, Durchlicht) angefertigt worden. Alle Einstellungen sind protokolliert, um eine exakte Nachstellung zu ermöglichen.

Beobachtungen an den sechs Feldern

Anhand der Johannes-Scheibe werden im folgenden sämtliche Ergebnisse exemplarisch dargestellt, während bei den übrigen Scheiben nur besonders gravierende Schäden vermerkt werden.

JOHANNES DER TÄUFER (süd II, 7 d) Abb. 86–88
Maße: H. 81 cm, B. 53 cm.
Glasbestand: Nahezu vollständig original. Allerdings fällt eine relativ große Anzahl von bemalten mittelalterlichen Flickstücken auf, die im Verlauf früherer Restaurierungen hinzugekommen sind. Die Aufnahme von 1942 zeigt noch Ergänzungen, die inzwischen durch jüngere ersetzt wurden. Auffallend sind zahlreiche aus dem Bleiverband heraustretende Glaskanten im Bereich der Bordüren.

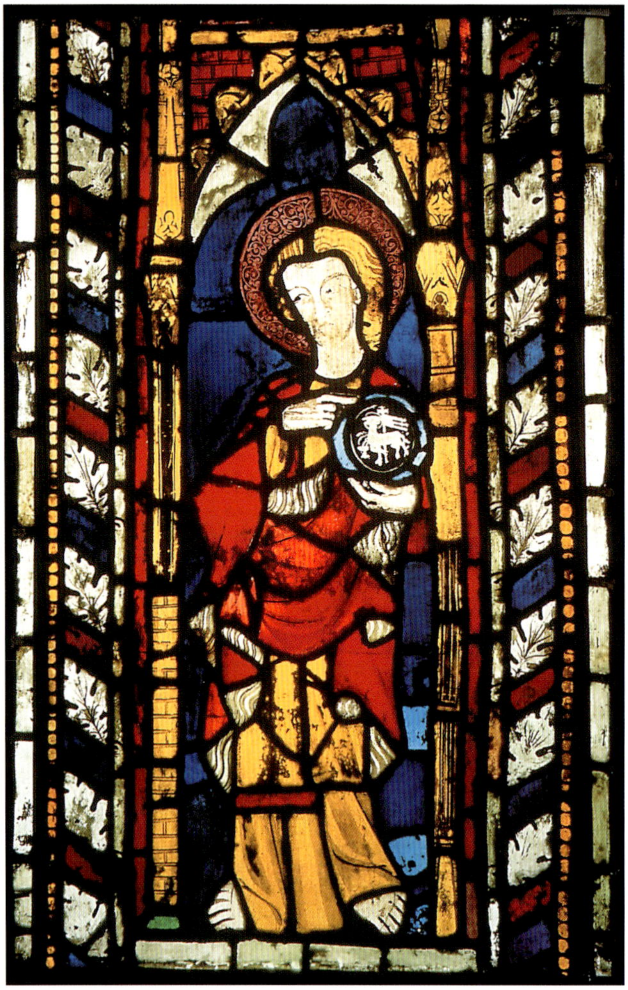

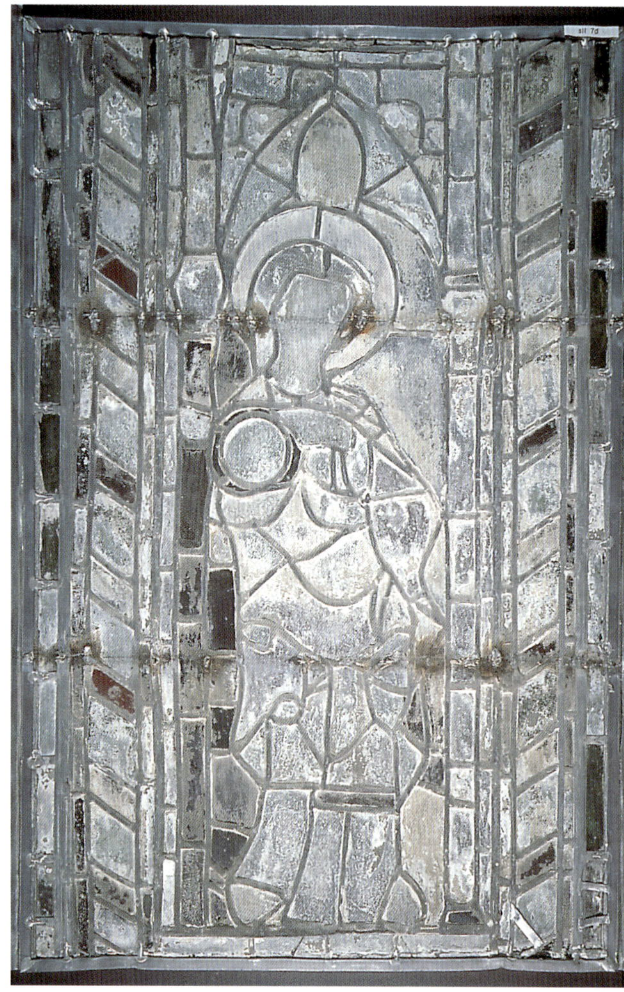

86, 87. Johannes der Täufer aus dem sog. Marienfenster (Chor süd II, 7 d). Esslingen (?), um 1300. Zustand vor Reinigung und Sicherung. *Links:* Innenseite im Durchlicht. *Rechts:* Außenseite im Auflicht.

Bemalung: Im figürlichen Bereich relativ gut erhalten, wenn auch mit mehreren Fehlstellen (Abb. 84f.). Häufig lassen sich jedoch die ehemaligen Verläufe der Bemalung an der Glasoberkante noch erkennen. An den Blättern der Bordüre hebt sich die Schwarzlotmalerei teilweise vom Glas ab.
Glasschäden: Innenseitig sind die Gläser vereinzelt punktförmig oder flächig matt korrodiert (Abb. 89). Eine besondere Schadensform zeigen die Blätter der Bordüre. Hier hat sich die Korrosion im Verlauf verlorengegangener Konturen verstärkt und deren Erscheinungsbild umgekehrt: Ehemals dunkle Konturen erscheinen nun in der Aufsicht hell (Abb. 90). An den Rändern zahlreicher Gläser finden sich außerdem helle Ablagerungen; hierbei handelt es sich um Kreidebestandteile der Verkittung.
Außenseitig weisen nahezu alle Gläser in unterschiedlicher Dichte flächendeckende Korrosionsablagerungen auf, die an mehreren Stellen von festen Schmutzkrusten überdeckt sind. In manchen Bereichen ist die Glasoberfläche lediglich matt. Starke punktförmige Korrosion zeigt sich fast nur an den hellen Gläsern der Bordüren.
Insgesamt sind siebzehn über das ganze Feld verteilte Glassprünge zu verzeichnen.
Verschmutzung: Die Oberflächen der Gläser sind innenseitig mit einem leichten, durchscheinenden Schmutzfilm bedeckt. Auf der Außenseite mehrerer Gläser befinden sich feste Schmutzkrusten, die in der Durchsicht als dunkle Flecken in Erscheinung treten.
Verbleiung: Das im wesentlichen 1899/1900 erneuerte

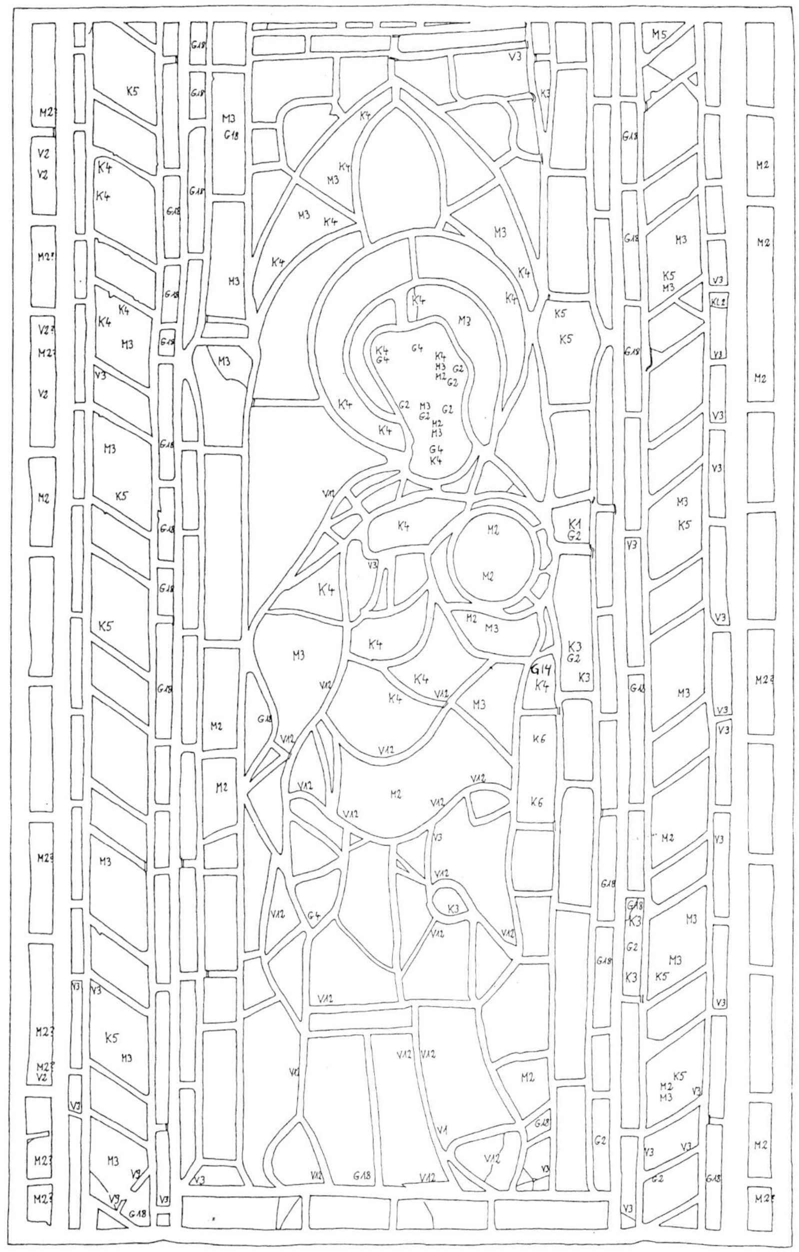

88. Johannes der Täufer (Chor süd II, 7 d).
Bleiriß der Innenseite.
Erfassung des Zustands mit Hilfe von Kürzeln.

Zustandsbeschreibung

V 1	starke Verschmutzung/Schmutzkruste
V 2	Mörtel- oder Putzrest
V 3	Verkittungsrückstand/Kittrest
V 9	Bleiplombe, Bleinase
V 12	heller Belag, wahrscheinlich Kalkablagerungen
	Korrosionsablagerungen
K 1	– flächendeckend
K 2	– von Schmutzkrusten bedeckt
K 3	– partiell auftretend
K 4	– punktförmig auftretend
K 5	– im Verlauf verlorener Konturen
K 6	– in Linien verlaufend
KL 2	– Sprungfüllung mit Kitt
	Glasoberfläche
G 2	– matt
G 4	– vereinzelt punktförmige Korrosion
G 14	– Ausflinsungen
G 18	– Kanten aus Bleiverbund vorstehend
	Originalbemalung
M 2	– Fehlstellen
M 3	– Fehlstellen, ursprüngliche Verläufe erkennbar

Bleinetz ist relativ gut erhalten. Die 24 Bruchstellen liegen fast ausschließlich im Übergangsbereich von den Bordüren zum Bildfeld. Am unteren Randblei zeigen sich dort, wo das Feld auf den Gewindestäben stand, Stauchungen.

ANBETUNG DER KÖNIGE (I, 4 c)

Maße: H. 82,2 cm, B. 54,5 cm.
Glasbestand: Mit Ausnahme vereinzelter mittelalterlicher Flickstücke noch ursprünglich. Das Medaillon wurde 1947 innenseitig doubliert. Das 2 mm dicke Klarglas war mit 3 mm breiten Bleiruten aufgelötet und verkittet worden, so daß ein dichter Hohlraum entstand.
Glasschäden: Innenseitig sind die Gläser leicht korrodiert, und zwar hauptsächlich in Form von feinen Punkten oder punktförmigen Ablagerungen. Außenseitig finden sich an einem Großteil der Gläser dünn aufliegende flächendeckende Korrosionsablagerungen. 27 Glassprünge sind über das ganze Feld verteilt.

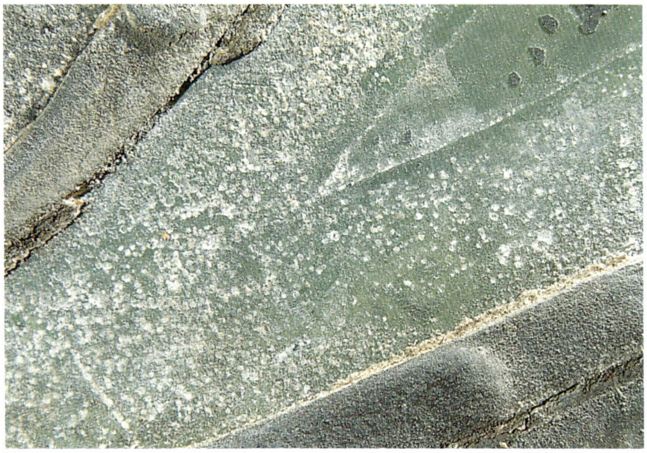
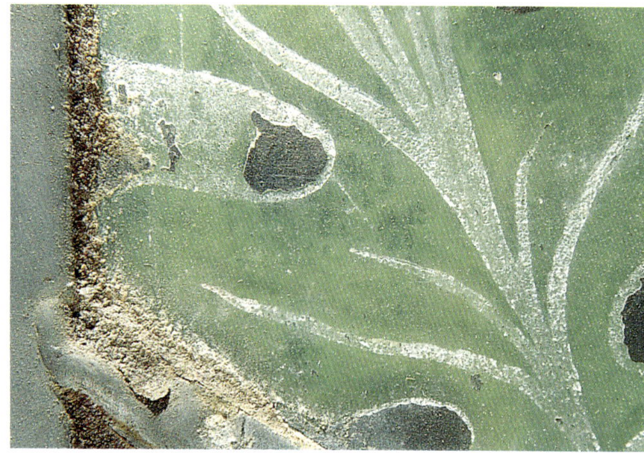

89, 90. Details aus Chor süd II, 7 d (Johannes der Täufer). Esslingen (?), um 1300. Innenseite im Auflicht.
Links: vereinzelt punktförmige Korrosion (G 4). *Rechts*: Blatt der Randborte mit lose aufliegender Originalbemalung (M 1).

ORNAMENTFELD (nord III, 9 d)
Bis 1899 im Chor der Franziskanerkirche.
Maße: H. 66,7 cm, B. 50,3 cm.
Glasbestand: Noch nahezu vollständig mittelalterlich.
Bemalung: Die ursprüngliche Schwarzlotbemalung weist partielle Verluste auf. An einigen Stellen hat sie – insbesondere auf weißen Gläsern – nur noch eine geringe Haftung. Teilweise ist das Lot bereits von Korrosionsprodukten unterwandert und droht bei geringster Berührung abzufallen. Die Bemalung der gelben und grünen Blätter ist dagegen relativ stabil. Im Bereich kleinerer Fehlstellen lassen sich ursprüngliche Konturverläufe noch gut erkennen.
Glasschäden: Während die grünen und gelben Blätter und der rote Hintergrund innenseitig kaum verwittert sind, zeigen die weißen Gläser dichte, flächendeckende Korrosionsablagerungen. Außenseitig sind nur wenige lose Korrosionsprodukte zu beobachten, doch sind die Oberflächen insbesondere der weißen Gläser matt. Vierzehn Glassprünge verteilen sich über das ganze Feld.

GEISSELUNG CHRISTI (nord III, 13 c)
Maße: H. 82,6 cm, B. 50,5 cm.
Glasbestand: Noch nahezu vollständig mittelalterlich.
Glasschäden: Innenseitig sind die Gläser dieser Scheibe relativ stark korrodiert und zeigen vornehmlich auf den roten Gläsern matte Oberflächen. Außenseitig bietet sich ein eigenartiges Erscheinungsbild: Die Oberflächen nahezu aller Gläser sind durchgehend rauh und weisen an einigen Stellen extrem tiefe Narben auf (Abb. 91); vereinzelt lassen sich Ablaufspuren einer Flüssigkeit erkennen (Abb. 92). Korrosionsprodukte finden sich hier kaum. Insgesamt wurden elf Glassprünge, haupsächlich innerhalb der Bordüren gezählt.

TEMPERANTIA (süd III, 5 c)
Maße: H. 82 cm, B. 52,6 cm.
Glasbestand: Mit Ausnahme der Randstreifen ist der ursprüngliche Bestand noch nahezu vollständig erhalten. Die breiten Randstreifen sind jüngeren Datums.
Bemalung: Wenig beeinträchtigt, nur vereinzelt ausgebrochen, der ehemalige Verlauf der Konturen ist jedoch in der Regel noch zu erkennen. Außenseitig befinden sich auf den ergänzten Randstreifen halbopake helle Überzüge, bei denen es sich um aufgeschmolzenes Glaspulver einer früheren Restaurierung handeln dürfte.

VERLOBUNG MARIAE (süd IV, 4 a)
Maße: H. 81,3 cm, B. 73,5 cm.
Glasbestand: Die Gläser sind mit Ausnahme der äußeren Ornamentstreifen, die aus Tischkathedralglas des späten 19. Jh. bestehen, nahezu vollständig mittelalterlich.
Glasschäden: Innenseitig sind die Gläser leicht korrodiert, sichtbar als einzelne punktförmig und flächig aufliegende Korrosionspunkte. Außenseitig zeigen sich an mehreren

Stellen flächendeckende Korrosionsablagerungen. Weite Teile der Glasoberflächen sind matt. Es wurden insgesamt 27 Glassprünge gezählt.

Allgemeine Beobachtungen an den sechs Feldern

Glasbestand: Der Anteil an mittelalterlichem Glas beträgt etwa 90 %, wobei zahlreiche mittelalterliche Flickstücke zu verzeichnen sind. Die Gläser sind im Durchschnitt 2 mm stark.
Bemalung: Alle Scheiben besitzen noch ihre ursprüngliche innenseitige Schwarzlotbemalung mit einem für das Mittelalter typischen Malaufbau, der aus Konturen und feucht aufgetragenen halbtransparenten Überzügen besteht. Ihr Zustand ist im allgemeinen relativ gut. Außenseitige Bemalung ließ sich dagegen nur noch in Resten erkennen. Spätere Übermalungen wurden nicht festgestellt.
Glasschäden: Auf allen sechs Scheiben ist das Glas in sehr unterschiedlicher Form verwittert. Dabei ist nur ein Teil der verwitterten Oberflächen von Korrosionsprodukten bedeckt. Grundsätzlich sind die Scheiben außen stärker verwittert als innen.
Verschmutzungen: Alle Felder zeigen auf den Außenseiten Reste von Schmutzkrusten, die noch auf die Zeit vor dem Einbau der Außenschutzverglasung zurückgehen. Stärkere Verschmutzungen und Staubablagerungen aus jüngerer Zeit treten nicht auf. Dies ist ein Hinweis darauf, daß die Luftzirkulation zwischen Außenschutz- und originaler Farbverglasung funktioniert hat. Auf der Innenseite der Scheiben gibt es keine Schmutzkrustenreste, sondern nur einen sehr dünnen, durchscheinenden Schmutzfilm.
Verbleiung: Auf Grund unterschiedlicher Profile der Bleiruten sowie ihrer Alterungserscheinungen konnten zunächst vier Phasen der Verbleiung unterschieden werden: mittelalterlich, 1899/1900, 1947–1952 und 1978/79 im Zusammenhang mit dem Einbau der Außenschutzverglasung.

Spezielle Beobachtungen im Vergleich

Die beiden Scheiben der Nordseite weisen außenseitig kaum Korrosionsprodukte auf, wobei die Glasoberflächen selbst von starker Verwitterung geprägt sind. Die eigenartig verwitterte Oberfläche der Außenseite der *Geißelung* (nord III, 13 c), die auch Ablaufspuren einer Flüssigkeit zeigt, legt die Vermutung nahe, daß hier früher eine Reini-

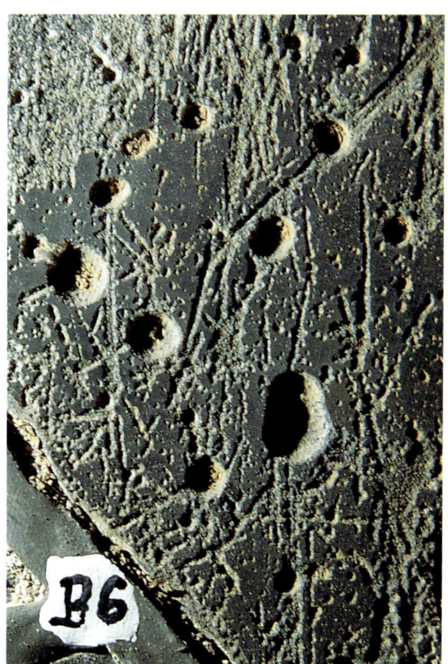

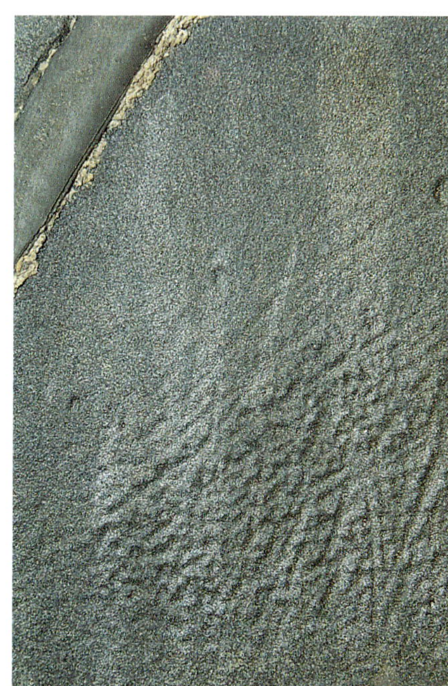

91, 92. Details aus Chor nord III, 9 d (Geißelung Christi). Esslingen (?), um 1350. Außenseite im Auflicht.
Links: vereinzelt kraterförmige Korrosion (G 6).
Rechts: Glasoberfläche stark aufgerauht oder zernarbt (G 1).

gung mit chemischen Mitteln durchgeführt worden ist. Dafür spricht auch die Beobachtung, daß diese Scheibe nur minimale Reste von Schmutzkrusten aufweist.
Auf der Innenseite vieler Gläser der *Geißelung* haben sich dunkle, teils hochstehende Krusten abgelagert, welche die Durchsicht erheblich beeinträchtigen. Vergleichbare Beläge traten bei den übrigen Scheiben nicht auf. Das *Ornamentfeld* (nord III, 9 d) nimmt auf Grund seiner Herkunft eine Sonderstellung ein und wirft spezifische Fragen auf. Nur an dieser Scheibe zeigen sich innenseitig starke Korrosionsablagerungen. Man kann daher davon ausgehen, daß diese Scheibe früher für längere Zeit seitenverkehrt eingebaut war. Hier ist die Malerei durch Abblättern am stärksten gefährdet.
Auf den zwei Nordseitenfeldern sind außerdem verstärkt Verschmutzungen mit Staubablagerungen zu beobachten, die auf den Austrittsschacht der Heizung auf der nördlichen Chorseite zurückzuführen sind.
Auf den Scheiben des *Johannes* (süd II, 7 d) und der *Verlobung von Maria und Joseph* (süd IV, 4 a) sind die Glasaußenseiten relativ gleichmäßig angegriffen. Die Aufnahmen von 1942 zeigen, daß sich die Ablagerungen seit dieser zeit nur geringfügig verändert haben.
Von allen sechs Scheiben weist diejenige der *Temperantia* (süd III, 5 c) den besten Erhaltungszustand auf. Die Glaskorrosion ist hier innen- wie außenseitig sehr gering, was für eine höhere Resistenz der Gläser gegenüber Verwitterungseinwirkungen spricht.
Die Zahl der Glassprünge ist etwa gleich, mit Ausnahme der *Verlobung* (süd IV, 4 a). Hier treten infolge einer erst fünfzig Jahre zurückliegenden Restaurierungsmaßnahme, bei der das Feld durch Ansetzen zusätzlicher Bordüren erheblich verbreitert worden war, vermehrt Sprünge auf. Offensichtlich war diese Scheibe anfälliger für Winddruck und andere mechanische Belastungen, was sich auch an den, im Vergleich zu anderen Feldern, viel zahlreicheren Bleibrüchen zeigt.
Auf den drei untersuchten Scheiben der Südseite mußten Fehlstellen innerhalb der Bemalung, jedoch keine losen Teile festgestellt werden. Die ehemaligen Malverläufe sind in der Regel jedoch noch zu erkennen. Eine Ausnahme bildet die Bemalung der Bordüren-Blätter auf der Scheibe des *Johannes* (süd II, 7 d), wo die Ränder vieler Konturen vom Glas abstehen.
Auf der Außenseite der *Anbetung* (I, 4 c) haben sich festere, fast die gesamte Oberfläche bedeckende Korrosionsprodukte abgelagert; sie verursachen bei einzelnen Gläsern relativ starke Abdunklungen.
Die Bleibrüche sind durch die Teildoublierung des Feldes verursacht. Durch ihr beträchtliches Eigengewicht ist die doublierte Partie nach unten gesackt. Da der obere Rand der Scheibe am Quereisen eingespannt war, kam es oberhalb der Doublierung verstärkt zu Bleibrüchen und unterhalb zu Glassprüngen.

Ergebnisse der Materialuntersuchungen

Für die anstehenden Konservierungs- und Restaurierungsmaßnahmen wurden im Rahmen der Voruntersuchung unterschiedliche Materialien bestimmt[11]. Die Analyse der Korrosionsprodukte ergab vorwiegend eine Zusammensetzung aus Calciumsulfat (Gips) und Syngenit. Die dunklen Ablagerungen auf der Innenseite der *Geißelung* (nord III, 13 c) bestehen aus einer Mischung von Calciumsulfat, Syngenit, geringen Mengen Calciumcarbonat sowie organischen Substanzen. Letztere wurden als Rückstände von biogenem Bewuchs identifiziert. Die Ursache ist möglicherweise in Ölresten einer früheren Verkittung oder eines früher aufgetragenen organischen Überzugs zu suchen. Eine Pigmentierung lag nicht vor. Außerdem wurden in mehreren Proben winzige Glaspartikel nachgewiesen. Dieser Umstand deutet darauf hin, daß die Glasoberflächen hier instabil sind und bei einer Abnahme der Beläge sehr leicht verletzt würden. Proben von der Außenseite der *Geißelung* wiesen zusätzlich zu den genannten Korrosionsprodukten Reste einer organisch gebundenen Übermalung auf.

Arbeitsproben

Um über eine eventuelle Reinigung der Gläser entscheiden zu können, erfolgten an verschiedenen Stellen der Vorder- und Rückseiten kleine Reinigungsschnitte.
Grundsätzlich muß man bei der Reinigung mittelalterlicher Gläser davon ausgehen, daß deren bemalte oder unbemalte Oberflächen besonders leicht zu verletzen sind. Andererseits können Ablagerungen an den Oberflächen auf Grund ihres hygroskopischen Verhaltens auch eine

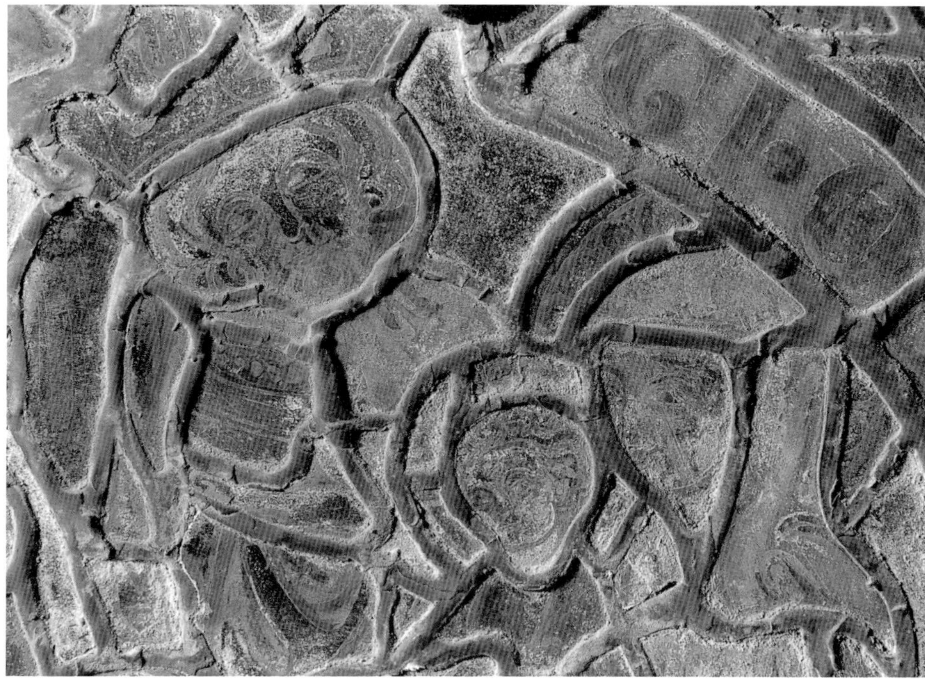

93. Anbetung der Könige (Chor I, 4 c). Speyer (?), um 1280. Ausschnitt der Innenseite im Auflicht. Zustand 1942. Korrodierte Glasoberfläche mit reliefhaft erhobener Konturbemalung.

Gefährdung bedeuten. Die Reinigungsschnitte sollten zeigen, wo eine Reduzierung von Krusten und eine Abnahme von Verschmutzungen ohne Schädigung durchzuführen sind. Eine eventuell mögliche Aufhellung von Gläsern mußte zugunsten einer optimalen Substanzerhaltung zurückstehen.

Zwei Reinigungsproben sollen im folgenden vorgestellt werden. Ihre Auswertung ermöglichte eine spezifisch abgestimmte restauratorische Behandlung der betroffenen Scheiben.

Reinigungsschnitt A (Abb. 94f.):

Die Oberflächen der hellen Gläser auf der Innenseite des *Ornamentfeldes* (nord III, 9 d) waren von locker aufliegenden Korrosionsprodukten bedeckt, deren Reduzierung aus konservatorischer Sicht geboten schien. Da jedoch Teile der erhaltenen Schwarzlotbemalung von diesen Korrosionsschichten unterwandert waren und bereits bei geringster Berührung abzufallen drohten, mußte die Vorgehensweise auf diese besondere Problematik abgestimmt werden. Maßnahmen: 1. Reduzierung der losen Schmutzablagerungen mit einem weichen Dachshaarpinsel; 2. Fixierung der gefährdeten Malerei einschließlich der darunterliegenden Korrosionsablagerungen und der auf den Farbschollen aufliegenden Verschmutzungen mit einem Harz, das aus einer 5%igen Paraloidlösung besteht[12]; 3. Reinigung der angrenzenden Glasoberflächen mit einem trockenen Pinsel.

Reinigungsschnitt B (Abb. 96f.):

Diese Probe erfolgte auf der Innenseite der Scheibe des *Johannes* (süd II, 7 d) auf einem bemalten Glas der Bordüre mit einem weichen Dachshaarpinsel, wobei der leichte Schmutzfilm weitgehend abgetragen werden konnte. Schon bei dieser sanften Reinigung drohten hochstehende Kanten abzubrechen. Eine Reinigungsmaßnahme hätte demnach eine prophylaktische Fixierung einzelner Schwarzlotpartien vorausgesetzt. Obwohl die Malfarbe generell relativ stabil war und eigentlich keine Fixierung erforderte, verzichtete man später auf eine innenseitige Reinigung.

Eine weitere Arbeitsprobe galt der Doublierung auf der Scheibe der *Anbetung* (I, 4 c). Eines der Deckgläser wurde entfernt; die darunterliegende Oberfläche des mittelalterlichen Glases war nur von einem feinen Fettfilm bedeckt. Der Vergleich mit der Detailaufnahme von 1942 (Abb. 93) zeigte, daß sich der Zustand der Glasoberfläche und ihrer

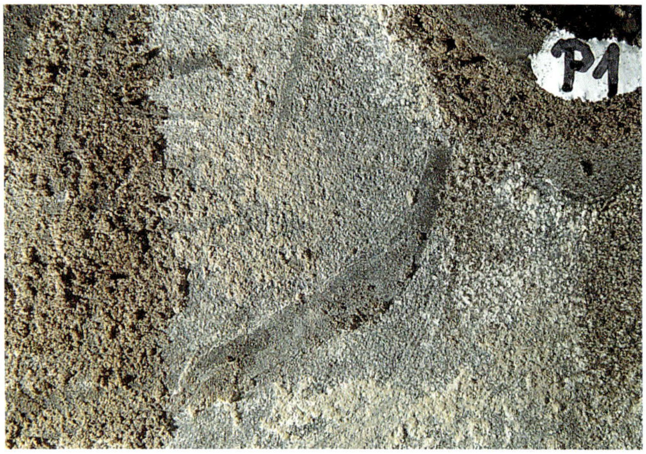

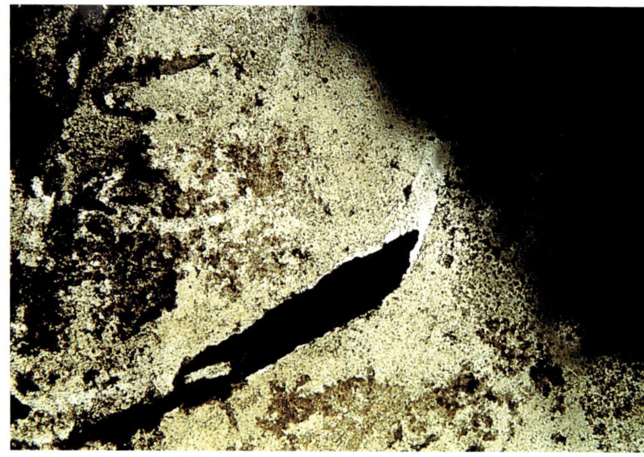

94, 95. Detail aus Chor nord III, 9 d (Ornamentfeld aus dem Chor der Franziskanerkirche). Esslingen (?), um 1280/90. Reinigungsprobe P 1. *Links*: Korrosionsablagerungen mit fixierten Konturteilen im Auflicht. *Rechts*: gereinigte Fläche im Durchlicht.

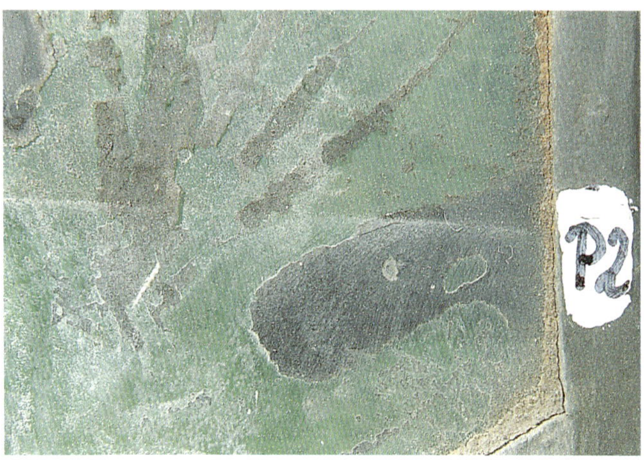

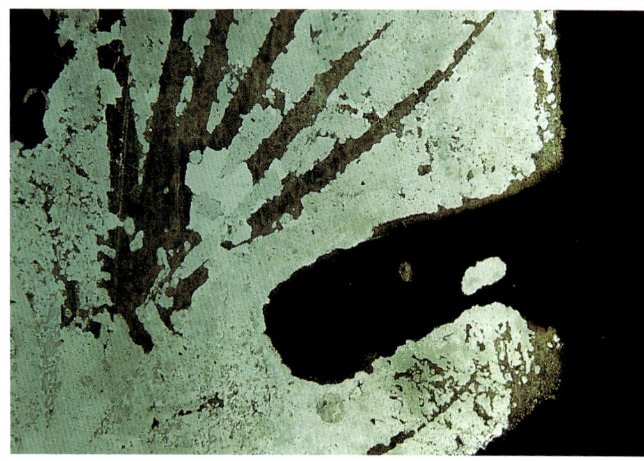

96, 97. Detail aus Chor süd II, 7 d (Johannes der Täufer). Esslingen (?), um 1300. Reinigungsprobe P 2. Schmutzfilm über gefährdeter Bemalung auf der Innenseite (*links* im Auflicht, *rechts* im Durchlicht).

Bemalung seither kaum verändert hatte. Wegen der mechanischen Belastung war die Abnahme der Doublierung dennoch erforderlich.

Maßnahmenkatalog zur Konservierung und Restaurierung des Gesamtbestandes

Aus den Erkenntnissen der Voruntersuchung, den Materialanalysen und den Arbeitsproben ergaben sich folgende Maßnahmen:

- Stabilisierung der Felder durch Austausch der vorhandenen Blei-U-Profile gegen stabilere Metall-U-Profile an den Unterkanten der Felder und Verstärkung der vertikalen Ränder durch außenseitig aufgelötete Metallstäbe
- Flachlegen der Ausbauchungen
- Löten der Bleibrüche
- Sicherung überstehender Glaskanten, sofern gefährdet
- Entfernung des lose aufliegenden Kittes
- Kontursicherung nur an besonders gefährdeten Partien der Bemalung. Fixierung zwecks anschließender Reinigung der Glasoberflächen nur auf den hellen Gläsern des *Ornamentfeldes* (nord III, 9 d)
- Klebung gefährdeter Sprünge unter Verwendung eines transparenten Klebers

- Reinigung auf Grund folgender Kriterien: Festigkeit der Ablagerung, Zustand der Bemalung sowie erzielbarer und/oder wünschenswerter Reinigungseffekt. Eine Feuchtreinigung wurde ausgeschlossen, da durch Wasser der Korrosionsprozeß des Glases beschleunigt würde.

Innenseiten:
- Abnahme aller losen Staubablagerungen
- Fixierung der lockeren Bemalung
- Fixierung der lockeren Bemalung und Reduzierung der Korrosionsablagerungen auf dem *Ornamentfeld* (nord III, 9 d)
- keine weiterführende Reinigung der Scheibe des *Johannes* (süd II, 7 d)
- keine Abnahme der dunklen Beläge auf der Scheibe der *Geißelung* (nord III, 13 c)
- Abnahme der Doublierung auf der Scheibe der *Anbetung* (I, 4 c).

Außenseiten:
- vorsichtige Trockenreinigung der Felder süd II, 7 d und nord III, 9 d mit weichem Pinsel
- keine Abnahme der Schmutzkrusten.

Dieser aus der Voruntersuchung erwachsene Maßnahmenkatalog sollte grundsätzlich für alle Scheiben gelten. Notwendige Modifizierungen auf Grund weiterer Untersuchungsergebnisse sollten jedoch möglich sein.

PETER BERKENKOPF / OTTO WÖLBERT

DURCHFÜHRUNG DER KONSERVIERUNG UND RESTAURIERUNG

Dokumentation

Dank der sehr detaillierten, großformatigen Dokumentation der Voruntersuchung konnte für die Gesamtmaßnahme eine Darstellungsform entwickelt werden, die es erlaubte, mit einem vertretbaren zeitlichen und finanziellen Aufwand eine ähnlich qualifizierte Erfassung aller 280 Scheiben aus dem Chor der Stadtkirche durchzuführen.
Als Grundlage hierfür dienten die von jeder Scheibe im Format 9x12 cm vom CVMA angefertigten, auf 18x24 cm vergrößerten Gesamtaufnahmen der Vorder- und Rückseiten (Abb. 98, 100f.). Die Kartierung der Schadensbilder erfolgte auf Klarsichtfolien der Größe DIN A 4, die über die Vorzustandsphotos gelegt wurden (Abb. 100f.). Die bei der Voruntersuchung verwendete Kennzeichnung der Schäden mit Hilfe von Buchstaben-Zahlen-Kürzeln (s. S. 89) konnte für die Kartierung übernommen werden. Da das Grundformat der Folien gegenüber der Voruntersuchung vom Maßstab 1:1 auf DIN A 4 reduziert worden ist, wurde auf die doppellinige Angabe der Bleiruten verzichtet. Durch eine Änderung der Symbole konnte der Zustand der Verbleiung dennoch direkt in die Bleirißzeichnung eingetragen werden. Darüber hinaus wurden der derzeitige Erhaltungszustand der Scheiben sowie die Konservierungs- und Restaurierungsmaßnahmen auf Karteikarten festgehalten. Zusätzliche, bei der Voruntersuchung noch nicht beobachtete Schadenstypen oder Besonderheiten wurden in entsprechender Weise photographisch festgehalten.

Allgemeine Beobachtungen an den bisher konservierten und restaurierten Fenstern

Glasbestand: An fast allen Fenstern haben im Laufe der Zeit Veränderungen im Bereich der Randstreifen stattgefunden. Während das Steinhövelfenster (I) und das Märtyrerfenster (nord II) häufig noch ihre mittelalterlichen Randgläser bewahrt haben, sind diese bei den übrigen Fenstern (süd II, nord III und süd III) zum Großteil, bei Fenster süd IV komplett erneuert. Die Scheiben dieses Fensters sind 1949 durch moderne Ornamentbordüren zusätzlich verbreitert worden.
Insgesamt gibt es eine große Anzahl mittelalterlicher Flickstücke, von denen einige aus der Chorverglasung der Franziskanerkirche stammen. Vereinzelt sind mittelalterliche Gläser zu finden, die möglicherweise schon zum Zeitpunkt der Entstehung der Fenster ein zweites Mal verwendet worden sind. So zeigt z.B. ein Glasstück in süd III, 3 c auf der Vorderseite eine Blatt, auf der Rückseite die Kreuzblume einer Fiale. Ebenso finden sich in I, 13 c im Teppichgrund einige Glasstücke, die auf der Vorderseite Blätter und Trauben, auf der Rückseite Reste eines Schriftzuges erkennen lassen. Ergänzungen des 16. oder 17. Jh. konnten im gesamten Bestand kaum identifiziert werden. In nord II, 10 c wurde jedoch ein kleiner Kopf als Flickstück eingesetzt, der aus einer Kabinettscheibe jener Zeit stammt[13].

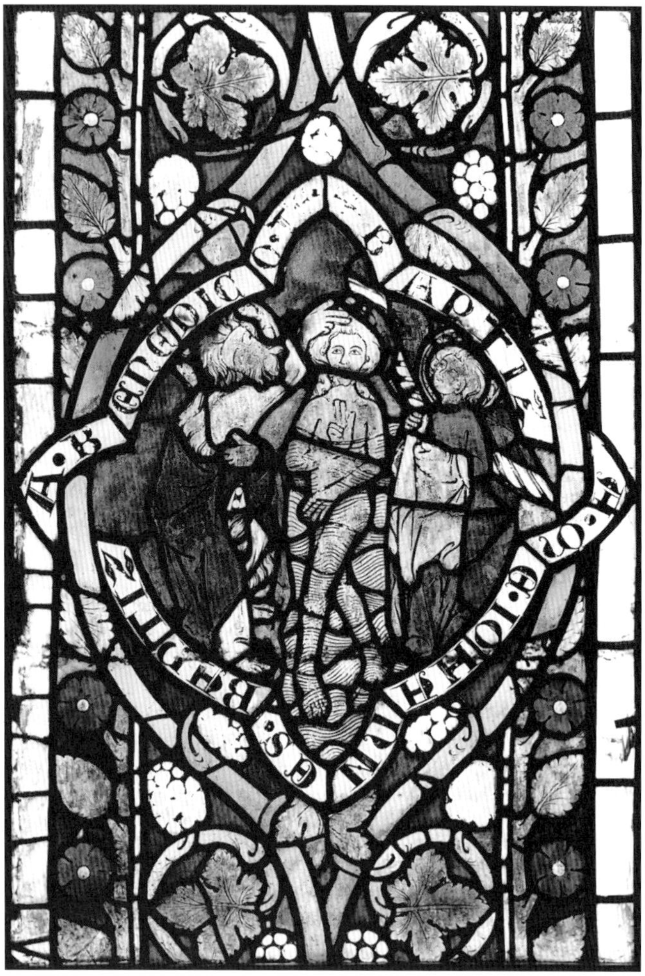

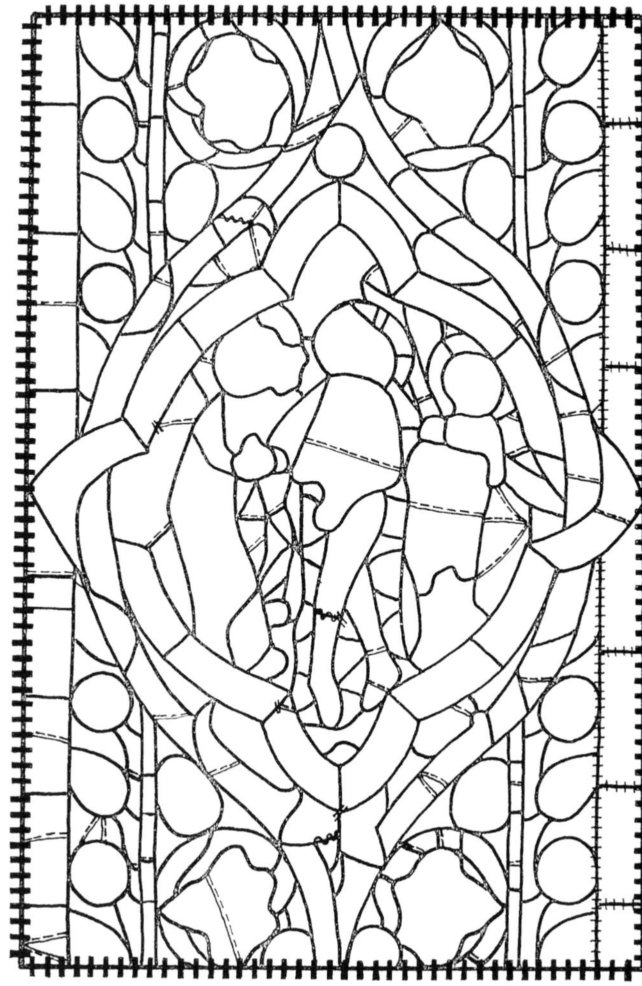

98, 99. Taufe Christi (Chor I, 6 c). Speyer (?), um 1280. Zustand vor Reinigung und Sicherung (1994).
Links: Innenseite im Durchlicht. *Rechts*: Bleiriß mit Zustandserfassung.

Wesentlich mehr Ergänzungen können dem 19. Jh. zugeordnet werden. Besonders auffallend sind einige Gläser in den Bordüren von süd III, 9 und 11 b. Sie zeigen auf der Rückseite ein durchgehendes Oberflächencraquelée mit Ausbrüchen, das für bestimmte Glastypen des 19. Jh. charakteristisch ist und auf einen Fehler im Glasmaterial zurückgeht[14]. Vereinzelt wurden auch hell leuchtende Tongläser – ein für die erste Hälfte des 19. Jh. typisches Material – zur Schließung von Fehlstellen verwendet, etwa in süd II, 11 b im blauen Grund der Bordüre.
Eine große Anzahl von Flicken ist der Restaurierung der Jahre 1949–52 zuzuweisen. Damals wurden farblich nicht passende oder gesplitterte alte Flickstücke durch angepaßte Ergänzungen ersetzt. Oftmals sind diese mit dem Kürzel der Firma Saile und der jeweiligen Jahreszahl versehen. Hinsichtlich des historischen Glasbestandes bleibt festzuhalten: Die wenigsten Ergänzungen weist das Steinhövelfenster (I) auf. Umfangreicher ist der Anteil der Ergänzungen im Märtyrerfenster (nord II) und in den Fenstern der Südseite.
Bemalung: Den besten Zustand zeigt wiederum das Steinhövelfenster (I). Dennoch ist auch hier die Schwarzlotmalerei – vor allem in den Gesichtern – durch Korrosion gefährdet. Fehlstellen treten häufig im Teppichgrund auf,

Farbe stehen. Generell läßt sich sagen, daß neben den besonders widerstandsfähigen grünen häufig die weißen und gelben Gläser noch eine intakte Oberfläche besitzen. Am stärksten korrodiert sind in allen Fenstern die roten, blauen und violetten Gläser. Bei den roten Gläsern ist mitunter auch der Überfang abgewittert. In nord II konnten auffallend viele Ausflinsungen festgestellt werden.

Fenster I weist ungewöhnlich viele, nord III die wenigsten Glassprünge auf. Insgesamt finden sich in den Südfenstern mehr Sprünge, aber auch mehr Bleibrüche als in den Nordfenstern, was auf die dort stärkeren Temperaturschwankungen zurückgeführt werden kann.

Verschmutzung: Die Innenseiten der beiden Nordfenster weisen die größte Verschmutzung auf. Liegt hier hauptsächlich eine gleichmäßig über die Oberfläche verteilte Staub- und Rußschicht locker auf, so finden sich auf den Innenseiten der übrigen Fenster zumeist nur leichte Staubablagerungen. Wie bereits bei der Voruntersuchung vermutet worden war, ist die stärkere Verschmutzung der Nordseite durch die dort austretende Heizungsluft verursacht. Auf fast allen Scheiben sind innenseitig außerdem häufig dunkelbraune, seltener weiße oder ockerfarbige, stets bröselige Kittrückstände an den Glasrändern zu beobachten (Abb. 105). Außenseitig kommen bei fast allen Scheiben im Bereich der abgenommenen Windstangen Farbreste und Verunreinigungen durch Lötfett, an den Randstreifen Mörtel- und Putzreste hinzu.

Eine darüber hinausgehende Verschmutzung der Außenseite zeigt nur Fenster süd II. Die naturwissenschaftliche Untersuchung der hier fest aufliegenden Verkrustungen hat ergeben, daß darin Schellack und Celluloseacetat enthalten sind[15]. Beide Lackreste deuten auf eine wiederholte Oberflächenbehandlung hin, von denen die jüngere mit der Restaurierung von 1899 zu verbinden ist. Vermutlich wurden die Lacküberzüge aufgetragen, um die farblich abweichenden Scheiben in süd II besser in den Gesamtbestand integrieren zu können. Da die im Laufe der Zeit versprödete Lackschicht teilweise mit der Verschmutzung korrodiert ist, sind ihre nahezu opaken Rückstände für das fleckige Erscheinungsbild der Scheiben dieses Fensters verantwortlich.

Verbleiung: Die mittelalterliche Verbleiung der für St. Dionys geschaffenen Scheiben ging bei Restaurierungen des 19. und 20. Jh. fast vollständig verloren; lediglich zwei Scheiben (nord II, 4 d und süd IV, 2 a) haben noch Reste ihrer ursprünglichen Verbleiung bewahrt. Die erst 1899 aus der Franziskanerkirche in die Stadtkirche übertragenen Ornamentscheiben besitzen hingegen noch größtenteils ihr mittelalterliches Bleigerüst. Alle anderen Scheiben sind 1899/1900 neu verbleit worden. Nur in süd II und nord III zeigen einige Felder Reste einer Verbleiung, die laut einer Einritzung in nord III, 2 b (Abb. 106) um 1839 durchgeführt worden sein muß.

Die Verbleiung im Rand- und Bordürenbereich stammt bei

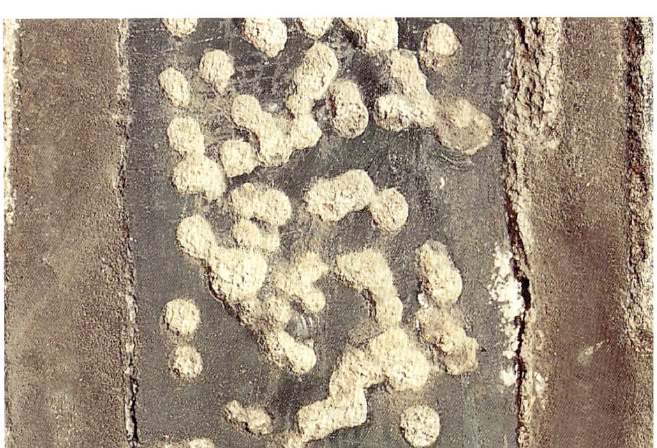

104. Detail aus Chor nord II, 1 a (Grablegung Christi). Esslingen (?), um 1350. Verdichtete kraterförmige Korrosion (G 5).

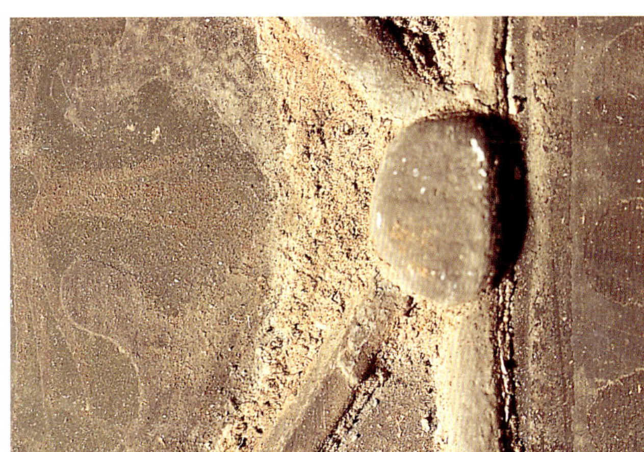

105. Detail aus Chor nord II, 4 d (Hl. Matthäus). Speyer (?), um 1280. Verkittungsrückstände an den Glasrändern der Innenseite (V 3).

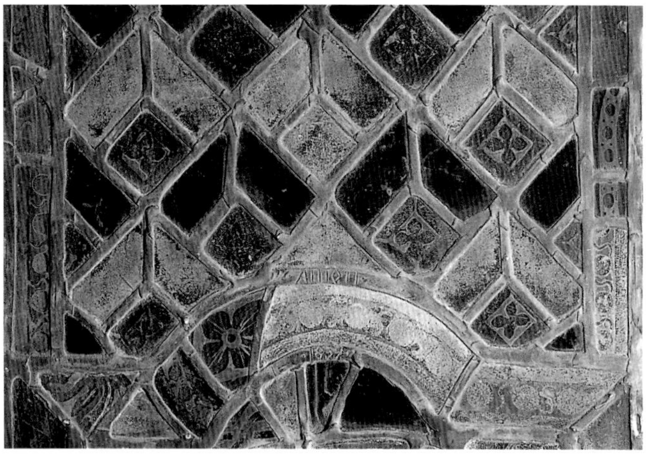

106. Detail aus Chor nord III, 2 b (Jesaias). Esslingen (?), um 1350. Verbleiung im Streiflicht mit eingeritzter Datierung *1839*.

fast allen Scheiben aus der Zeit um 1947–52. Außerdem wurden 1978/79 durch den Einbau der Außenschutzverglasung neue Randbleie notwendig. Insgesamt lassen sich also fünf Verbleiungsphasen nachweisen.

Das Bleinetz ist großenteils stabil und weist kaum stärkere Ausbauchungen auf. Häufig sind dagegen Bleibrüche in den Lötstellen und fast durchweg Stauchungen an den Unterkanten der Scheiben festzustellen, wie schon bei der Voruntersuchung beobachtet. Bei der Kartierung der Schäden fiel auf, daß die Fenster I, süd II und süd IV die meisten Bleibrüche aufweisen, besonders zahlreich in den unteren Feldern dieser Fenster. Im Achsenfenster (I) sind durch das hohe Eigengewicht der Doublierungen auf vier Feldern (4 c, 8, 11 und 13 d) neue Bleibrüche oberhalb der Medaillons hinzugekommen. Auch bei Fenster süd IV mußten sehr viele Bleibrüche verzeichnet werden. Es bleibt festzuhalten, daß die Fenster der Südseite sowie das Achsenfenster wesentlich mehr Bleibrüche aufweisen als die Fenster der Nordseite.

Die meisten Bleischalen zur Sicherung von Glassprüngen sind in süd III und nord II zu finden. Die Fenster I, süd II und III weisen in der unteren Fensterhälfte mehr Sprungbleie als in der oberen auf. Mitunter beeinträchtigen Sprungbleie, Bleiplomben und Notbleie das Erscheinungsbild erheblich.

ZUM STAND DER KONSERVIERUNGS- UND RESTAURIERUNGSMASSNAHMEN

Die Maßnahmen an den Außenseiten der Scheiben bezogen sich bisher auf die Reduzierung von Verschmutzungen, von lose aufliegenden Korrosionsablagerungen und porösen Resten der früheren Bürstenverkittung. Weiterhin entfernte man die Mörtel-, Farb- und Verglasungskittreste oder dünnte sie aus. Dadurch konnte die Fleckigkeit einzelner Scheiben verringert, die Lesbarkeit der Darstellungen verbessert werden. Die Arbeiten wurden mit weichem Pinsel und Skalpell weitgehend unter dem Mikroskop ausgeführt.

Parallel zu dieser Reinigungsmaßnahme wurde die Zusammensetzung verschiedener Ablagerungen auf den Glasoberflächen im Hinblick auf mögliche Schädigungspotentiale analysiert. Auf Eingriffe in die Substanz der bemalten Innenseiten wurde bisher weitestgehend verzichtet. Auch eine Fixierung lockerer Bemalung war nur in wenigen Fällen notwendig.

Mit äußerster Sorgfalt wurden die statischen Maßnahmen am Bleinetz sowie die Sicherung der Glassubstanz durchgeführt. Die Bleibrüche wurden säurefrei nachgelötet, die Stauchungen ausgerichtet, alle Felder mit Messingprofilen armiert. Locker sitzende Gläser und Glaskanten, die aus dem dünnwandigen Bleinetz des 19. Jh. hervorstanden, wurden durch neue Bleinasen gesichert. Eine Sprungklebung von Gläsern erfolgte ausschließlich zur Vermeidung von Substanzverlusten oder Folgeschäden.

Die exemplarische Voruntersuchung sowie die präzise Bestandsaufnahme und Dokumentation gaben dem beauftragten Restaurator für die Konservierung und Restaurierung einen exakten und zugleich flexiblen Handlungsrahmen vor. Fenster für Fenster konnten in Zusammenarbeit mit der Fachkommission die jeweils erforderlichen Einzelmaßnahmen festgelegt werden. Mit dem Abschluß der Arbeiten ist Mitte 1997 zu rechnen. Das konsequente Miteinander aller Beteiligten ermöglichte es, die Eingriffe in diesen herausragenden mittelalterlichen Glasmalereibestand auf ein absolutes Minimum zu beschränken.

BÄRBEL ROTH / VALENTIN SAILE

Die Franziskanerkirche und ihre Glasmalereien

Der Chor der Franziskanerkirche ist seit 1840 ein Torso. Damals wurde das Langhaus wegen angeblicher Baufälligkeit, in Wirklichkeit aber, weil man die zu seiner Sicherung notwendige Summe von 17000 fl. nicht aufzubringen bereit war, abgerissen; erhalten blieb nur der siebenachsige Lettner, durch den man den meist verschlossenen Chor betritt, hat man das 1930 an seiner Stelle errichtete Gemeindehaus durchschritten. Den Zustand vor der Zerstörung dokumentiert das vor 1840 angefertigte Gemälde von Johann Braungart im Stadtmuseum (Abb. 107). Bei seiner Betrachtung wird einem schmerzlich bewußt, daß hier einer der charakteristischsten Bettelordensbauten der deutschen Hochgotik zu einem Zeitpunkt amputiert worden war, da man nicht nur der hochgotischen Architektur, sondern auch ihren Farbverglasungen bereits eine hohe Wertschätzung entgegenbrachte. Erst in seiner Gesamtheit erschließt sich nämlich die künstlerische Bedeutung und der architekturgeschichtliche Rang dieses auf seine kubische Grundform reduzierten Baues. Der von schlanken, hoch aufwachsenden Strebepfeilern flankierte Chor und das im Gegensatz hierzu fast ungegliederte Langhaus waren unter einem gemeinsamen Satteldach zu einem in seiner Schlichtheit und Größe wahrhaft beeindruckenden Baukörper verbunden gewesen. Nur die beiden Streben, die als Widerlager für die Arkadenwände die basilikale Teilung des Raumes an der Fassade markierten, die Öffnungen der Fenster und Türen sowie das die drei Fenster der Fassade verbindende Sohlbankgesims durchbrachen die Kontinuität der Fläche[1].

Spätestens um 1270 hatte man nach Ausweis der Maßwerkformen des vierbahnigen Westfensters mit dem Bau der Kirche von Westen nach Osten begonnen, spätestens um 1290 dürfte der Chor vollendet gewesen sein, da das Dreistrahlmaßwerk seines Achsenfensters bereits um 1280 in entsprechender Form im Westfenster des Freiburger Münsterturmes verwendet worden war[2]. Ein weiteres Argument für die Datierung des Chores in die Zeit um 1280/90 dürfte die am nordöstlichen Strebepfeiler einge-

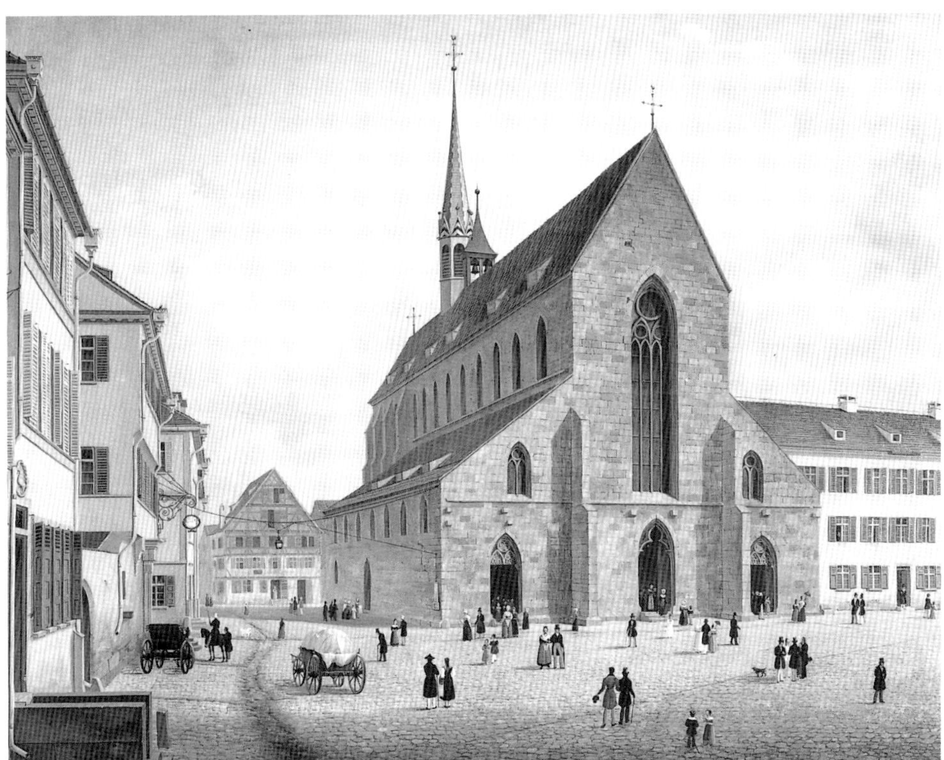

107. Esslingen, Franziskanerkirche vor dem Abbruch des Langhauses. Blick von Nordwesten. Gemälde von J. Braungart, vor 1840. Esslingen, Stadtmuseum.

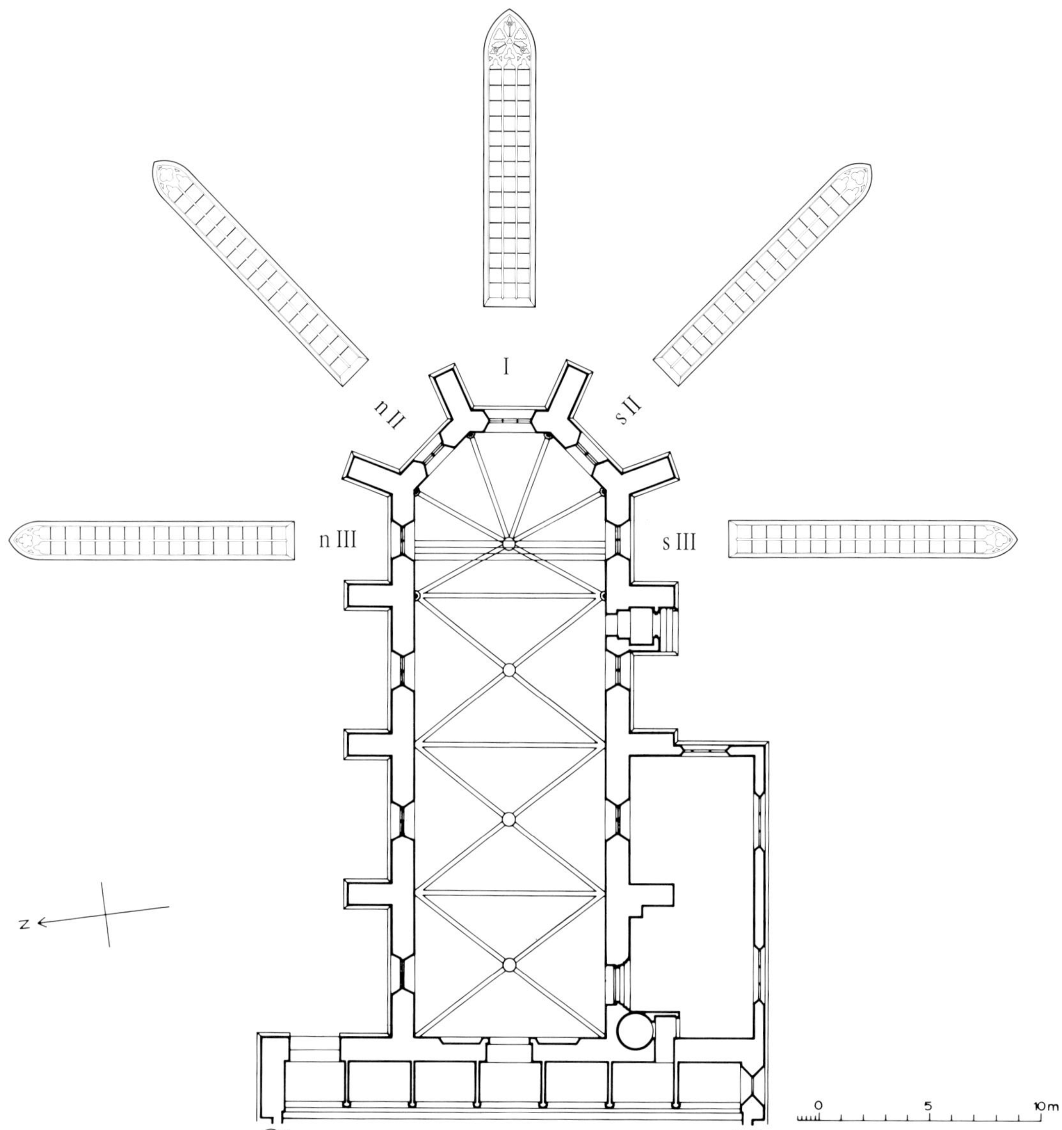

108. Esslingen, Franziskanerkirche. Grundriß des Chores mit Fensterschemata (Maßstab 1: 300).

setzte Inschrifttafel mit dem Hinweis auf die Gründung des Klosters im Jahre 1237 liefern[3].

Noch heute tritt man durch die mittlere der sieben voneinander durch Wände getrennten Lettnernischen[4] in einen langgestreckten, schlanken, hochaufragenden Chorraum, der in der Strenge und Schlichtheit seiner Formen den Ordensvorstellungen auf ideale Weise entsprochen haben mag (Abb. 108f.): Ein dreijochiger Langchor wird über fünf Seiten eines Achtecks polygonal geschlossen. Der um vier Stufen erhöhte Altarraum wird außerdem dadurch besonders ausgezeichnet, daß die Dienste der tief herabgezogenen Gewölbekappen hier ganz heruntergeführt werden und auf polygonalen Sockeln ruhen, während sie im Langchor bereits unterhalb der Fenster von Konsolen

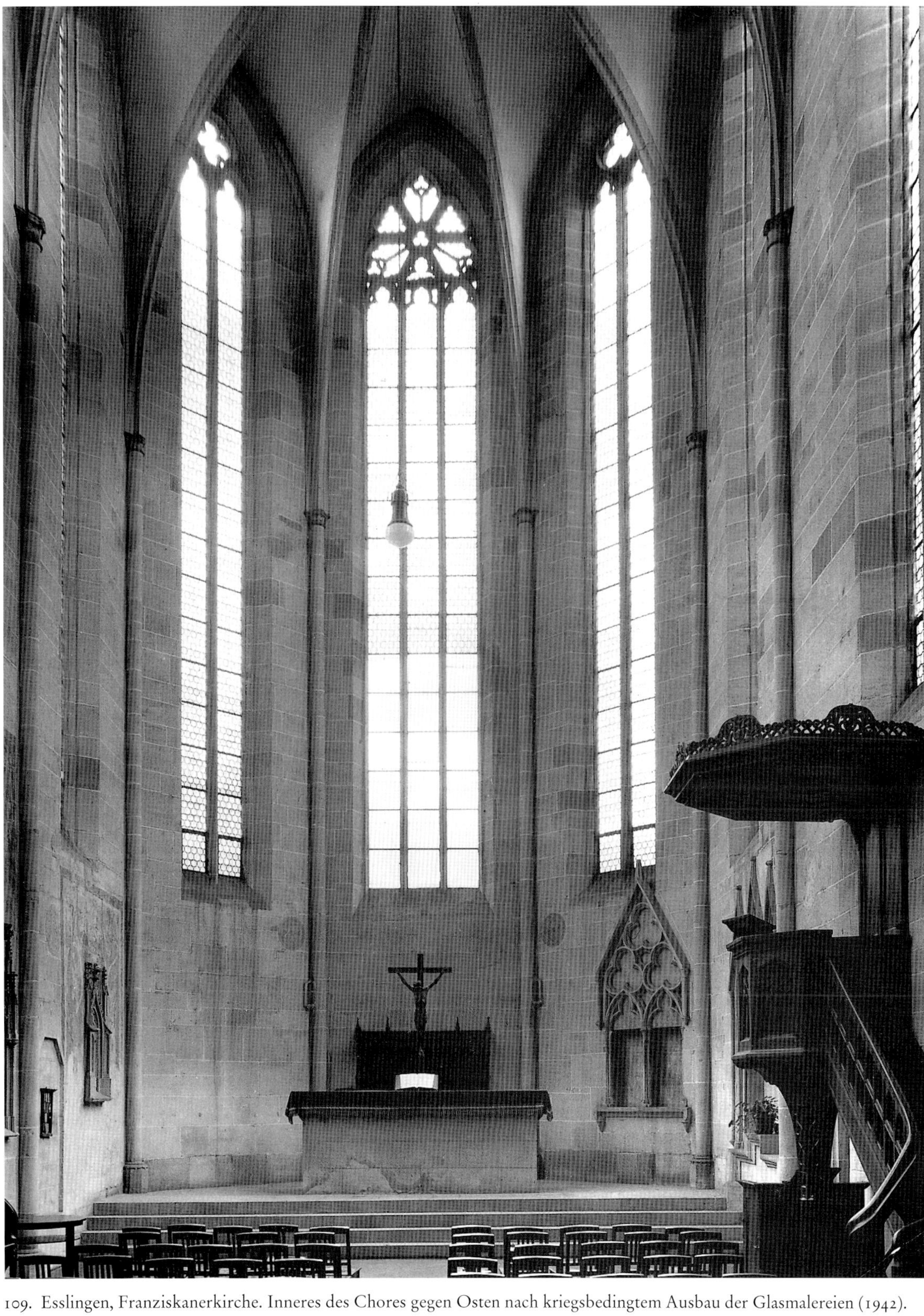

109. Esslingen, Franziskanerkirche. Inneres des Chores gegen Osten nach kriegsbedingtem Ausbau der Glasmalereien (1942).

abgefangen werden. In die südöstliche Polygonseite hat man eine zweiachsige Sediliennische eingefügt, die unter einem gestelzten Giebel von drei gestapelten Dreipässen bekrönt wird. Die Fenster setzen daher erst in einer Höhe von fünf Metern an, d.h. ihre schrägen Leibungen werden unvermittelt aus der nur durch die Gewölbedienste unterbrochenen Wandfläche herausgeschnitten; ihr zweistufiges Maßwerk bleibt – ohne architektonischen Schmuck – reine Form. Im Chorpolygon werden die zweibahnigen, sechzehnzeiligen seitlichen Fenster von Drei-, Vier- oder Fünfpässen in Kreisrosetten bekrönt, während das dreibahnige, fünfzehnzeilige Achsenfenster einen mit zweibahnigen Fenstern gefüllten Dreistrahl zeigt, mit einer kleinen Dreipaßrosette im Zentrum und großen genasten Dreipässen in den Zwickeln.

Als man 1840 die Kirche wegen Baufälligkeit schloß, hatten noch alle fünf Fenster des Chorschlusses große Teile ihrer ursprünglichen Farbverglasung, wenn auch bereits mit zahlreichen blankverglasten Feldern durchsetzt, bewahrt. Noch 1834/36 hatte man sie einer umfangreichen Ausbesserung und Erneuerung unterzogen[5]. Gleichzeitig erfuhren die Glasmalereien der sog. Hinteren Kirche im vielgelesenen *Kunst-Blatt* ihre erste enthusiastische Würdigung[6]. Dennoch sollten sie 1840 *abgenommen und je nach ihrer Brauchbarkeit theils zur Wieder-Verwendung aufbewahrt, theils verkauft,* bzw. durch einen Bretterverschlag geschützt werden. In der Tat waren bereits zwischen 1828 und 1839 Scheiben aus dem Achsenfenster der Franziskanerkirche zur Ausflickung der Scheiben der Stadtkirche verwendet worden, doch wurden erst 1899 die noch leidlich erhaltenen Ornamentscheiben – immerhin sechzig Felder – zur Auffüllung von Lücken in den Chor der Stadtkirche übertragen und dort in die Fenster nord III und süd III eingesetzt (Abb. 113–116), damit, wie es schon 1828 bezeichnenderweise hieß, *wenigstens eines dieser Alterthümer vollständig erhalten wird*[7]. Dies alles geschah, obwohl, wie HANS WENTZEL in der ersten umfassenden Bearbeitung dieses Scheibenbestandes zu Recht schrieb, die Chorfenster der Franziskanerkirche (Abb. 110) noch Ende des vergangenen Jahrhunderts »die komplette Farbverglasung des Polygons zur Anschauung [brachten], wie sie sonst als Ensemble in süddeutschen Bettelordenskirchen nicht mehr erhalten war«.

Nachdem der Chor zwischenzeitlich als Lapidarium gedient hatte, wurde er in den Jahren 1908/12 einer grundlegenden Wiederherstellung unterzogen und danach wieder für Gottesdienste genutzt. Damals wurden auch die noch verbliebenen achtzehn Felder des typologischen Bibelzyklus restauriert und in die unteren Zeilen des Achsenfensters eingesetzt, die übrigen Fensterflächen mit Butzen verglast[8]. Die während des Krieges (1941) aus Sicherheitsgründen ausgebauten und geborgenen Scheiben waren 1947 in einer ikonographisch sinnvolleren Anordnung (Abb. 121) wieder eingesetzt worden. 1978 wurden sie durch eine Außenschutzverglasung gesichert.

Obwohl HANS WENTZEL die Architektur des Chores stilgeschichtlich zutreffend beurteilt hatte, war er, vom Achsenfenster ausgehend, zu einer Datierung des gesamten Scheibenbestandes, also auch der in den Chor der Stadtkirche übertragenen Ornamentscheiben, in das erste Jahrzehnt des 14. Jahrhunderts gelangt. Dagegen hat sich zunächst kein Widerspruch erhoben, stand diese Ansetzung doch im Einklang mit der landläufigen Datierung des Chores.

Auf Grund seiner Einzelformen wie seiner Maßverhältnisse muß der Chor jedoch bereits um 1280/90 ausgeführt und verglast worden sein; der in vielem verwandte, um 1300 bereits verglaste Chor der Wimpfener Dominikanerkirche zeigt deutlich entwickeltere Formen[9]. Andererseits kann das Achsenfenster, selbst wenn man annimmt, sein Meister sei unmittelbar vor seiner Ausführung erst aus Paris nach Esslingen gekommen, auf Grund der in einigen Szenen eingefügten Bildarchitekturen (Abb. 119) frühestens gegen 1320 angesetzt werden[10]. Mit einem solchen Datum lassen sich jedoch die technisch ohnedies abweichenden Ornamentscheiben nicht verbinden. Sie müssen bereits um 1280/90 geschaffen worden sein. Daß damit auch im Chor der Franziskanerkirche *zwei* Verglasungsphasen zu unterscheiden sind, muß im folgenden noch näher begründet werden.

Literatur: DEMMLER, 1900, S. 82–84, 88 (Abb.); WENTZEL, ²1954, S. 34f., 38, 92, Abb. 107; DERS., 1958, S. 23f., 31f., 39–42, 113f., 118f., 124f., 128, 135–148, Farbtaf. 4, Abb. 130f., 165f., 252–278; GRODECKI/BRISAC, 1984, S. 202, 208, 239f., Abb. 195, 203; BECKSMANN, Esslingen, 1992, S. 37–40, Abb. 16-24; DERS., Bettelorden, 1992, S. 58–61, Abb. 11–13; DERS., 1995, S. 102f.

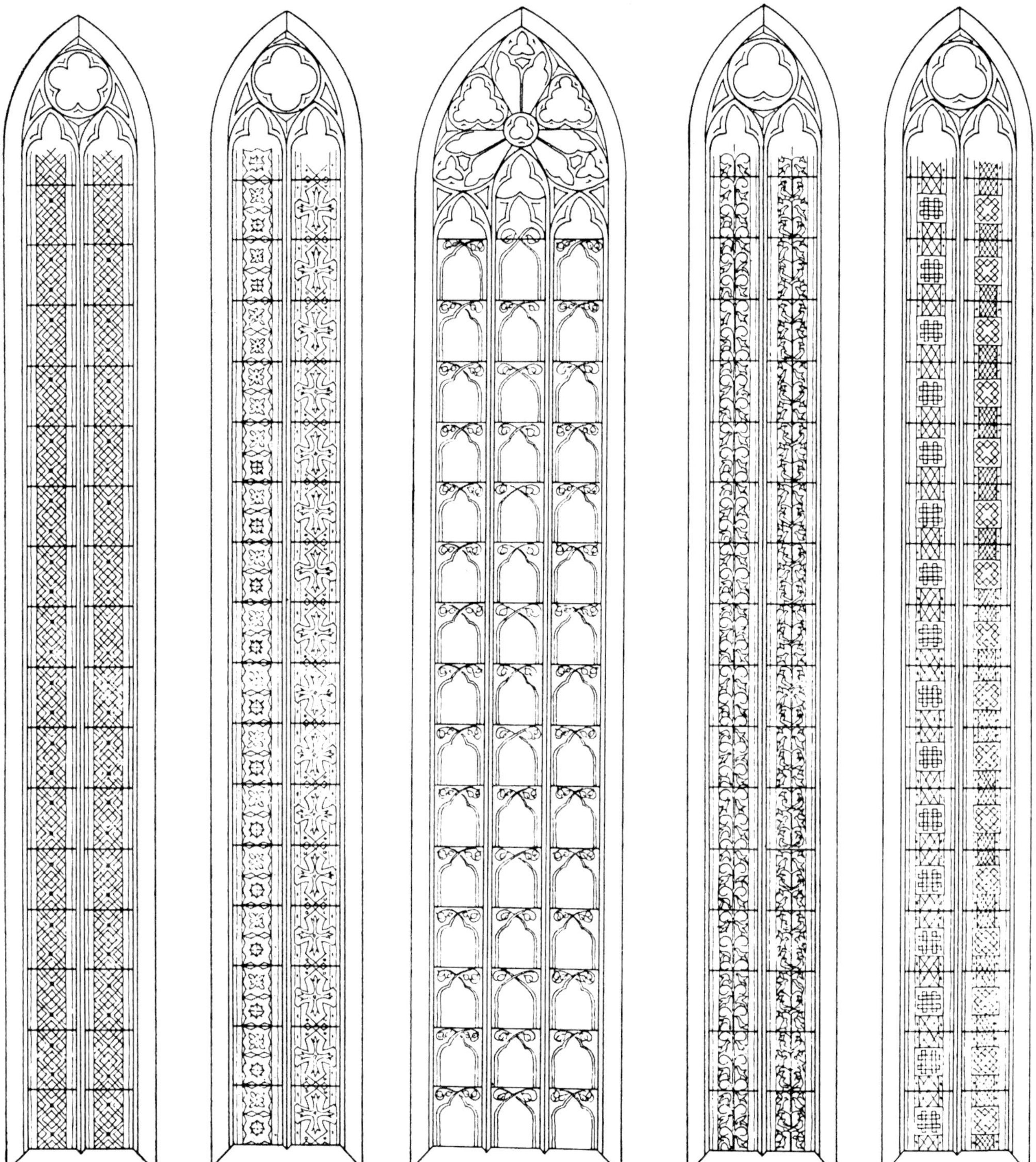

110. Esslingen, Franziskanerkirche. Rekonstruktion der Chorverglasung nach HANS WENTZEL, 1958.

Die ornamentale Farbverglasung des Chores aus der Zeit um 1280/90

Die Reformorden der Dominikaner und Franziskaner, die seit ihrer Gründung (1216 bzw. 1223) in die aufstrebenden Städte drängten, hatten sich wie der von Bernhard von Clairvaux um 1100 gegründete Reformorden der Zisterzienser, der sich stets auf dem Land angesiedelt hatte, einem strengen Armutsideal unterworfen, nicht nur hinsichtlich ihrer Lebensführung, sondern auch ihrer Kirchen- und Klosterbauten und deren Ausstattung. Die Generalkapitel der Orden wachten über dessen Einhaltung. Die Zisterzienser hielten sich nahezu ein Jahrhundert mehr oder weniger streng an die Vorschrift, ihre Kloster- und Kirchenbauten so schlicht und zweckmäßig wie möglich zu errichten, sie nicht mit bildlichem Schmuck zu verzieren, und sowohl auf figürliche als auch auf farbige Glasfenster zu verzichten. Bei den Reformorden des 13. Jahrhunderts bestand dagegen von Anfang an ein Widerspruch zwischen Ideal und Wirklichkeit, vor allem im Hinblick auf die malerische Ausstattung ihrer Kirchenbauten[11].

Bei den Franziskanern verbindet sich jene Kontroverse um ihr Selbstverständnis, die als Armutsstreit in die Geschichte eingegangen ist, bereits mit Bau und Ausstattung der Grabeskirche San Francesco in Assisi, übertraf diese doch alles Vergleichbare an Pracht und Fülle[12]. Erhielt die Dreifenstergruppe im Chor der Oberkirche erst um 1250/60 ihren schon erwähnten umfangreichen typologischen Zyklus, so wurde der Chor der Erfurter Barfüßerkirche schon zwei Jahrzehnte früher mit aufwendigen Farbfenstern geschmückt. Das mittlere Fenster zeigte eine Wurzel Jesse mit heilsgeschichtlichen Szenen; in den seitlichen Fenstern müssen Szenen der Öffentlichen Wirksamkeit Christi dem Leben des Hl. Franziskus gegenübergestanden haben[13]. Eine ähnlich programmatische Gleichsetzung der Vita des Ordensgründers mit dem Leben Christi ist auch für das dreibahnige Achsenfenster der Wimpfener Dominikanerkirche überliefert[14]. Daneben gab es aber auch Bettelordenskirchen, deren Farbverglasung weitgehend ornamental gestaltet war und damit den strengen Ordensvorschriften entsprach. Aus der Zeit um 1280 ist eine solche noch sechzig Felder umfassende Ornamentverglasung in den nördlichen Seitenschiffenstern der Erfurter Predigerkirche erhalten geblieben[15]. Wie die Fenster ihres Chorpolygons verglast waren, wissen wir nicht, doch könnten zumindest die seit dem Krieg verschollenen großen Kreisrosetten mit der Verkündigung an Maria und der Kreuzigung Christi sowie die kleinen Kreismedaillons mit Prophetenbüsten ursprünglich in den Chorfenstern untergebracht gewesen sein, ob im Maßwerk oder in den Bahnen muß offen bleiben.

Für die Esslinger Franziskanerkirche darf hingegen als sicher gelten, daß zumindest die seitlichen Fenster des Chorpolygons unmittelbar nach Fertigstellung des Baues mit farbigen Ornamentbahnen gefüllt worden waren, wie dies die Rekonstruktion von Hans Wentzel (Abb. 110) veranschaulicht. Vermutlich war auch das Achsenfenster ursprünglich ornamental verglast gewesen und hatte allenfalls eine Kreuzigung Christi gezeigt. Obwohl von ursprünglich 140 Scheiben nur 60 erhalten blieben, ist noch eine zweifelsfreie Rekonstruktion der vier seitlichen Polygonfenster möglich, enthält der Restbestand doch acht verschiedene, paarweise in Form und Farbe aufeinander abgestimmte Ornamentmuster. Die beiden äußeren Fenster enthielten wohl die strengsten, am wenigsten variierten Muster: gegeneinander verschobene Quadratraster mit farbig wechselnd gerahmten Blattgrisaillen, die Schnittpunkte mit Löwenköpfen und Rosetten besetzt (Abb. 113), bzw. mit Teppichbahnen aus Blütenrauten hinterlegte Flechtbandquadrate (Abb. 114). Die beiden inneren Fenster zeigten die reicheren Bildungen: mit Blattgrisaillen gefüllte Sterne (Abb. 116) neben großen Blattkreuzen und gegenständige Vögel in Blattwerk (Abb. 115). In den raffinierten Farbwechsel werden neben Rot/Blau und Weiß/Gelb auch Grün/Gelb, jedoch keine Violettöne einbezogen, wobei neben Rot und Blau auch Grün als Grundfarbe eingesetzt wird.

Nicht nur die Farbigkeit der Teppichbahnen, auch die Form der Randborten erinnern an die ältere Chorverglasung von St. Dionys und legen – in Übereinstimmung mit dem für den Chor stilgeschichtlich ermittelten Datum – eine Entstehung um 1280/90 nahe. Daß nach längerer Unterbrechung das Provinzialkapitel 1289 und 1296 wieder in Esslingen tagte, darf als weiteres Indiz für die zügige Fertigstellung des Baues gewertet werden.

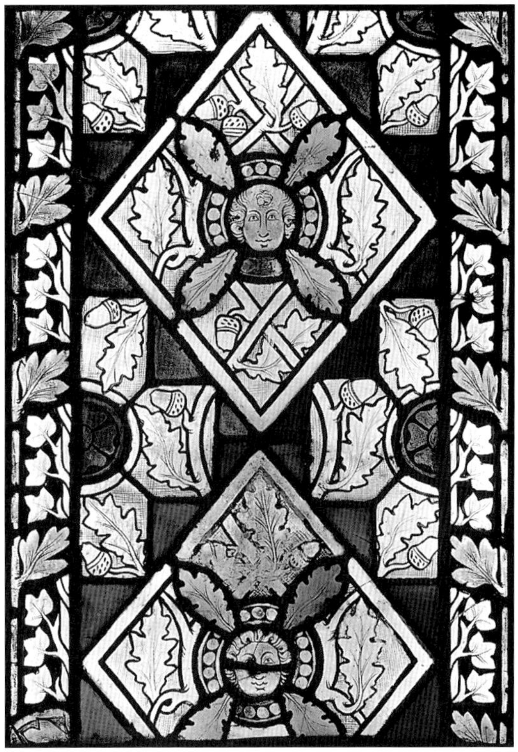

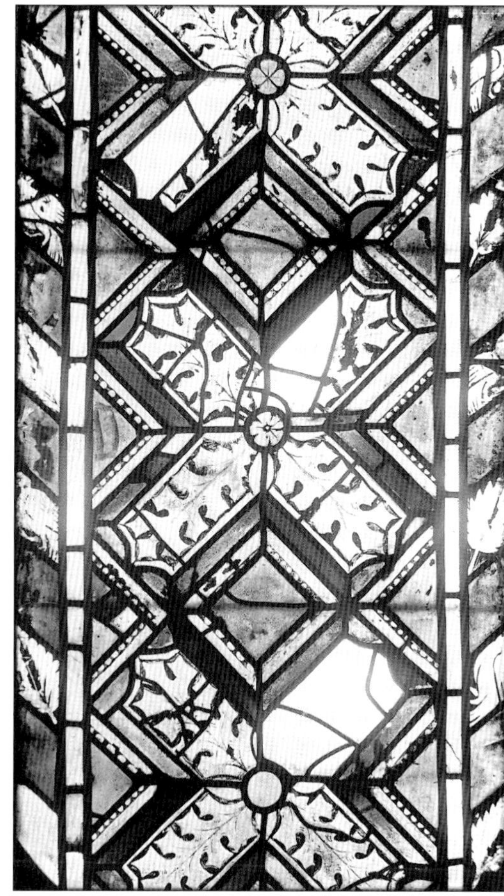

111. Ornamentscheibe. Colmar, um 1290. Brandenburg, Dom, Chor I, 12 a.

112. Ornamentscheibe. Erfurt, um 1310. Erfurt, Barfüßerkirche, Chor I, 5 a.

Die Esslinger Ornamentmuster weisen darüber hinaus zahlreiche, landschaftlich weitgestreute formale Zusammenhänge mit gleichzeitigen und jüngeren Ornamentverglasungen auf (Abb. 111f.), die WENTZEL schon großenteils vermerkt hat[16]. Sie bleiben nicht auf Bettelordenskirchen beschränkt, sondern betreffen auch Stadt- und Stiftskirchen. Dies macht deutlich, daß es wohl keinen für die Franziskaner oder die Dominikaner spezifischen Formenschatz gegeben hat, sondern daß dieser, aus verschiedenen Quellen gespeist, Allgemeingut der Zeit war[17]. Deshalb wurden die Farbverglasungen der Bettelorden auch nicht, wie dies für die Zisterzienser gelegentlich zu belegen ist, von klostereigenen, sondern allenfalls von bevorzugt für bestimmte Orden arbeitenden Werkstätten ausgeführt. Die Ornamentverglasung für die Esslinger Franziskaner könnte aus Straßburg, dem Sitz des Provinzialkapitels, oder Konstanz, dem zuständigen Bischofssitz, geliefert, aber auch in Esslingen ausgeführt worden sein.

Mußten sich die Zisterzienser im Laufe des 13. Jahrhunderts bei der Ausstattung ihrer Kirchen immer stärker den Wünschen und Vorstellungen ihrer weltlichen Vögte und Schutzherren fügen, so wurden die Klöster der Bettelorden durch die reichen Zuwendungen der Bürgerschaft häufig zu einer immer aufwendigeren Ausstattung ihrer Kirchen verführt. Doch gab es auch Gegenbewegungen. Für die Zisterzienser kann hierfür auf Altenberg bei Köln verwiesen werden. Dort hat man für den 1259 begonnenen Neubau zwar das kathedrale Grund- und Aufrißschema des Kölner Domes aufgegriffen, die Fenster des Chores jedoch, den alten Ordensvorschriften entsprechend, mit farblosen Grisaillekompositionen geschlossen, wohl wissend um die ästhetischen Qualitäten eines so streng gegliederten, von silbrighellem Licht durchfluteten Raumes[18]. Auch die Esslinger Franziskaner dürften sich der Konsequenz ihres strengen Vorgehens wie der erzielten ästhetischen Wirkungen bewußt gewesen sein.

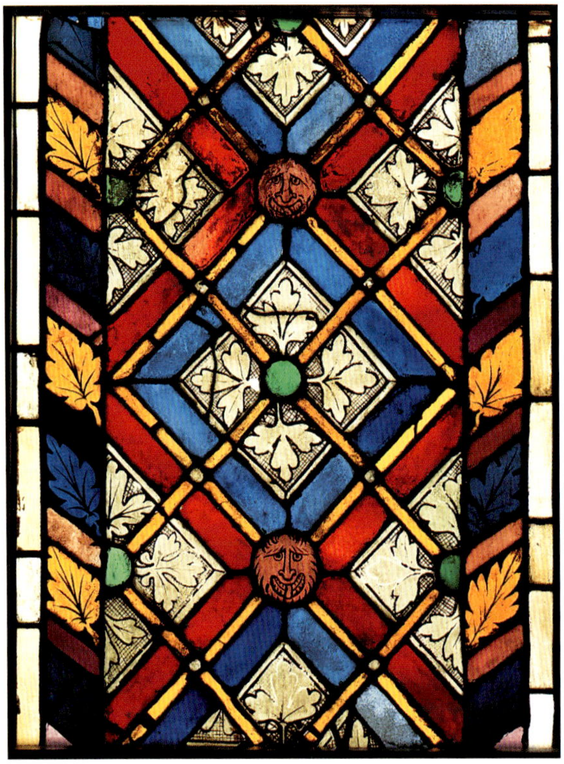

113. Kat. Nr. 45.

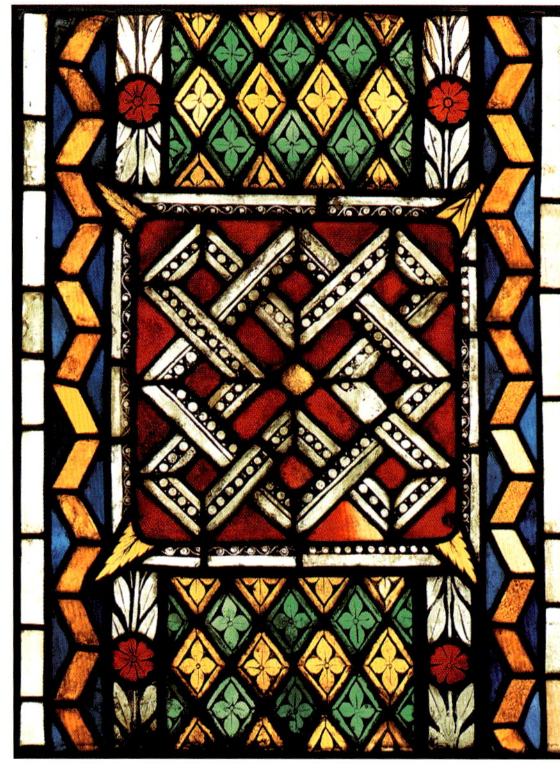

114. Kat. Nr. 46.

45
BLATTQUADRATE MIT LÖWENKÖPFEN (ORNAMENT TYPUS B)
Stadtkirche St. Dionys, Chor nord III, 12 a.
Esslingen(?), um 1280/90

H. 66,5 cm, B. 51,5 cm.
Glasbestand bis auf zwei moderne Gläser in der Randborte mittelalterlich, auf der Außenseite jedoch stark korrodiert, auf der Innenseite Schwarzlotverluste. Verbleiung ebenfalls mittelalterlich bis auf Ausflickungen am Rand von 1899 bzw. 1978.

Die von gegeneinander verschobenen gelben Quadratrastern überlagerten, wechselnd blau oder rot gerahmten Grisailleblätter mit grünen Rosetten, weißen oder violetten Löwenköpfen auf den Schnittpunkten stellen entwicklungsgeschichtlich die komplexeste Bildung dar. Die Randborten entsprechen dagegen Straßburger Vorbildern der Zeit um 1260/70.

Literatur: WENTZEL, 1958, S. 113f., 118f., Abb. 130.

46
FLECHTBANDQUADRAT AUF RAUTENGRUND (ORNAMENT TYPUS F)
Stadtkirche St. Dionys, Chor nord III, 13 d.
Esslingen(?), um 1280/90

H. 67 cm, B. 52,5 cm.
Wie bei Nr. 45 Glasbestand und Verbleiung mittelalterlich, die beiden obersten Stücke der weiß/roten Teppich- sowie die beiden zu hellen gelben Stücke der Randborte jedoch 1899 ersetzt, Randgläser erneuert.

Die wechselnd mit rotem oder blauem Grund hinterlegten, in der Mitte ein Andreaskreuz bildenden weißen oder gelben Flechtbandquadrate begegnen um 1280/90 in fast allen Ornamentverglasungen, in Stadt- und Stiftskirchen (Freiburg, Münster; Weißenburg, Stiftskirche) wie in Ordenskirchen (Erfurt, Predigerkirche; Colmar, Dominikanerkirche).

Literatur: WENTZEL, 1958, S. 124f., 128, Abb. 253.

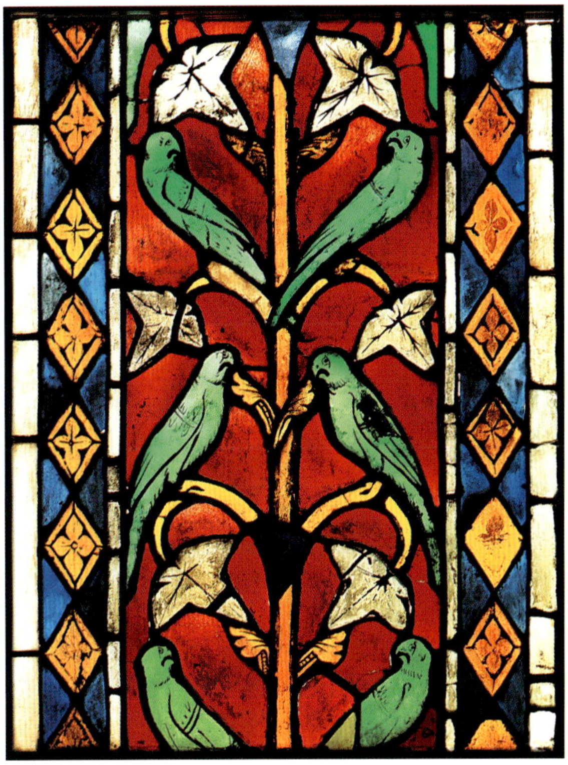

115. Kat. Nr. 47.

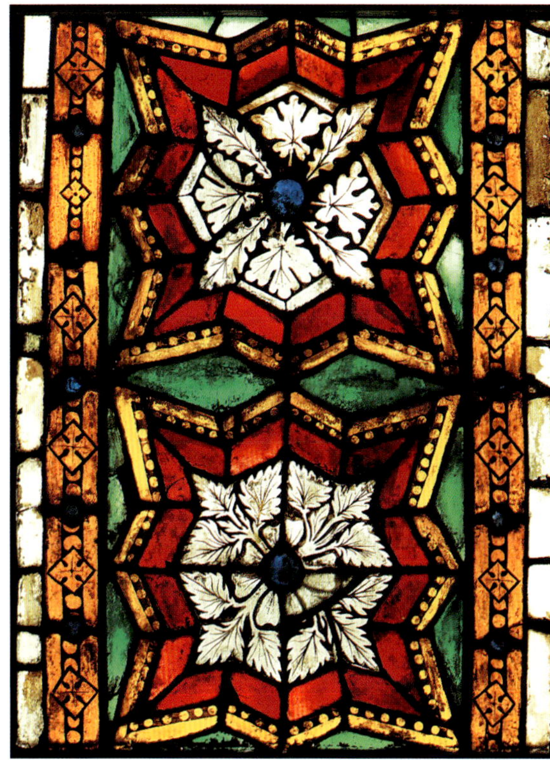

116. Kat. Nr. 48.

47
GEGENSTÄNDIGE VÖGEL IN EFEURANKE (ORNAMENT TYPUS D)

Stadtkirche St. Dionys, Chor nord III, 17 d.
Esslingen(?), um 1280/90

H. 67 cm, B. 51,5 cm.
Glasbestand und Verbleiung mittelalterlich, nur geringfügig ausgeflickt. Blaue Astgabeln wohl ursprünglich. Stark korrodiert, nur grüne Gläser unverwittert.

Die durch ihre grüne Farbe als Papageien charakterisierten Vögel sitzen in gelbem Astwerk mit weißen Efeublättern, als Paare wechselnd einander zu- oder abgewandt, gegen roten Grund. Die Gegenbahn zeigt weiße Falken(?), im Fluge wechselnd auf- oder absteigend, ebenfalls in weißem Astwerk vor rotem Grund, jedoch mit gelbem oder grünem Eichenlaub und gelben Früchten. Entsprechend zeigt die Randborte gelbe Blütenrauten vor blauem Grund.

Literatur: WENTZEL, 1958, S. 113f., 119, Abb. 252.

48
BLATTSTERNE GEGEN GRÜNEN GRUND (ORNAMENT TYPUS H)

Stadtkirche St. Dionys, Chor süd III, 6 d.
Esslingen(?), um 1280/90

H. 67 cm, B. 51,5 cm.
Zwei Blätter im oberen Stern 1899 ergänzt, sonst originaler Glasbestand, jedoch stark korrodiert. Verbleiung ebenfalls bis auf den Randbereich noch mittelalterlich.

Die offenbar mit wechselnd gebildeten Blättern gefüllten, mit rotem Grund hinterlegten und von hellgelben Perlbändern gerahmten Sterne werden seitlich von dunkelgelben, mit blauen Steinen besetzten Blütenborten gefaßt; sie verleihen dem Muster eine goldschmiedehafte Preziosität. Die Blattsterne wie die Blattkreuze könnten eine für die Franziskaner spezifische Ornamentform gewesen sein.

Literatur: WENTZEL, 1958, S. 124f., 128, Abb. 166.

Das typologische Achsenfenster, sein Bildprogramm und sein Meister

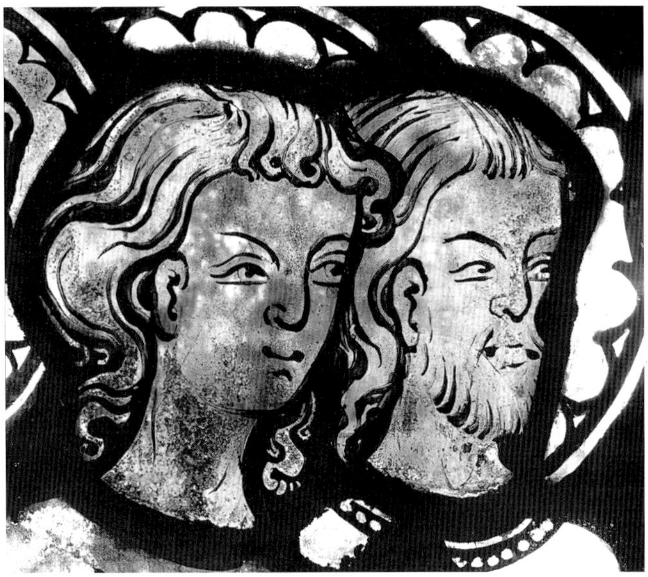

117. Apostel aus dem Pfingsfest (Ausschnitt). Esslingen, gegen 1320. Esslingen, Franziskanerkirche, Chor I, 5 b.

Von der Großartigkeit der ornamentalen Farbverglasung des Chores aus der Zeit um 1280/90 können wir dank der in die Stadtkirche übertragenen Scheiben noch eine recht genaue Vorstellung gewinnen, die Einzigartigkeit des typologischen Bibelzyklus, mit dem man gegen 1320 die ältere, wohl ornamentale Farbverglasung des dreibahnigen Achsenfensters ersetzt hat, vermag man dagegen kaum mehr zu erfassen (Abb. 110). Nur noch achtzehn Scheiben sind hiervon an Ort und Stelle verblieben; von den nicht zu Ausflickungen in der Stadtkirche verwendeten gelangten zwei in das Stadtmuseum. Mit 45 Darstellungen war es der umfangreichste Zyklus seiner Art in der deutschen Glasmalerei, nur übertroffen von dem auf drei Fenster verteilten Zyklus im Chor der Oberkirche von San Francesco in Assisi. Künstlerisch gehört er nicht nur zu den bedeutendsten Werken des frühen 14. Jahrhunderts, die an Rhein, Neckar und Bodensee auf uns gekommen sind, vielmehr darf man seine wenigen, aber vorzüglich erhaltenen Scheiben zu den Höchstleistungen der europäischen Glasmalerei dieser Zeit rechnen. In der Gattung der für die west- und süddeutschen Farbverglasungen der Hochgotik so typischen *Bibelfenster* steht er bereits am Ende einer um die Mitte des 13. Jahrhunderts einsetzenden Entwicklung; stärker das Leben Christi erzählende oder seine Passion heraushebende Bildfolgen treten an seine Stelle, während die typologischen Zyklen in die Kreuzgänge abwandern[19]. Da das Bibelfenster der Franziskanerkirche um 1330 im Achsenfenster der vom Rat der Stadt errichteten Frauenkirche, wenn auch auf zehn Zeilen zusammengedrängt und z.T. mißverstanden, wiederholt wird (s. Übersicht S. 126), lassen sich die meisten der in der Franziskanerkirche verlorenen Darstellungen erschließen (s. Übersicht S. 115). Der Zyklus setzte folglich mit der 1834 noch erhaltenen Verkündigung an Maria ein; das noch vorhandene, jedoch beschnittene Bild des Weltenrichters schloß ihn in der Kopfscheibe ab. Die meisten der alttestamentlichen Szenen – der Dreibahnigkeit des Fensters wegen mußten jeweils zwei Vorbilder für eine heilsgeschichtliche Szene ausgewählt werden – stimmen mit jenen der *Biblia pauperum* überein, in der in der Regel eine durch Medaillons herausgehobene heilsgeschichtliche Szene von zwei alttestamentlichen, durch Textzitate erläuterten Vorbildern flankiert wird[20].

Die Form, in der dies in der Franziskanerkirche geschieht, scheint, dem Bibelfenster der Stadtkirche vergleichbar, kein direktes Vorbild zu haben, sondern hierfür »erfunden« zu sein, und bleibt, von der Replik in der Frauenkirche abgesehen, auch ohne Nachfolge. Dies hat freilich schon einen äußeren Grund: Durch das ursprünglich wohl ornamental verglaste Achsenfenster waren nahezu quadratische und nicht, wie sonst üblich, hochrechteckige Bildfelder vorgegeben. Daher konnte der von den Franziskanern beauftragte Meister die aus elsässischen Farbverglasungen bekannte architektonisierte Bogen-Paß-Rahmung nicht aufgreifen. Statt dessen entwickelte er in Anlehnung daran ein vegetabiles Rahmensystem, hinter dem die alte Bildidee des Jessebaumes zu stehen scheint. Grünes bzw. gelbes Astwerk mit Blättern in den Zwickeln umschließt in der Form einer genasten Arkade die neu- bzw. alttestamentlichen Szenen; in der Mittelbahn nehmen die Zwickel Halbfiguren von Propheten mit Spruchbändern auf. Das grüne Astwerk wird im Astkreuz wieder aufgenommen, an dem

Christus seinen Opfertod erleidet (I, 2b). In den seitlichen Bahnen werden die Szenen mit rotem Kreuzblattkarogrund hinterlegt; nur in der Himmelfahrt des Elias (I, 4a) wird des feurigen Wagens wegen ein rosavioletter Ton gewählt; die Zwickel zeigen ungemusterten blauen Grund. In der Mittelbahn werden die Grundfarben getauscht. In den Zwickeln erscheint hier roter, in den Szenen blauer Grund, der nun, von Feld zu Feld wechselnd, Kreuzblattkaros oder rot gerahmten Rankengrund zeigt und damit die heilsgeschichtlichen Szenen besonders auszeichnet.

Für Farbigkeit, Technik und Stil dieses Fensters lassen sich im deutschen Sprachraum nirgends Voraussetzungen oder Parallelen finden. In der Farbgebung herrschen ähnlich wie im typologischen Zyklus der Stadtkirche Gelb und Grün vor, doch tritt an die Stelle der dortigen kleinteiligen nun eine großflächige Buntheit, die immer wieder durch ungewohnte Farbzusammenstellungen überrascht. Ähnlich unkonventionell sind auch die Bildkompositionen des Meisters, vor allem in den alttestamentlichen Szenen, indem sie auf alles unnötige Beiwerk verzichten und sich ganz auf den darzustellenden Vorgang konzentrieren. Entscheidende Neuerungen sind die Musterung der Gründe mit Kreuzblattkaros oder Blattranken sowie die Verwendung von Silbergelb als Malfarbe, vor allem in den Haaren, aber auch bei dem am Boden liegenden Elias. Kreuzblattkarogründe sind seit etwa 1300 geradezu ein Leitmotiv der Straßburger Glasmalerei, während Rankengründe eher in französischen Farbverglasungen zu finden sind[21]. Die Verwendung von Silbergelb ist gleichzeitig nur in der Normandie nachzuweisen; um 1300 war es, wie wir heute wissen, in Paris »erfunden« worden, d.h. die Glasmaler haben es dort von Goldschmieden übernommen[22]. Bis dahin kannte der mittelalterliche Glasmaler nur eine einzige Malfarbe, das Braun- oder Schwarzlot, mit dem er das Farbglas jedoch nur abtönen, nicht färben konnte.

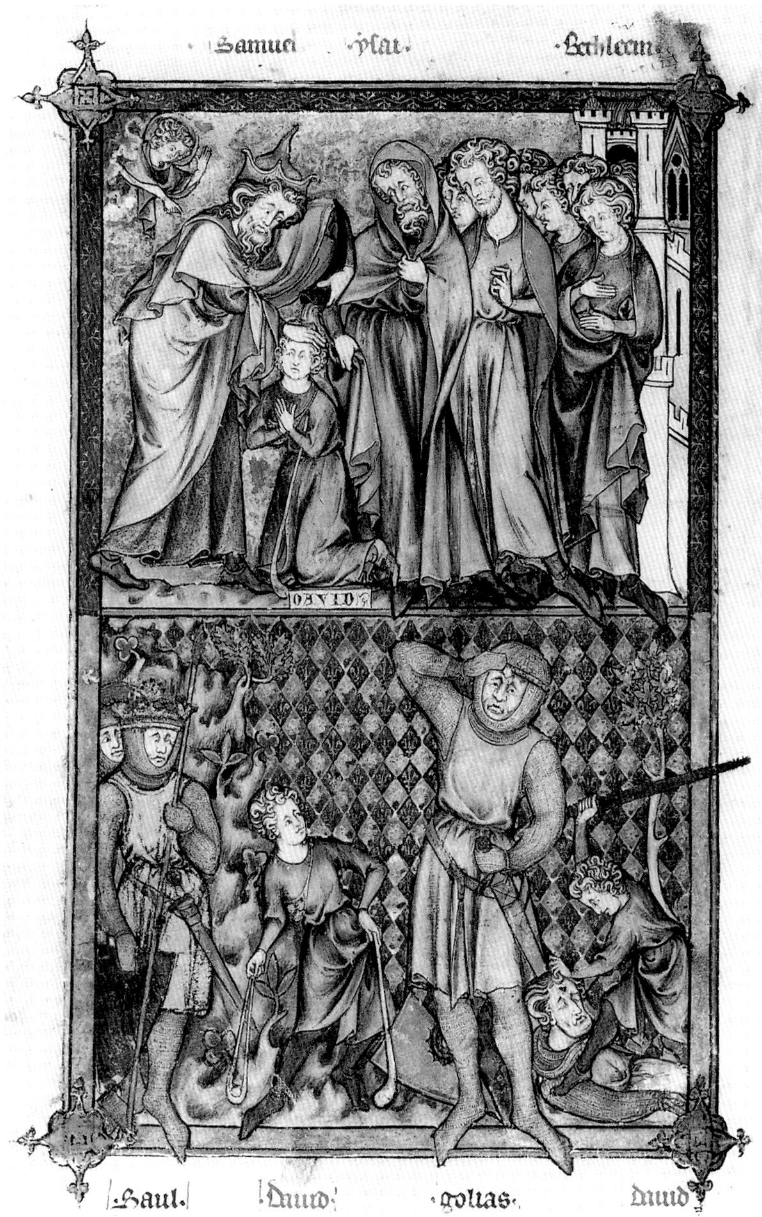

118. Salbung Davids (oben), David und Goliath (unten) aus dem *Brevier Philipps des Schönen.* Paris, vor 1296. Paris, Bibl. Nat., Ms. lat. 1023, fol. 7v.

Daß die Pariser Kunst der Zeit um 1300 die Auftraggeber und Künstler in den Städten an Rhein, Neckar und Bodensee, aber auch an der Donau bis Wien in ihren Bann gezogen hatte, läßt sich noch an zahlreichen Werken nachvollziehen[23]. Im Bibelfenster der Esslinger Franziskanerkirche werden jedoch die der Pariser Malerei entlehnten

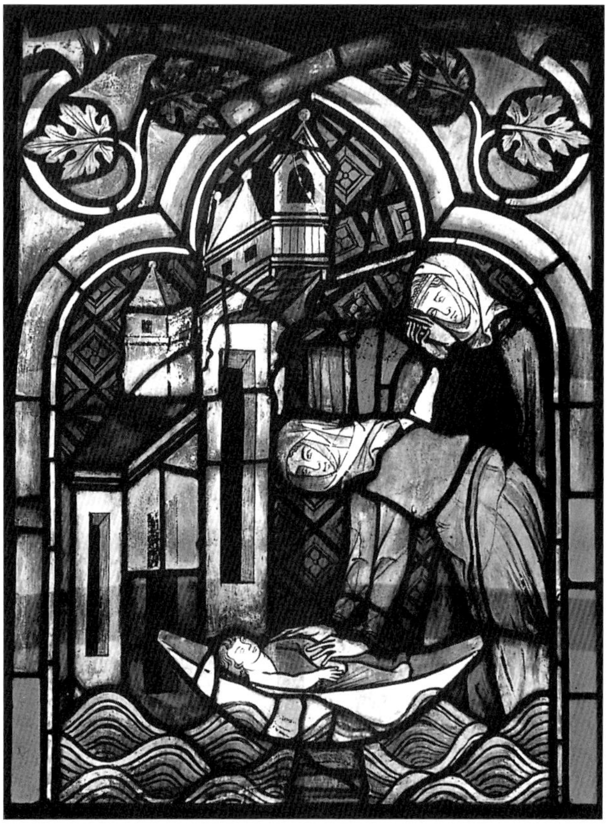

119. Aussetzung Mosis aus dem Bibelfenster der Esslinger Franziskanerkirche. Esslingen, gegen 1320. Esslingen, Stadtmuseum.

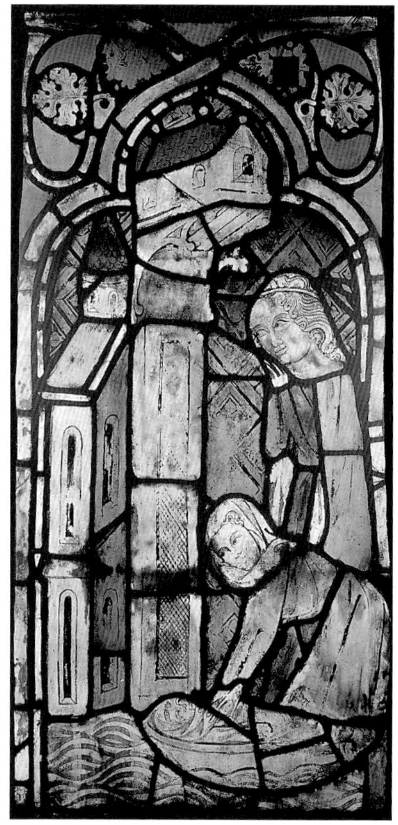

120. Aussetzung Mosis. Esslingen um 1330. Esslingen, Frauenkirche Chor I, 5 a.

Figurentypen kaum dem oberrheinisch-schwäbischen Stilidiom anverwandelt; aber auch nach kopistischen Übernahmen sucht man vergebens. Vor allem die so ungewöhnliche Lichtmodellierung der Gewänder scheint ohne eine direkte Auseinandersetzung mit Werken der Honoré-Zeit nicht denkbar, wie eine Gegenüberstellung der Geißelung Christi (Abb. 123) mit Miniaturen im Brevier Philipps des Schönen (Abb. 118) zu belegen vermag. Andererseits wird in den gelängten Proportionen der Figuren wie in den mitunter geradezu karikierend differenzierten Kopftypen bereits eine jüngere Stilstufe der Pariser Malerei verarbeitet, wie sie die 1317 datierte *Vie de Saint-Denis* vertritt. Die wenigen Bildarchitekturen (Abb. 119) werden darüber hinaus in ähnlicher Weise körperhaft verräumlicht, wie dies in den Miniaturen des seit etwa 1320 tätigen Jean Pucelle der Fall ist[24].

Dies alles ist nur zu erklären, wenn man annimmt, daß ein in Straßburg ausgebildeter Glasmaler, vermutlich durch Vermittlung des Ordens, zeitweise in einer führenden Pariser Werkstatt gearbeitet hat. Nur dort konnte er sich mit der neuen Technik des Silbergelbs vertraut machen und sich den Stil der Pariser Malerei auf so unvergleichliche Weise anverwandeln[25]. Da die Pariser Glasmalerei des frühen 14. Jahrhunderts gänzlich verloren ist, vermitteln uns die in Esslingen durch glückliche Umstände erhalten gebliebenen zwanzig Scheiben sogar noch eine Vorstellung von der außerordentlichen technischen und stilistischen Qualität, die ihre Werke ausgezeichnet haben muß. Daß der Esslinger Franziskanermeister jedoch kein französischer Wanderkünstler war, vermag schließlich jener Text aus einem deutschen Osterlied zu belegen, den er dem rechten Propheten in der Auferstehung Christi (Chor I, 3a), gewissermaßen in Abweichung des vorgegebenen Programms, in den Mund gelegt hat. Er dürfte folgendermaßen gelautet haben: *Stant uf Jesu und troeste dini kint, die durch din bittern tod erloeset sint*[26].

15	*Maria*	Weltenrichter	*Johannes*
14	Brandopfer Elias	Pfingsten	*Gesetzes-übergabe*
13	Himmelfahrt Elias	Himmelfahrt Christi	Entrückung Henochs
12	Jonas	Auferstehung Christi	Simson
11	Abrahams Opfer	Kreuzigung Christi	Eherne Schlange
10	Achior	Geißelung Christi	*Makkabäer*
9	Daniel und Habakuk	*Vorführung Christi*	*Daniel und Nebukadnezar*
8	Bestrafung Abners	*Gefangennahme Christi*	Gefangennahme eines Propheten
7	*Abrahams Mahl*	*Abendmahl*	*Passahmahl*
6	*Naaman*	*Taufe Christi*	*Reinigungsbad*
5	Aussetzung Mosis	*Flucht nach Ägypten*	*Jesebel und Eliza*
4	*Darbringung Samuels*	*Darbringung Christi*	*Abels Opfer*
3	*Saul bei Bethel*	Anbetung der Könige	*Königin von Saba*
2	*Brennender Dornbusch*	*Geburt Christi*	*Aarons Stab*
1	*Gideons Vlies*	*Verkündigung an Maria*	*Verkündigung an Sarah*
	a	b	c

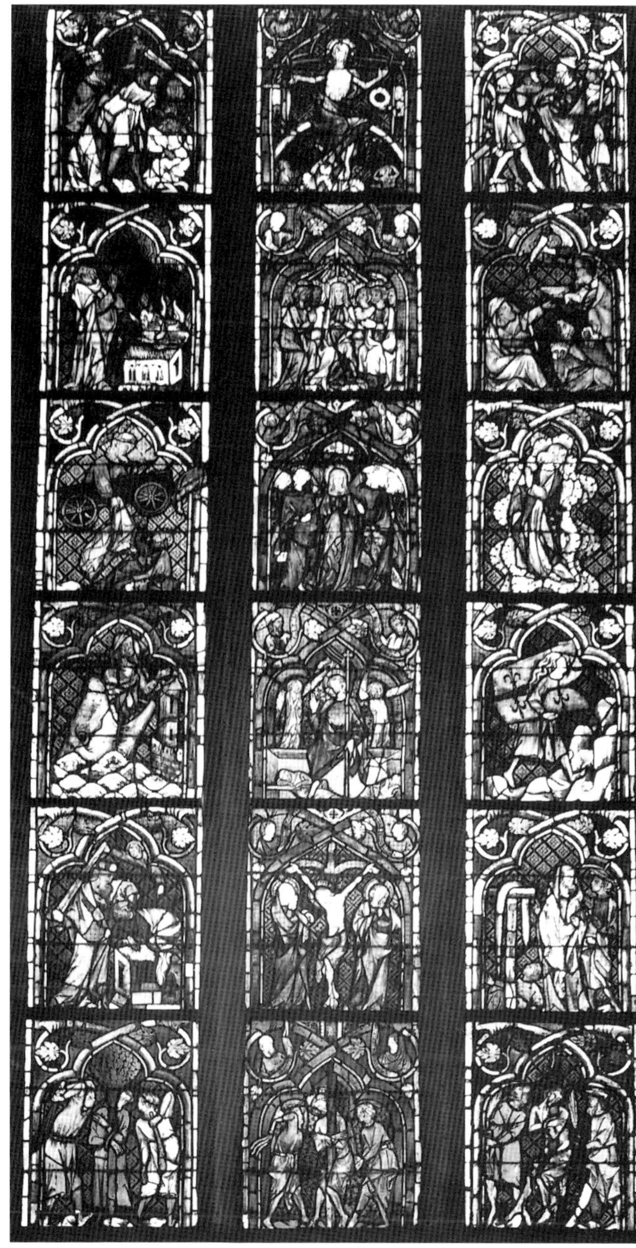

121. In situ verbliebene Teile des Bibelfensters. Esslingen, gegen 1320. Esslingen, Franziskanerkirche, Chor I, 1–6 a–c.

Rekonstruktion des typologischen Zyklus nach WENTZEL. Der erhaltene Scheibenbestand ist durch gerade, der erschlossene durch *kursive* Schrift gekennzeichnet.

49

GEISSELUNG ACHIORS

Franziskanerkirche, Chor I, 1 a (ursprünglich in 10 a).
Esslingen(?), gegen 1320

H. 67 cm, B. 56 cm.
Vorzüglich erhalten, bereits 1834/36 neu verbleit.

Traditionelles Vorbild für die Geißelung Christi nach Iud 6,9. Wie im Bibelzyklus der Stadtkirche (I, 8 b) steht Achior hinter dem Baum, doch binden ihn die Schergen nicht, wie es im Alten Testament heißt und von der »Lampertus-Werkstatt« auch dargestellt worden ist, dort fest, sondern der Franziskanermeister dramatisiert die Szene dadurch, daß er die Schergen mit Rute und Keule auf den bereits angebundenen Achior einschlagen läßt. Diesen Regieeinfall nutzt er dazu, den linken Schergen im Profil, den rechten in kühn verkürzter Rückenansicht zu zeigen.

Literatur: WENTZEL, 1958, S. 143, Abb. 261; BECKSMANN, Esslingen, 1992, S. 41 f., Abb. 23.

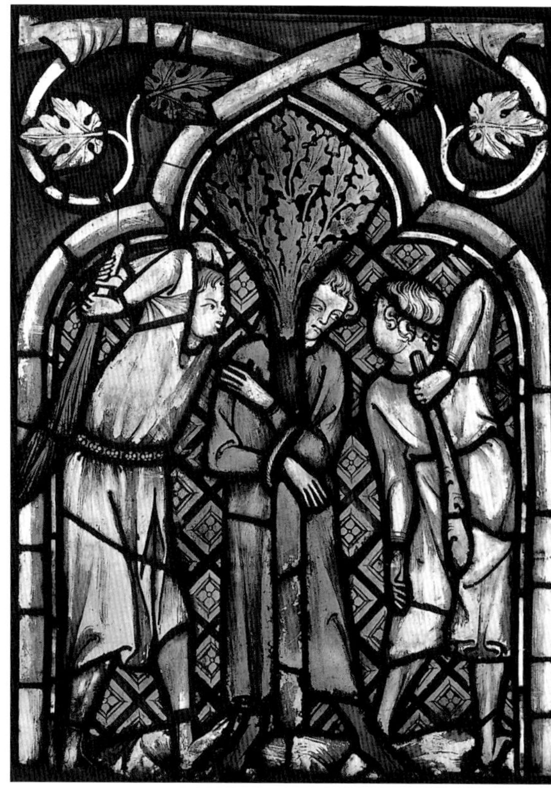

122. Kat. Nr. 49.

50

GEISSELUNG CHRISTI

Franziskanerkirche, Chor I, 1 b (ursprünglich in 10 b).
Esslingen(?), gegen 1320

H. 67,5 cm, B. 56,5 cm.
Trotz des guten Erhaltungszustands entdeckt man einige kleine Flickstücke, im Bildgrund zwischen den Beinen Christi und denen des rechten Schergen sowie im grünen Astwerk des Rahmens. Außerdem ist das Spruchband des linken Propheten mit dem Rest eines anderen geflickt; auch dürfte der obere Teil der »Geißelsäule« ersetzt sein, da hier die Lichtkante fehlt. Der warmtonigere, stärker abgedeckte grüne Scherben im Zwickel darüber gehört dagegen zum ursprünglichen Bestand, da das Astkreuz aus der Verzweigung des Rahmens über der »Geißelsäule« hervorwächst. Verbleiung 1834/36 erneuert.

Wie WENTZEL bereits bemerkt hat, entspricht der Gegeißelte im Gegensatz zu dem Makkabäer in 1 c nicht dem Christustypus der übrigen erhaltenen heilsgeschichtlichen Szenen; außerdem wird sein im Profil gezeigter Kopf von dem Kantholz, an das er statt einer Säule gebunden wurde, überschnitten. Dennoch wird man eine Verwechslung der Bildvorlagen ausschließen dürfen. Der Stil der gelängten Figuren ist zwar wie bei den meisten der neutestamentlichen Szenen zaghafter als bei ihren alttestamentlichen Gegenstücken, die technische Qualität der Ausführung jedoch außerordentlich. Die Abweichungen von der Norm dürften also künstlerisch beabsichtigt sein. Die unerhört feine Lichtmodellierung im hellrosavioletten Gewand des linken Schergen und im unteren Teil des Kantholzes, die preziös aus dem Überzug herausradierten Efeuranken des Grundes und die ausdrucksstarke, höchst gegensätzliche, dennoch fein nuancierte Zeichnung der Gesichter legen dies ebenso nahe wie die kühne, nicht den Gesetzen der Farbverschränkung folgende Farbigkeit der Figuren: Das Goldgelb im Gewand des rechten Schergen wird zwar in den Beinlingen des linken sowie im Nimbus Christi aufgegriffen, das Hellrosaviolett seines Gewandes jedoch nicht durch das verlaufende Karminrot der Beinlinge des rechten Schergen gehalten. Erst die großflächig rhythmisierte Farbigkeit von Rahmen und Grund vermag dies zu leisten.

Literatur: WENTZEL, 1958, S. 143, Abb. 259; BECKSMANN, Esslingen, 1992, S. 40, Abb. 21; DERS., Bettelorden, 1992, S. 58–61.

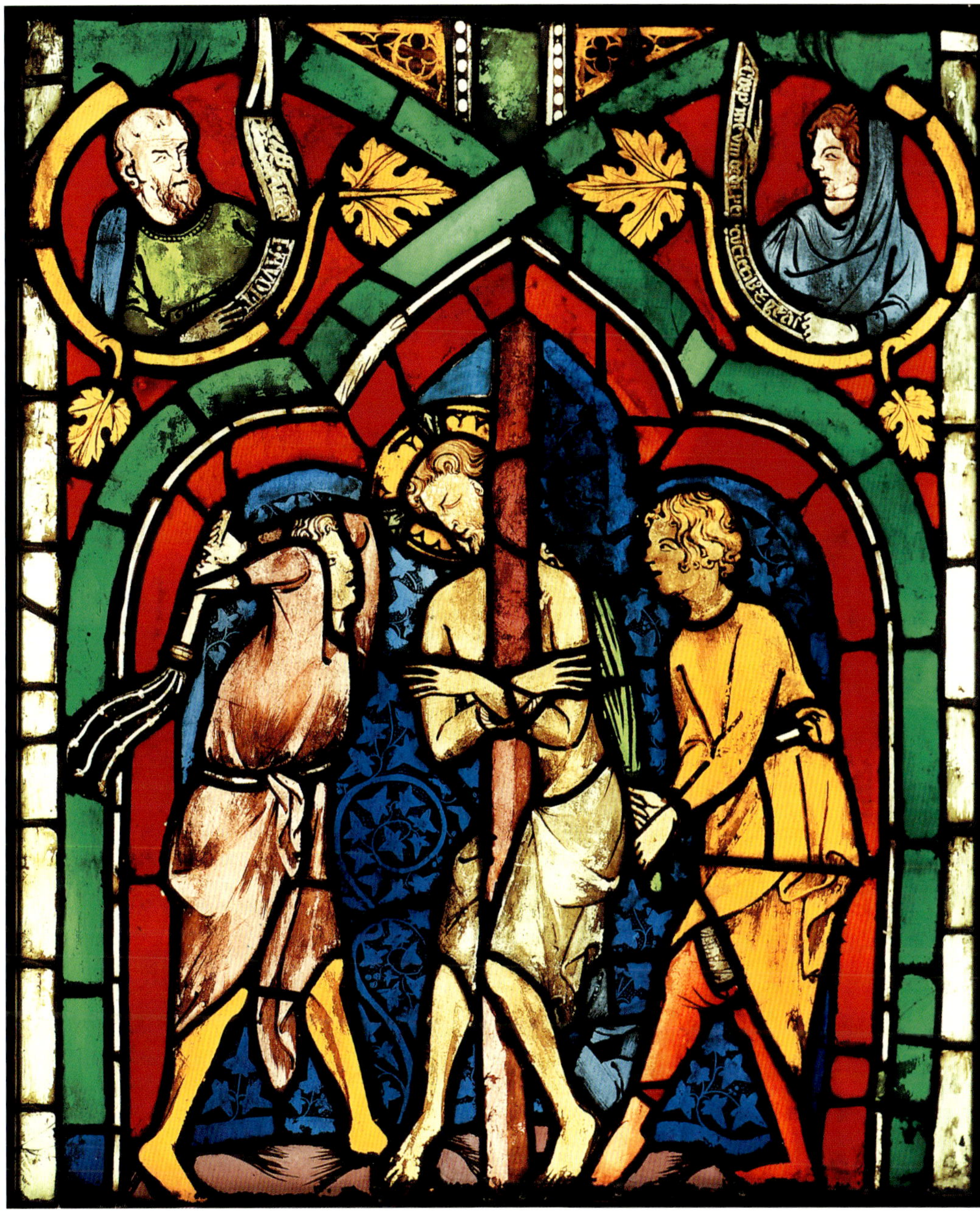

123. Kat. Nr. 50.

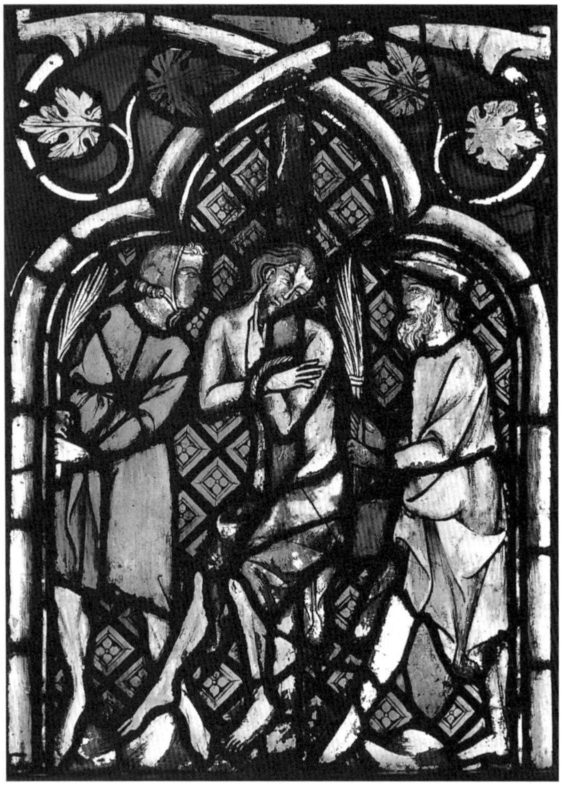

124. Kat. Nr. 51.

51
GEISSELUNG EINES MAKKABÄERS(?)
Franziskanerkirche, Chor I, 1 c (ursprünglich in 10 c).
Esslingen(?), gegen 1320

H. 67 cm, B. 56 cm.
Bildgrund stärker ausgeflickt und notverbleit, sonst gut erhalten.

Da die Szene im Gegensatz zu derjenigen in 1 b nach dem üblichen Bildtypus der Geißelung Christi gestaltet wurde, ist nicht sicher zu entscheiden, ob die Geißelung eines Makkabäers oder diejenige des Propheten Jeremias als zweiter Typus für die Geißelung Christi ausgewählt worden war. Obwohl sie mit rotem statt blauem Bildgrund hinterlegt ist, zeigt die Kleidung der Schergen die gleiche Farbigkeit wie in 1 b. Lediglich die karminroten Beinlinge des rechten Schergen hat man durch weiße ersetzt, für das Gewand des linken ein kräftigeres Rosaviolett gewählt.

Literatur: Wentzel, 1958, S. 143, Abb. 260, 277.

52–66
FÜNFZEHN SCHEIBEN DES TYPOLOGISCHEN BIBELZYKLUS (in situ)
Franziskanerkirche, Chor I, 2-6 a-c.
Esslingen(?), gegen 1320

H. jeweils etwa 67 cm, B. jeweils etwa 56 cm.
Da alle Felder aus der oberen Hälfte des Fensters stammen, enthalten sie nur wenige Flickstücke. Im allgemeinen ist ihr Zustand als vergleichsweise vorzüglich zu bezeichnen. In den blauen Rautengründen der seitlichen Bahnen, nicht jedoch in denen der Mittelbahn, sind häufiger Lotausbrüche festzustellen. Einige Inkarnatgläser zeigen bereits eine stärkere Verbräunung. Verbleiung bereits 1834/36 vollständig erneuert.

Da der Zyklus der Franziskanerkirche im Achsenfenster der Frauenkirche (s. Übersicht S. 126) »repliziert« wurde, und jenes bis auf zwei Felder erhalten blieb, läßt sich sein Bildprogramm (s. Übersicht S. 115) noch mit großer Sicherheit erschließen. Daraus geht hervor, daß für vier Zeilen noch intakte Dreiergruppen, für zwei noch je zwei und für weitere zwei Zeilen noch je eine Scheibe erhalten sind; sie sind den Zeilen 8–15 zuzuweisen. In den heilsgeschichtlichen Szenen der Mittelbahn haben sie sogar noch ihre ursprüngliche Abfolge bewahrt. Die alttestamentlichen Vorbilder sind 1947, soweit möglich, der Rekonstruktion von Wentzel folgend, zugeordnet worden.
Zur so ungewöhnlichen Technik und Farbigkeit der Scheiben ist das in diesem Rahmen Mögliche bereits gesagt worden. Technik und Stil der Scheiben sind jedoch nicht so einheitlich, wie dies auf den ersten Blick erscheinen mag. Vielmehr muß der entwerfende Meister mehrere Glasmaler an der Ausführung beteiligt haben. Wentzel möchte in den großartigen Kompositionen wie in den breiten, ausdrucksvollen Gestalten der alttestamentlichen Szenen den Hauptmeister, in den ein wenig zaghaften, stärker gelängten Figuren der Heilsgeschichte hingegen die Hände von Mitarbeitern sehen. In der Regel hat jedoch der meist ältere Hauptmeister – wie im Chorachsenfenster der Konstanzer Dominikanerkirche (Becksmann, 1979, S. 136–140, Fig. 85, Abb. 156–176) – die Mittelbahn selbst ausgeführt und nicht Mitarbeitern überlassen. Die differenziertere Zeichnung der Köpfe, etwa in der Geißelung Christi oder im Pfingstbild (Abb. 117, 123), sowie die höhere technische Qualität der Ausführung bestätigen dies.

Literatur: Wentzel, 1958, S. 138–147, Abb. 254-278.

Die Frauenkirche und ihre Glasmalereien

Die jüngste der in Esslingen erhaltenen Farbverglasungen der Hochgotik hat die Frauenkirche in ihren drei mittleren Chorfenstern bewahrt. Von 117 Scheiben – die hier zu großen Teilen originalen Kopf- und Maßwerkscheiben mitgerechnet – sind noch 108 erhalten, von denen jedoch 22 nicht mehr an ursprünglicher Stelle sitzen dürften; jeweils drei Scheiben sind verloren. 1863 waren sie durch Neuschöpfungen ersetzt worden[1]. Damals wurden auch die noch erhaltenen Scheiben ausgebessert, neuverbleit und vermutlich auch mit jenem Überzug auf der Außenseite versehen, mit dem man die zu lichten Gläser abzudämpfen versuchte. Ob die beiden ebenfalls dreibahnigen, jedoch schmäleren geraden Fenster des über fünf Seiten eines Achtecks geschlossenen Chores und das vierbahnige Südfenster des Chorquadrats in das Bildprogamm der drei Chorschlußfenster einbezogen oder – wie seit 1863 – mit Ornamentscheiben gefüllt gewesen waren, ist ungewiß.

Ungeklärt ist auch die Frage, ob die nur noch fünf Scheiben umfassende monumentale Darstellung des Marientodes oder die sechzehn Scheiben eines kleinteiligen Märtyrerzyklus ursprünglich in süd II saßen. Inhaltlich wäre der Marientod als Pendant des Marienzyklus in nord II einleuchtender, formal jedoch die ebenfalls in miteinander verbundene Medaillons eingefügten Marterbilder, hinter denen – trotz eines zeitlichen Abstandes von über fünfzig Jahren – noch der Märtyrerzyklus der älteren Chorverglasung der Stadtkirche als Vorbild sichtbar wird.

Der Tradition der beiden älteren Esslinger Chorverglasungen folgend, erhielt auch das Achsenfenster der Frauenkirche einen dreiteiligen typologischen Bibelzyklus. Der zierlichen Proportion des Chores wegen umfaßt die Heilsgeschichte hier nur zehn Stationen, beginnend mit der Verkündigung an Maria und endend in der Auferstehung Christi (s. Übersicht S. 126). Dennoch wurden einige ganz ungewöhnliche Szenen des Alten Testaments als Präfigurationen hierzu ausgewählt. Die meisten Darstellungen entsprechen jedoch so weitgehend denjenigen des fünfzehnzeiligen Achsenfensters im Chor der Franziskanerkirche (s. Übersicht S. 115), daß sich der Zyklus der Frauenkirche als eine verkürzte, z.T. auch mißverstandene Replik dieses einzigartigen Zyklus erweist.

Neuartig und hochmodern in inhaltlicher wie formaler Hinsicht ist nur der für nord II geschaffene, auf das Patrozinium Bezug nehmende Marienzyklus. In spindelförmigen Medaillons, deren Einzelformen (Blattkrabben, Maßwerkzwickel) der gebauten Architektur entsprechen, werden hier mit ungewöhnlicher Ausführlichkeit die apokryphen Legenden von Joachim und Anna, von Maria und der Jugend Christi erzählt; durch die *Legenda aurea* des Jacobus de Voragine waren sie im Laufe des 14. Jahrhunderts geradezu volkstümlich geworden[2]. Dabei werden einzelne Szenen, die im Achsenfenster ein Feld einnahmen, nun auf drei Felder verteilt und durch die Medaillonrahmen voneinander isoliert[3]. Die für vielfigurige Szenen sehr ungünstige Rahmenform erzwang ein solches Auseinanderziehen der Szenen, sie kam dem entwerfenden und ausführenden Glasmaler aber auch insofern entgegen, als er dadurch einzelne Vorgänge wie das Bad der Maria (Abb. 136) besonders herausheben konnte. Darüber hinaus begünstigte diese Form eine andachtsbildartige Verselbständigung legendärer Episoden wie des Schulgangs, bei dem Maria den widerstrebenden Jesusknaben an die Hand nimmt[4]. Zugleich wird die Schilderung dieser Episoden wie beim Bad der Maria oder Maria am Webstuhl (Abb. 137) dazu genutzt, alltägliches Leben widerzuspiegeln. Das Beutelbuch des Jesusknaben oder das modische Haarnetz, das die Amme beim Bad der Maria über dem aufgesteckten Haar trägt, vermitteln so eine neue Anschaulichkeit, zeugen andererseits aber auch von einem wachsenden Selbstbewußtsein des städtischen Bürgertums, die ihm besonders am Herzen liegenden biblischen Geschichten und Heiligenlegenden durch genremäßgige Darstellung seiner Alltagswelt einzuverleiben. Bezeichnenderweise wurden einzelne Szenen gerade dieses Zyklus um 1350 in dem damals für die Chorverglasung der Stadtkirche neu angefertigten Bibelfenster vereinfacht wiederholt[5].

1321 hatte der Rat der Stadt den Neubau einer Marienkapelle beschlossen, verbunden mit der Aufforderung an die Bürgerschaft, durch Stiftungen zu Bau und Ausstattung derselben beizutragen[6]. Gleichzeitig hatte der Rat eine städtische Kapellenordnung erlassen und sich damit nicht nur das Patronat über die neu zu errichtende Marienkapelle, sondern auch über die schon bestehenden Kapellen gesichert[7].

Bald nach 1321 dürfte man den Ratsbeschluß umgesetzt und unmittelbar an der Stadtmauer an topographisch ungünstiger, bautechnisch schwieriger Stelle mit dem Bau der Frauenkirche begonnen haben, nachdem man eine hier stehende, 1267 erwähnte, ursprünglich in königlichem Besitz (?) befindliche kleine Marienkapelle ganz oder teilweise abgetragen hatte[8]. Da 1335 ein im Chor zu lokalisierender Annenaltar erwähnt wird, geht man allgemein davon aus, daß zumindest der freilich nicht sehr große Chor zu diesem Zeitpunkt fertiggestellt und verglast war, während man den Bau des Langhauses erst nach einer Unterbrechung von anderthalb Jahrzehnten um 1350 wieder aufnahm.

Im Gegensatz zu der weiträumigen, lichtdurchfluteten dreischiffigen Halle des spätgotischen Langhauses, in der sich bürgerliche Raumvorstellungen auf ideale Weise verkörpern, hatte man dem zierlichen, schlichten hochgotischen Chor nur eine untergeordnete Funktion zugedacht. In seiner Ausstattung nahm die Farbverglasung seiner sechs Fenster daher einen besonderen Rang ein. Dies wird schon daraus deutlich, daß man im Achsenfenster den typologischen Zyklus der Franziskaner nicht nur inhaltlich wiederholte, sondern auch formal zum Vorbild nahm, was, wie man leicht sehen kann (Abb. 122–124, 133–135), mit ziemlichen Komplikationen verbunden war. Auch für den Märtyrerzyklus wählte man keine eigene Form, sondern griff auf diejenige im Chor der Stadtkirche zurück. Dies ist kein Unvermögen, wie der Marienzyklus zu zeigen vermag, sondern geschah offensichtlich in der Absicht, den Chor dieser Ratskapelle mit Hilfe seiner Farbverglasung den größeren Chören der Stadt- und der Franziskanerkirche gleichzustellen und diese damit in den Rang einer Pfarrkirche zu erheben.

Charakteristisch für die hier beschriebene Situation dürfte auch sein, daß man, wie schon Hans Wentzel erkannt hatte, mit der Ausführung der einzelnen Fenster jeweils eine andere, in Esslingen ansässige Werkstatt beauftragt hat. Obwohl sich das Achsenfenster nicht nur im Gesamtprogramm und in der Auswahl der einzelnen Szenen, sondern selbst in ihrer Formulierung z.T. überaus eng an die Franziskanerscheiben anlehnt, scheinen seine Scheiben – sieht man von der umfänglichen Verwendung von Silbergelb einmal ab – keine technischen oder stilistischen Zusammenhänge mit denjenigen der Franziskanerkirche zu zeigen. Dies kann man nur, wie Wentzel bereits schrieb, »durch eine Enstehung der Frauenkirchenscheiben am Ort des Vorbildes, also in Esslingen, erklären«. Der führende Meister dieser Werkstatt verarbeitet andererseits, wie noch genauer zu zeigen sein wird, vornehmlich in der Aufhellung seines Kolorits Errungenschaften der zeitgenössischen nordfranzösischen Glasmalerei, die er jedoch kaum vor Ort kennengelernt hat.

Ganz im oberrheinisch-schwäbischen Stilmilieu scheint dagegen jener Meister beheimatet gewesen zu sein, der das Marienfenster geschaffen hat. Der kühlen, aufgehellten Farbigkeit des typologischen Zyklus setzt er in seinem Marienleben-Zyklus eine warme, spannungsvoll-ausgewogene, satte Farbigkeit entgegen, die wesentlich durch die gleichbleibende gelbgrüne Rahmenform und die nicht wechselnden roten und blauen Blattrankengründe bestimmt wird, jedoch nur wenig Silbergelb verwendet.

Von den Scheiben des um 1335 verglasten Ostfensters der Kirche des Bebenhausener Zisterzienserklosters war schon die Rede gewesen (s. S. 22–24). Da sie im Figurenstil den Scheiben des Haupmeisters im Achsenfenster der Frauenkirche sehr nahestehen, zugleich aber auch charakteristisches Formengut der Werkstatt des Marienfensters verarbeiten, muß auch diese in Esslingen ansässig gewesen sein.

Literatur: Demmler, 1900, S. 82–86, 97f.; Wentzel, ²1954, S. 34f., 92f., Abb. 105, 108f.; ders., 1958, S. 22–25, 31f., 39–41, 149–176, Farbtaf. 5f., Abb. 279–401; Koepf, 1980, S. 23f., Abb. 75–78; Grodecki/Brisac, 1984, S. 202, 240, Abb. 194; Becksmann, 1988, Nr. 28; Bernhardt, 1991, S. 93f.; Becksmann, Esslingen, 1992, S. 40–43, Abb. 24, 27; ders., Bettelorden, 1992, S. 60f., Abb. 14f.; ders. 1995, S. 110f.

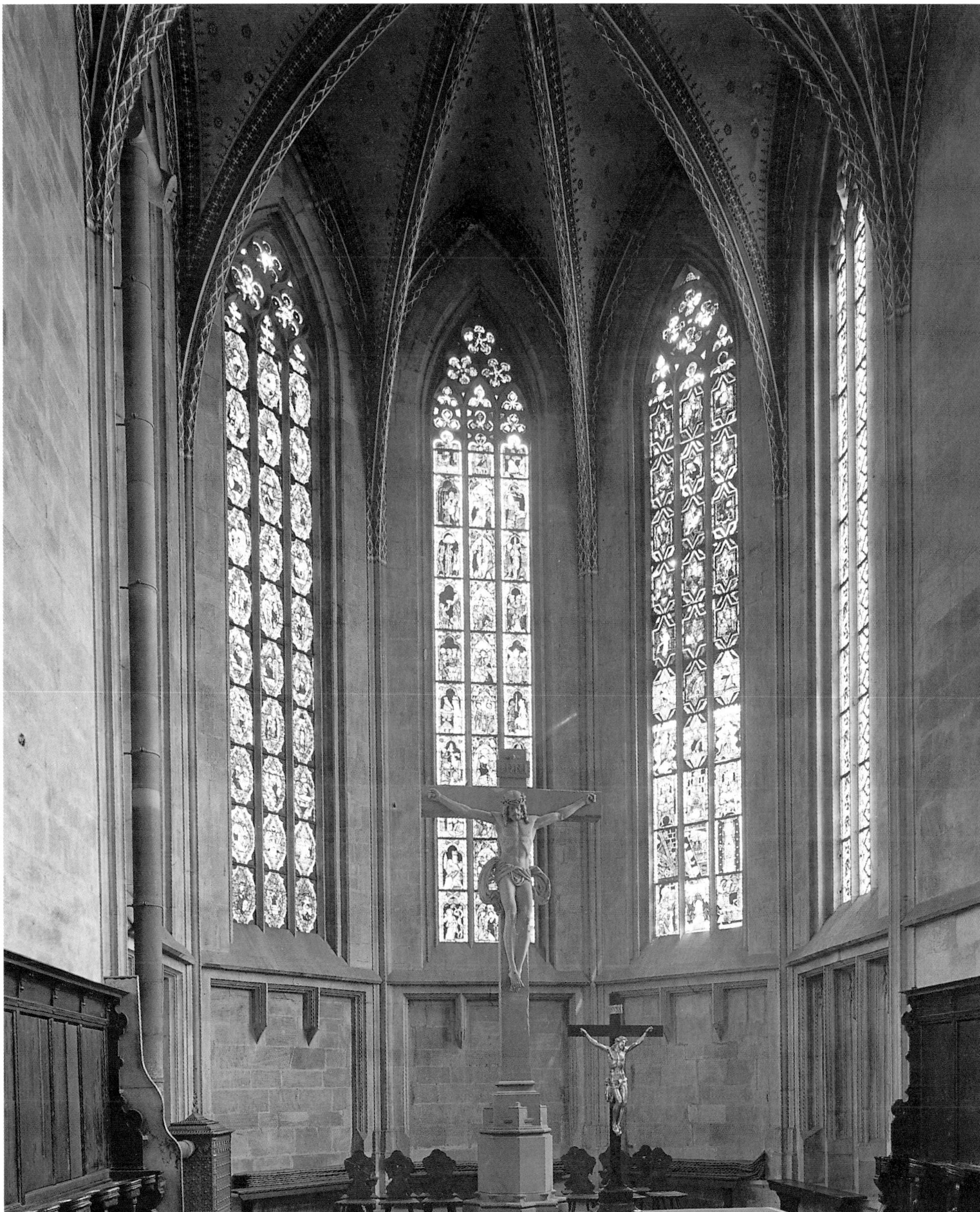

125. Esslingen, Frauenkirche. Inneres des Chores mit originaler Farbverglasung in drei der fünf Chorschlußfenster. Esslingen, um 1330.

Das typologische Bibelfenster und seine Voraussetzungen

Es ist angesichts der unvorstellbaren Verluste an Werken mittelalterlicher Malerei außerordentlich selten, daß an einem Ort zwei monumentale Bildzyklen des gleichen Themas nahezu vollständig bzw. fast zur Hälfte erhalten blieben, von denen der eine vielleicht ein Jahrzehnt später nach dem Vorbild des anderen geschaffen worden war. Dadurch lassen sich nicht nur die in dem älteren Zyklus verlorenen Darstellungen mit großer Wahrscheinlichkeit erschließen, sondern vor allem einzigartige Einblicke in die künstlerische Arbeitsweise der Zeit gewinnen. Hinzu kommt, daß der Rat und die Bürgerschaft von dem frühestens gegen 1320 entstandenen Bibelfenster im Chor der Franziskanerkirche so beeindruckt gewesen sein müssen, daß sie im Chor ihrer neu zu errichtenden Marienkapelle eine möglichst genaue Wiederholung dieses Fensters sehen wollten. Warum sie schließlich um 1330 nicht die für die Franziskaner tätige, sondern ganz offensichtlich eine andere Werkstatt mit der Ausführung beauftragten, wird sich wohl kaum mehr klären lassen.

Beginnen wir mit den konkreten Vorgaben: Für den Chor der Franziskanerkirche war von einem in Paris geschulten Glasmaler ein dreibahniges, fünfzehnzeiliges typologisches Bibelfenster geschaffen worden, dessen ikonographisches Programm in vielem von den älteren Zyklen im Chor der Stadtkirche, aber auch denjenigen aus Stetten und Wimpfen abwich. Außerdem hatten die Fenster des spätestens 1290 fertiggestellten Chores der ornamentalen Farbverglasung wegen (s. S. 112) eine nahezu quadratische Felderteilung erhalten, während die Eisenarmierung der Chorfenster in der Frauenkirche die für figürliche Farbverglasungen übliche hochrechteckige Felderteilung vorsah.

Der vom Rat engagierte Meister mußte also zunächst einmal die für ein nahezu quadratisches Bildfeld konzipierten

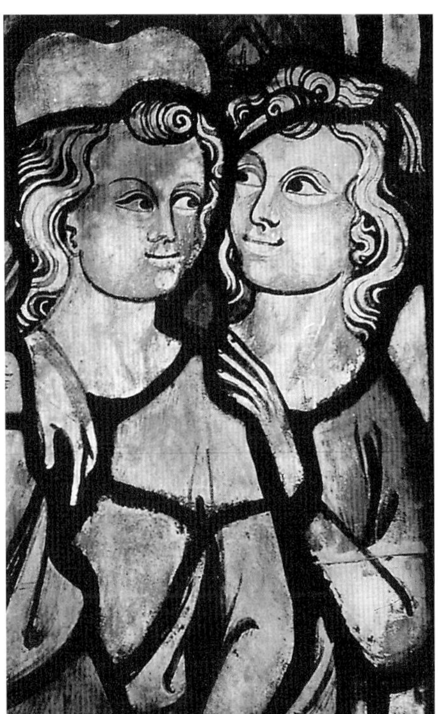

126. Drei Männer bei Abraham (Ausschnitt). Um 1330. Esslingen, Frauenkirche, Chor I, 6 a.

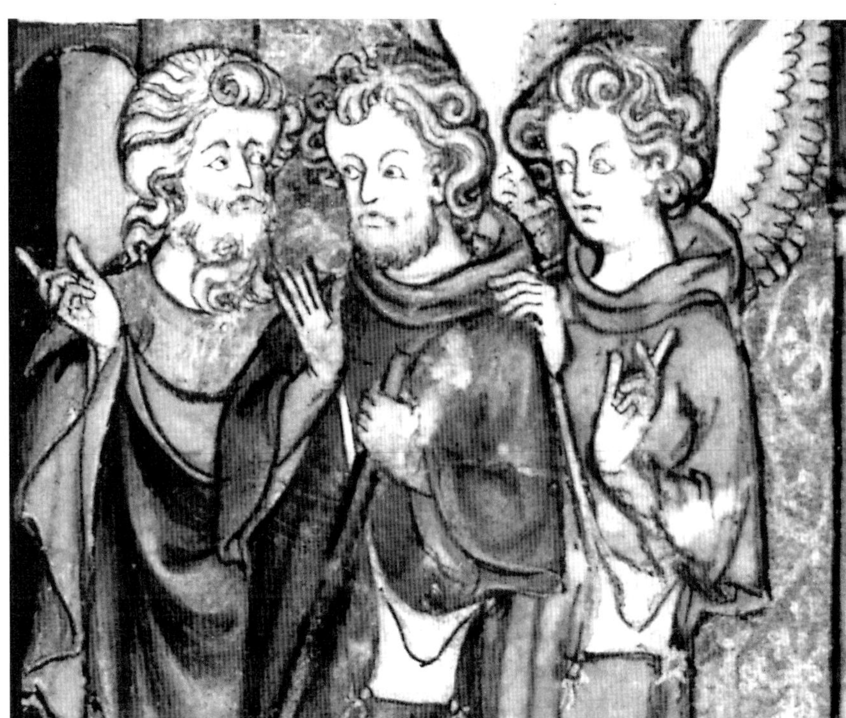

127. Loth empfängt zwei Engel (Ausschnitt aus der Tugend der Barmherzigkeit). *Somme le Roy*. Paris, um 1290/95. London, British Library, Ms. Add. 54180, fol. 136v.

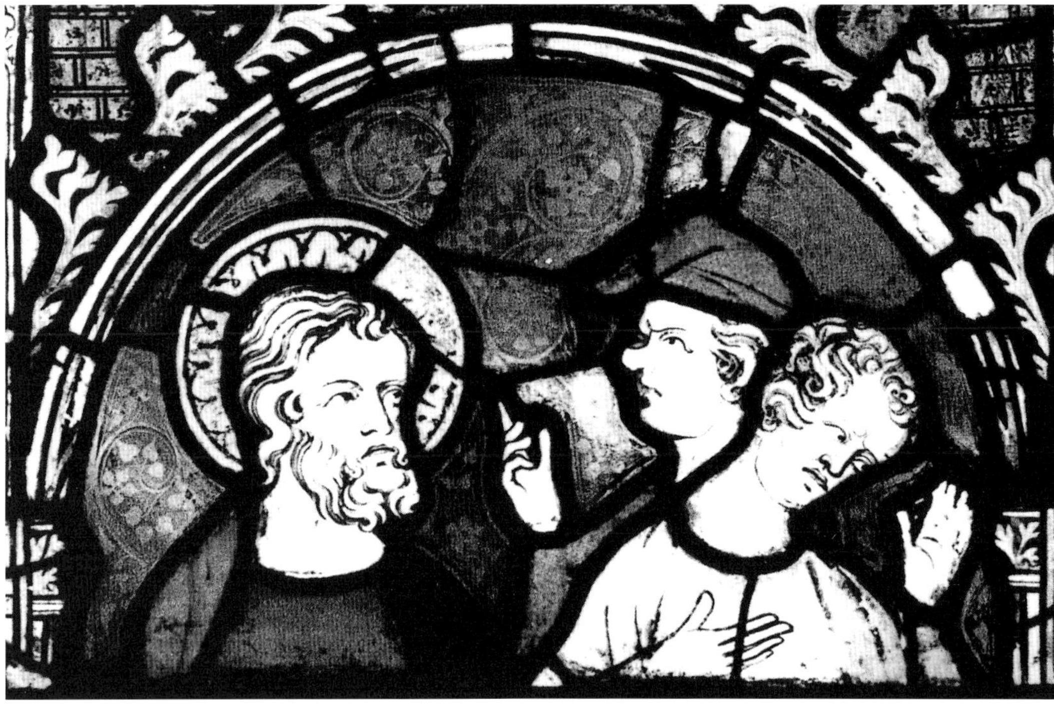

128. Hl. Matthäus mit Magiern (Ausschnitt). Rouen, um 1318/39. Rouen, Abteikirche Saint-Ouen, Chor nord IX.

Szenen seiner Vorlage in ungleich engere, steilere Bildformate zwängen. Hierzu reduzierte er, soweit dies möglich war, das Personal, streckte die einzelnen Figuren und mußte dennoch zahlreiche Überschneidungen in Kauf nehmen. Auch an dem Rahmensystem der Franziskanerkirche hielt er fest, obwohl ein Rückgriff auf die elsässischen Bogen-Paß-Rahmungen ihm zu weniger steilen Bildfeldern verholfen hätte, zugleich reduzierte er jedoch deren Formenvielfalt und zeichnerische Präzision: Die Weintrauben sehen mitunter wie Hopfenfrüchte aus; die Propheten tragen auf ihren Spruchbändern nur noch ihre nicht immer eindeutig zu identifizierenden Namen.

Alle diese Einschränkungen im formalen Bereich werden mit einer kühnen Neuerung in der Farbgebung verbunden: Gegenüber der intensiven, mitunter fast schrillen Farbigkeit des Vorbildes zeigen die Scheiben der Frauenkirche durchgehend ein extrem aufgehelltes kühles Kolorit, das selbst in den blauen und roten Hintergründen nur sehr lichte Töne verwendet. In großem Umfang werden – gerade in den besten Scheiben wie der Geburt Christi (Becksmann, 1995, S. 110, 134) oder der Anbetung der Könige (Wentzel, 1958, Abb. 328, bzw. Koepf, 1980, Abb. 77) – außerdem in großem Umfang mit Silbergelb gefärbte weiße Gläser eingesetzt[9].

Obwohl in der europäischen Glasmalerei des frühen 14. Jahrhunderts allgemein eine Aufhellung der Farbskala zu beobachten ist, bleibt eine so weitgehende Aufhellung, ja Entkörperlichung der Farbgläser wie in Esslingen unter den erhaltenen Farbverglasungen ohne Parallele. Man hat zwar hierfür gelegentlich auf die zwischen 1318 und 1339 ausgeführte Chorverglasung der Abteikirche Saint-Ouen in Rouen verwiesen, doch wird die Aufhellung dort wesentlich dadurch erreicht, daß in den Chorkapellen die figürlich-architektonischen Bildkompositionen, eingebettet in eine nur mit wenigen farbigen Gläsern durchsetzte ornamentale Grisailleverglasung, nicht mehr die ganzen Fensterflächen füllen, die monumentalen Standfiguren in den Hochchorfenstern mit fast farblosen Grisaillegründen hinterlegt werden[10]. Wenn sich darüber hinaus stilistische Gemeinsamkeiten, etwa in den Figurentypen (Abb. 128, 130), beobachten lassen, so beruhen diese, wie schon Wentzel erkannt hatte, auf gemeinsamen Voraussetzungen in der Pariser Buchmalerei der Zeit um 1300; technisch bestehen zwischen den vor allem in den Köpfen ganz

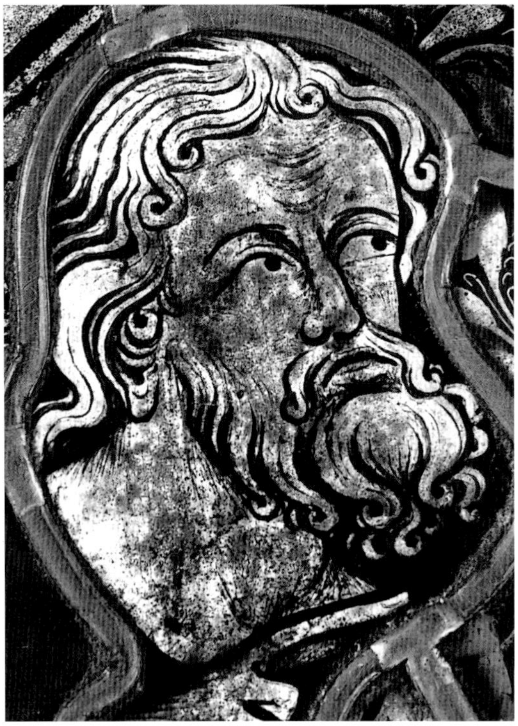

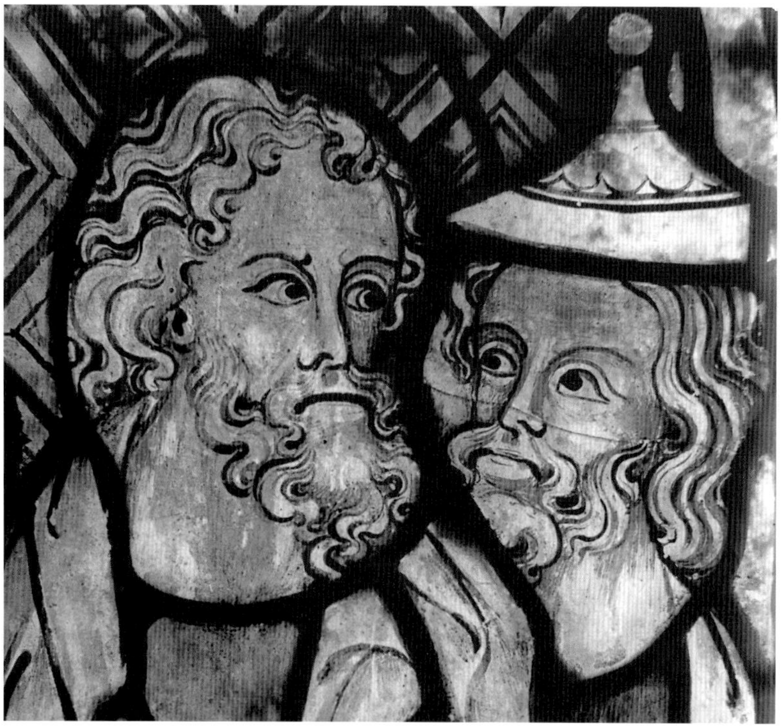

129. Jeremias (Ausschnitt). Esslingen (?), um 1335. Ehemals Bebenhausen, Zisterzienserkirche, Chor I. Altshausen, Schloß.
130. Moses mit Begleiter (Ausschnitt aus der Ehernen Schlage). Esslingen, um 1330. Esslingen, Frauenkirche, Chor I, 9 c.

von einer dichten, linienbetonten Zeichnung bestimmten Scheiben der Frauenkirche und der in den Gesichtern wie in den Gewändern fast porzellanhaft glatt wirkenden Modellierungen der Flächen in Saint-Ouen keinerlei Zusammenhänge. Dies wird deutlich, vergleicht man Details aus beiden Farbverglasungen jeweils mit Miniaturen der schon für den Franziskanerzyklus herangezogenen Londoner *Somme le Roy* (Abb. 126–128). Die ungewöhnlichen Bilderfindungen dieser Handschrift werden allgemein Meister Honoré zugeschrieben und um 1290/95 angesetzt. Ihre erneute Heranziehung bestätigt noch einmal die über den engeren Kreis der Bettelordensklöster hinausreichende Verbindlichkeit dieses Stils für die oberrheinisch-schwäbische Malerei des ersten Drittels des 14. Jahrhunderts. Dieses Beispiel zeigt aber auch, daß die Auseinandersetzung mit der Pariser Malerei dieser Zeit an Rhein, Neckar und Bodensee in aller Regel an Hand von Vorlagen oder Musterbüchern erfolgte, die ihren Vorbildcharakter auch dann keineswegs einbüßten, wenn ihre Stilrichtung in Paris längst durch neue Stilströmungen abgelöst worden war.

In dem sehr detaillierten Zeichnen auf möglichst farblosem oder farbschwachem Glas sah Wentzel schließlich einen Hinweis darauf, daß ihr Schöpfer kein Glasmaler im herkömmlichen Sinne gewesen sein könnte. Sieht man einmal von der aufgehellten Farbskala ab, so bestimmte diese Eigenart schon die um 1300 für das Chorachsenfenster der Wimpfener Dominikanerkirche und noch die um 1335 für das Ostfenster der Bebenhausener Klosterkirche geschaffenen Scheiben (Abb. 13–15, 67, 129). Auch dürfte der experimentelle Umgang mit Farbgläsern eher für einen Glas- als einen Buchmaler sprechen. Andererseits kann man davon ausgehen, daß in hochgotischer Zeit ein intensiver Austausch zwischen den seßhaft werdenden Werkstätten stattfand, und daß diese keineswegs auf eine Technik spezialisiert gewesen sein müssen, wie das Beispiel jener für die Zisterzienser in Bebenhausen tätigen Esslinger Werkstatt (s. S. 22–24) lehrt.

Die vom Rat mit der Ausführung des Bibelfensters für den Chor der Frauenkirche beauftragte Werkstatt ist auf Grund eines sehr uneinheitlichen Stils und einer stark schwankenden Qualität nur schwer zu beurteilen. Es gibt in der Mit-

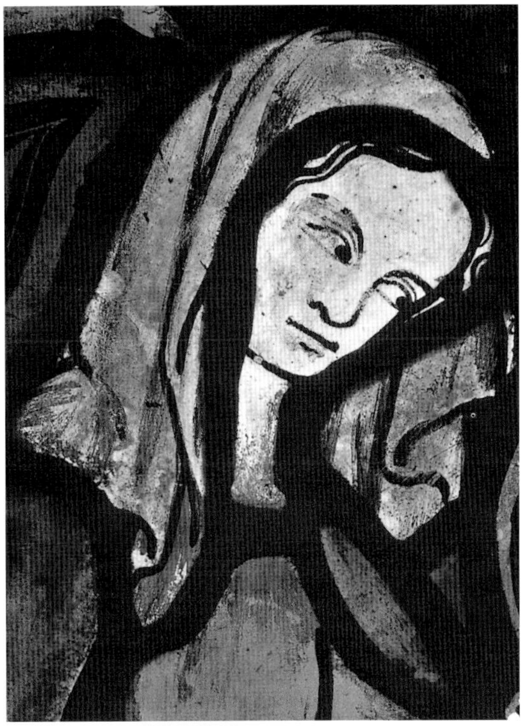

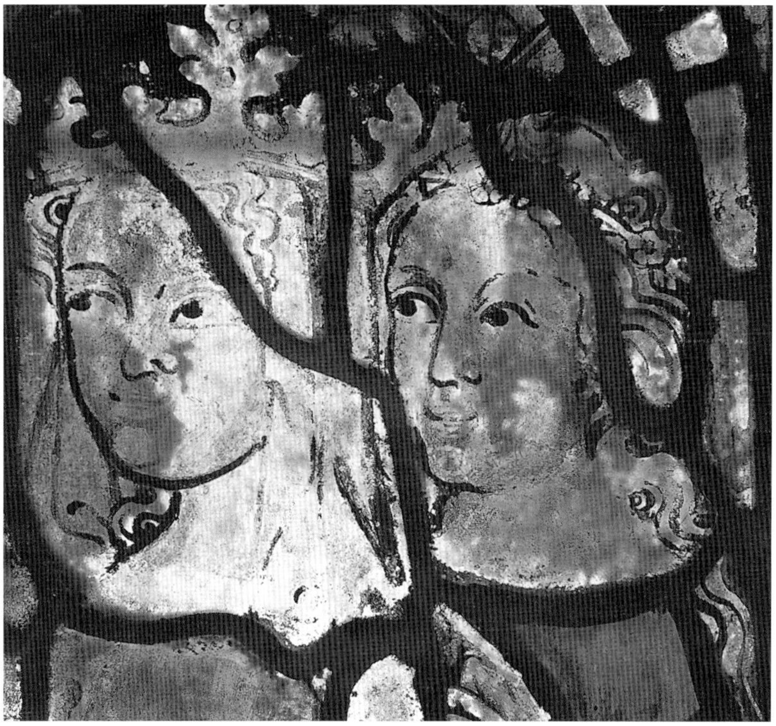

131. Hl. Anna (Ausschnitt aus dem Tempelgang Mariae). Esslingen, um 1330. Esslingen, Frauenkirche, Chor nord II, 4 a.
132. Königin von Saba mit Begleiterin vor Salomon (Ausschnitt). Esslingen, um 1330. Esslingen, Frauenkirche Chor I, 3 c.

telbahn ganz herausragende Scheiben wie die Geburt Christi (I, 2 b), die Anbetung der Könige (I, 3 b) und die Taufe Christi (I, 5 b). Auch in den Seitenbahnen finden sich Scheiben, die an diese Qualität heranreichen, etwa die Drei Männer bei Abraham (I, 6 a; Abb. 126), die Königin von Saba vor Salomo (I, 3 c; Abb. 132) oder Moses und Aaron (I, 9 c; Abb. 130), aber auch Scheiben, die durch ein groteskes Mißverhältnis zwischen zu großen Köpfen und zu schmächtigen Körpern bestimmt werden (Abb. 135).

Schließlich muß gefragt werden, wie diese Werkstatt, die über sehr unterschiedlich begabte Mitarbeiter verfügte, an Vorlagen gekommen ist, die von jenem in Paris geschulten Glasmaler für das Achsenfenster im Chor der Franziskanerkirche angefertigt worden waren. Vielleicht kann die Scheibe mit Achiors Geißelung (Abb. 133) hierzu einen Hinweis geben: Obwohl sie nicht vom Hauptmeister ausgeführt wurde, gelingt in ihr nicht nur die Übertragung des Vorbildes, sondern auch die Verknüpfung mit der für das Achsenfenster der Frauenkirche so charakteristischen Farbgebung in überzeugender Weise. In der lebendigen Zeichnung der Köpfe wie in der trocken gewischten Modellierung der Gewänder läßt diese Scheibe zugleich noch Bindungen an die Ausführung der Franziskanerscheiben erkennen. Sollte sie von einem Mitarbeiter geschaffen worden sein, der aus der Werkstatt des Franziskanermeisters kam und zumindest von einigen Feldern seiner so einzigartigen Schöpfung Vorlagen mitbrachte?

10	Jonas	Auferstehung Christi	Simson
9	Abrahams Opfer	Kreuzigung Christi	Eherne Schlange
8	Achior	Geißelung Christi	Makkabäer
7	Daniel und Habakuk	Vorführung Christi	Gefangennahme eines Propheten
6	Abrahams Mahl	Abendmahl	Passahmahl
5	Naaman	Taufe Christi	Reinigungsbad
4	Fluchtszene	Flucht nach Ägypten	Aussetzung Mosis
3	König und Frauen	Anbetung der Könige	Königin von Saba
2	*Brennender Dornbusch*	Geburt Christi	Aarons Stab
1	*Gideons Vlies*	Verkündigung an Maria	Verkündigung an Sarah
	a	b	c

Rekonstruktion des typologischen Zyklus nach WENTZEL. Der erhaltene Scheibenbestand ist durch gerade, der erschlossene durch *kursive* Schrift gekennzeichnet.

133. Kat. Nr. 67.

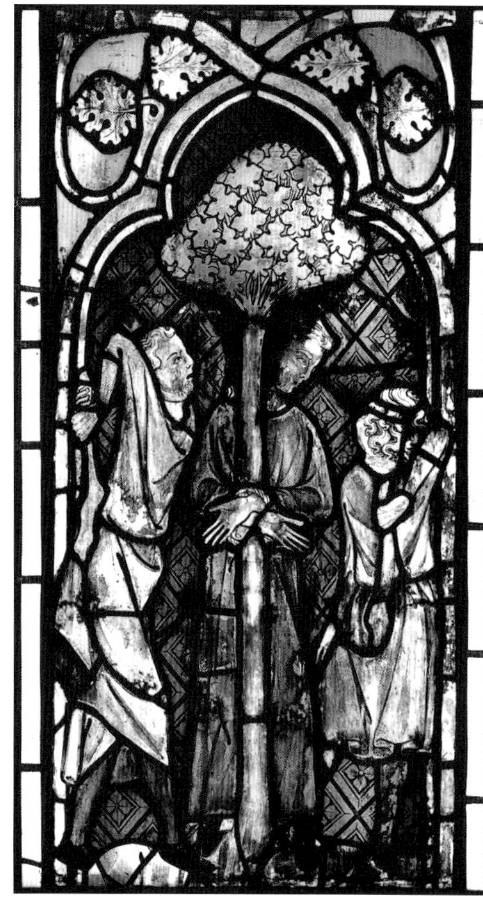

67

GEISSELUNG ACHIORS
Frauenkirche, Chor I, 8 a.
Esslingen, um 1330

H. 75,5 cm, B. 43,5 cm.
Bis auf ein modernes Flickstück links unten (1949) intakt erhalten, das ursprüngliche Erscheinungsbild jedoch durch den fleckig korrodierten Überzug zunehmend beeinträchtigt.

Das Bildschema der Franziskanerkirche (Kat. Nr. 49) wird bis auf eine Abweichung – beide Schergen schwingen Keulen – übernommen, nicht jedoch die Farbigkeit. Sie wird entscheidend aufgehellt und den Regeln der Farbverschränkung unterworfen: Gewänder und Keulen beider Schergen wechseln nun über Kreuz die dicht beieinander liegenden Töne Hellgelb/Wässriggelb. Für Achiors Gewand wird ein hellpurpurvioletter Ton gewählt; der ursprünglich karminrote Bildgrund war somit der einzige gesättigte Farbton.

Literatur: WENTZEL, 1958, S. 166, Abb. 331.

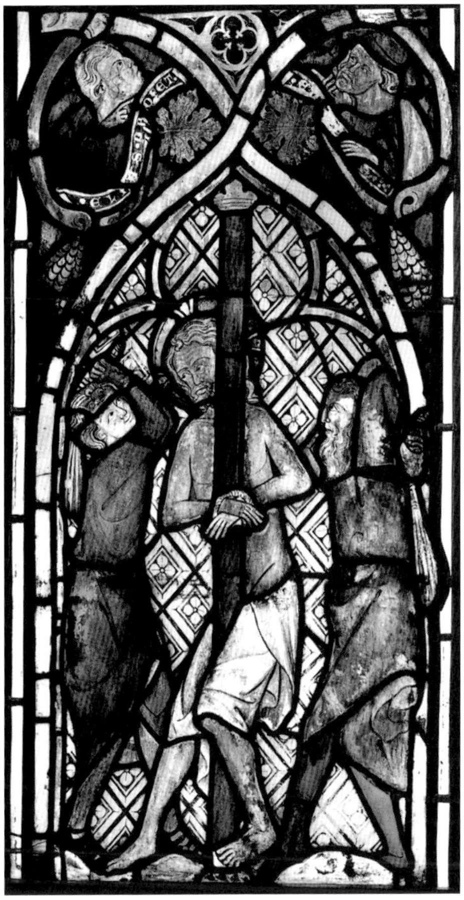

134. Kat. Nr. 68.

135. Kat. Nr. 69.

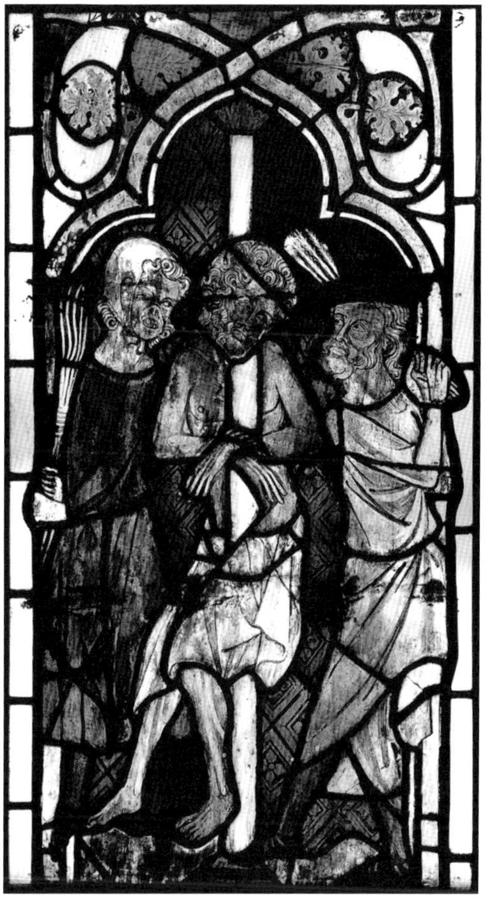

68

GEISSELUNG CHRISTI
Frauenkirche, Chor I, 8 b.
Esslingen, um 1330

H. 76 cm, B. 41,5 cm.
Maßwerkzwickel der Bogen-Paß-Rahmung 1863 im falschen Farbton ergänzt, sonst intakt erhalten. Erscheinungsbild wie bei 8 a verändert.

Abweichend von seinem Vorbild (Kat. Nr. 50) hat der entwerfende Meister aus dem Kantholz eine Säule mit Kapitell gemacht, beide Schergen mit Ruten versehen, sie jedoch gegensätzlich charakterisiert: jugendlich-elegant (man beachte die modischen Riemenschuhe!) und verbissen-alt. Statt alle Köpfe in strengem Profil zu geben, läßt er Christus mit dem linken Schergen Blickkontakt aufnehmen. Die Propheten tragen auf ihren Spruchbändern nur Namen (links Elias, rechts Ezechiel?), keine Sprüche. In der Ausführung sind zwei Hände zu unterscheiden.

Literatur: WENTZEL, 1958, S. 166, Abb. 332.

69

GEISSELUNG EINES MAKKABÄERS (?)
Frauenkirche, Chor I, 8 c.
Esslingen, um 1330

H. 75,5 cm, B. 43,5 cm.
Im Glasbestand intakt erhalten, jedoch stärker notverbleit und durch die korrodierten Schutzüberzüge beeinträchtigt. Randgläser ersetzt.

Die Gestalten dieser Scheibe sind nicht nur deutlich größer proportioniert als die ihrer beiden Gegenstücke, das Geschehen scheint sich ganz in den differenziert gezeichneten Köpfen zu konzentrieren. Entgegen der Vorlage (Kat. Nr. 51), die bis in die Farbgebung hinein beachtet wird, verkörpert der linke Scherge in seiner karikaturhaften Überzeichnung das Böse schlechthin. In den Köpfen kommt die ausführende Hand dem Hauptmeister (Abb. 130) trotz einer gewissen Trockenheit recht nahe, nicht jedoch in den müde und gebrochen wirkenden Körpern.

Literatur: WENTZEL, 1958, S. 166f., Abb. 333, 354.

Das Marienfenster und sein Meister

Im Gegensatz zum Achsenfenster schließt die architektonisch gestaltete spindelförmige Rahmung der Bildfelder direkt an das Pfostenwerk des Fensters an; ihre Form und Farbigkeit bleibt jedoch in allen drei Bahnen gleich: Ein gelber, innen genaster und außen mit gelben Blättern gegen grünen Grund besetzter Stab rahmt die Bildfelder. Außen wird er von einem weißen Perlband und einer gelben Maßwerkleiste gefaßt. Die Bildfelder werden stets mit blauem, die Zwickel mit rotem Blattrankengrund gefüllt, deren Muster von ungewöhnlicher Vielfalt und Pracht sind. Die Ausführung ist von hoher technischer Qualität; die partiellen Schwarzlotverluste sind auf längere Phasen mangelnder Pflege zurückzuführen. Stilistische Unterschiede sind in der Ausführung kaum festzustellen, doch scheint schon der Entwurf verschiedene Vorlagen verarbeitet zu haben, die an ihrer unterschiedlichen Mundzeichnung zu erkennen sind. Zur Charakterisierung des Meisters und seiner Herleitung vgl. S. 23f., 119f.

10	Schulgang Christi	Jesus im Tempel	Taufe Christi
9	Darbringung	Flucht	Kindermord
8	Anbetung	der	Könige
7	Geburt Christi	Verkündigung an die Hirten	Verehrung
6	*Verlobung Mariae*	Verkündigung	Heimsuchung
5	Maria am Webstuhl	Marienkrönung	Stabwunder
4	Tempelgang Mariae	Maria im Tempel	Maria am Lesepult
3	Goldene Pforte	Geburt Mariae	Bad der kleinen Maria
2	*Joachim und Anna (?)*	Joachims Opfer	Verkündigung an Anna
1	*David (?)*	Jeremias	*Salomo (?)*
	a	b	c

Rekonstruktion des Marienzyklus nach Wentzel.
Der erhaltene Scheibenbestand ist durch gerade, der erschlossene durch *kursive* Schrift gekennzeichnet.

70

BAD DER KLEINEN MARIA

Frauenkirche, Chor nord II, 3 c.
Esslingen, um 1330

H. 76 cm, B. 41,5 cm.
Glasbestand im Medaillon bis auf den 1863(?) durch einen blanken Scherben ersetzten Krug in der Hand der Amme intakt erhalten, im Medaillonrahmen zwei Krabben durch Flickstücke ersetzt sowie Flickungen in den oberen Zwickeln. Verbleiung 1863 erneuert. Das ursprüngliche Erscheinungsbild wird durch uneinheitliche Verwitterung und Verbräunung etwas beeinträchtigt, die Bemalung ist jedoch vorzüglich erhalten, im Gesicht Annas sind – durch Verwitterung allerdings verstärkt – sogar noch Reste der außenseitigen Schattenlagen zu erkennen.

Die andachtsbildartig aus der Darstellung der Geburt Mariens herausgelöste Badeszene gehört in ihrer Intimität zu den schönsten Bilderfindungen des Meisters. Die Amme, die mit dem Krug heißes Wasser in einem Holzbottich geschüttet hat, prüft noch einmal die Temperatur, bevor Anna das Kind hineinsetzen wird. Beide so unterschiedlich charakterisierten Frauengestalten – Anna als gealterte Bürgersfrau in grünem Gewand und rotem Mantel, den Kopf mit einem weißen Tuch bedeckt, die jugendliche Amme in enganliegendem hellvioletten Gewand, ihr hochgestecktes Haar unter einem Netz verbergend – schmiegen sich, das Kind umsorgend, in das spindelförmige Bildfeld.

Literatur: Wentzel, 1958, S. 156, Abb. 282, 311; Becksmann, 1995, S. 111.

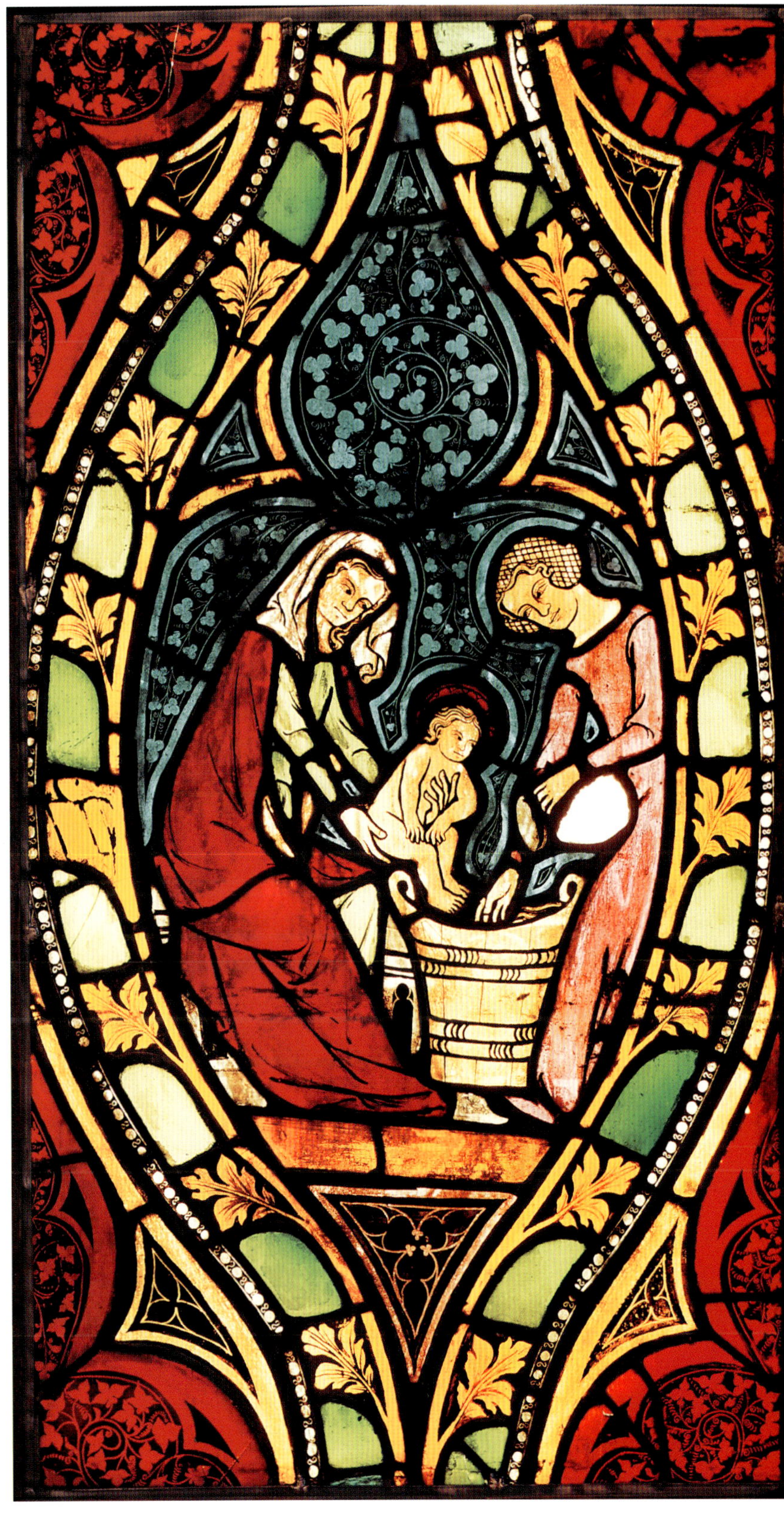

136. Kat. Nr. 70.

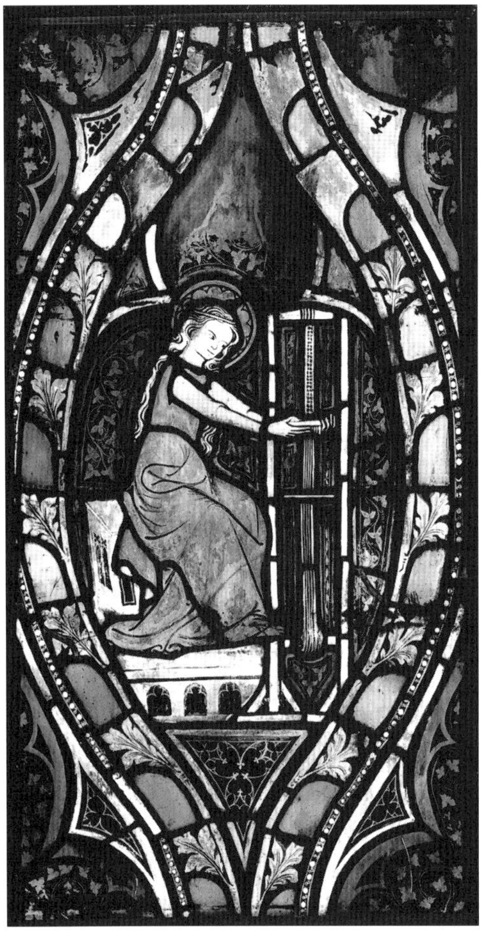

137. Kat. Nr. 71.

138. Kat. Nr. 72.

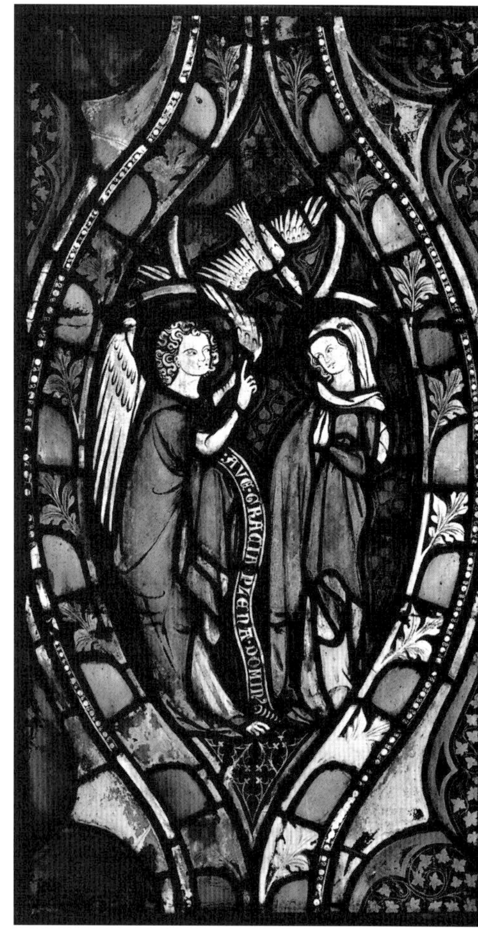

71
MARIA AM WEBSTUHL
Frauenkirche, Chor nord II, 5 a.
Esslingen, um 1330

H. 75,5 cm, B. 41,5 cm.
Glasbestand intakt erhalten, im oberen Drittel allerdings starke, durch Schwitzwasser und Eisbildung(?) verursachte Bemalungsverluste auf der Innenseite; dort auch stärker notverbleit.

Maria sitzt in einem grünen Gewand, über dem sie einen oben engen, unten weiten roten Überwurf trägt, auf einem ansatzweise verräumlichten weißen Thron an einem Borten-Webstuhl. Obwohl dieser in altertümlicher Weise in die Fläche geklappt ist, wird der Vorgang des Webens ebenso überzeugend veranschaulicht wie ihre Sitzhaltung. Wiederum ganz ungewöhnlich die andachtsbildartige Isolierung Mariae.

Literatur: Wentzel, 1958, S. 156, Abb. 293, 317.

72
VERKÜNDIGUNG AN MARIA
Frauenkirche, Chor nord II, 6 b.
Esslingen, um 1330

H. 75,5 cm, B. 41,5 cm.
Ohne ein einziges Flickstück, jedoch mit starken Schwarzlotverlusten im unteren und oberen Scheibendrittel. In dem durch die Windstangen geschützen Bildfeld weisen nur der rosaviolette Mantel des Engels und der blaue Rankengrund stärkere Verbräunungen auf.

Die Darstellung verzichtet auf jegliche Angabe von Örtlichkeit. Der Vorgang der Verkündigung wird ausschließlich durch Blicke, Gesten und Körperhaltung auf selten lebendige Weise veranschaulicht. Die Köpfe zeichnet darüber hinaus eine Anmut aus, die man in der Badeszene trotz ihrer Intimität vermißt. Man geht sicher nicht fehl, hier auch in der Ausführung den entwerfenden Meister zu sehen.

Literatur: Wentzel, 1958, S. 157, Abb. 283, 312.

Anmerkungen

ESSLINGEN UM 1300 ODER VON DER ORDNUNG DER WELT

[1] Als erster hat WERNER GROSS, Die Hochgotik im deutschen Kirchenbau. Der Stilwandel um das Jahr 1250, in: Marburger Jb. für Kunstwissenschaft 7, 1933, S. 23f., diesen ältesten deutschen Bettelordensbau einfühlsam gewürdigt. Mit seiner Datierung hatte sich bereits RICHARD KRAUTHEIMER, Die Kirchen der Bettelorden in Deutschland, Köln 1925, S. 69, auseinandergesetzt. In neueren Übersichtswerken – etwa bei NORBERT NUSSBAUM, Deutsche Kirchenbaukunst der Gotik. Entwicklung und Bauformen, Köln 1985, S. 98 – wird die Esslinger Dominikanerkirche meist nur vergleichsweise erwähnt. Eine Ausnahme bildet die Würdigung des Baues durch WOLFGANG BRAUNFELS, Die Kunst im Heiligen Römischen Reich Deutscher Nation III, 1981, S. 169, Abb. 151. Über ihre Geschichte, ihren Baubestand und seine Überlieferung liegt seit kurzem eine umfassende monographische Untersuchung vor: FALK JAEGER, Das Dominikanerkloster in Esslingen (Esslinger Studien, Schriftenreihe 13), Esslingen 1994.

[2] Vgl. hierzu JAEGER (wie Anm. 1), 1994, S. 70. Sollte die Farbverglasung der fünf zweibahnigen, zehnzeiligen Chorfenster in formaler und inhaltlicher Hinsicht derjenigen des zwischen 1260/70 entstandenen ersten Chores der Straßburger Dominikanerkirche (Abb. 24) entsprochen haben, so wäre ein bedeutender Vorläufer und mögliches Vorbild für die älteste Scheibengruppe der Stadtkirche in Esslingen selbst dem Bildersturm zum Opfer gefallen. Zu den in die Laurentiuskapelle des Straßburger Münsters übertragenen älteren Dominikanerscheiben vgl. VICTOR BEYER, in: Saarbrücker Hefte 4, 1956, S. 50–55, in: Cahiers alsaciens d'archéologie, d'art et d'histoire 1, 1957, S. 143–162, und in: Bulletin de la Société des Amis de la Cathédrale de Strasbourg 7, 1960, S. 76–82.

[3] Die Bedeutung dieses Neubaues wird sehr verschieden beurteilt. KLAUS JAN PHILIPP, Pfarrkirchen, Funktion, Motivation, Architektur, Marburg 1987, S. 104–106, betont die Absicht, die älteren Esslinger Bettelordenschöre an Größe und Pracht der Ausstattung übertreffen zu wollen, während nach BRAUNFELS (wie Anm. 1), 1981, S. 169, allein die Größe des Langhauses einen neuen Chor erzwang.

[4] Dies war etwa bei dem nach 1307 errichteten Chorneubau der 1870 zerstörten Straßburger Dominikanerkirche der Fall. Vgl. BECKSMANN, 1967, S. 126–129, und ROLAND RECHT, L'Alsace gothique de 1300 à 1365, Colmar 1974, S. 98–127. Der von WENTZEL, 1969, S. 86, Anm. 16, gegebene Hinweis auf den seit etwa 1260 errichteten Chor des Meißener Domes ist nicht stichhaltig, da hier nicht der Chorschluß, sondern zwei Joche des Langchores von vierbahnigen Fenstern durchbrochen werden. Vgl. hierzu EDGAR LEHMANN/ERNST SCHUBERT, Der Dom zu Meißen, Berlin 1970, S. 29, Abb. 88, 92, 109. Ein einziges Mal werden alle fünfzehn Fenster eines Langchores vierbahnig und zwanzigzeilig (!) gestaltet: in dem erst 1349 begonnenen, jedoch bereits 1329 geplanten Chor des Erfurter Domes. Vgl. hierzu BECKSMANN, 1995, S. 150, und FALKO BORNSCHEIN, in: CVMA Deutschland Studien II, Berlin 1996, Abb. 11f., 25–28.

[5] Die 1995 vom LDA vorgelegte dreibändige Grabungspublikation: Die Stadtkirche St. Dionysius in Esslingen (Forschungen und Berichte der Archäologie des Mittelalters in Baden-Württemberg 13/1–3), Stuttgart 1995, bleibt in dieser Frage in sich widersprüchlich.

[6] Exemplarisch dargestellt von FEKETE, 1993, S. 111–163.

[7] Zuletzt hierzu PHILIPP (wie Anm. 3), 1987, S. 76–86.

[8] Vgl. BECKSMANN, 1975, S. 71f., wo bereits darauf verwiesen wird, daß das vierbahnige Fenster über dem südlichen Seitenschiffportal des Freiburger Münsters zwei verschiedenen Stiftern verdankt wird, einer Familie Tulenhaupt und den Bergleuten der Grube Dieselmuot. Daß gemeinsame Stiftungen eines Fensters häufiger gewesen sein müssen, zeigen die um 1300 bzw. 1330 verglasten Hauptchorfenster des Regensburger Domes, das Achsenfenster H I mit drei Stifterbildern sowie die Triforienfenster des Chorschlusses, die Bahn für Bahn ein anderes Wappen tragen. Vgl. hierzu GABRIELA FRITZSCHE, Die mittelalterlichen Glasmalereien des Regensburger Domes (CVMA Deutschland XIII,1), Berlin 1987, Abb. 81–92, 94–98, 104–106.

[9] Jedenfalls gehört der heute über Aristoteles sitzende Architekturbaldachin (Abb. 56) auf Grund der Form und Farbigkeit seiner Randborten ursprünglich zum Autorenbild der Tugenden und Laster.

[10] BRAUNFELS (wie Anm. 1), 1981, S. 170, hat Letzteres angenommen. In dem seit 1281 errichteten und um 1290 verglasten Chor der ehemaligen Freiburger Dominikanerkirche dürfte ein monumentaler Standfigurenzyklus mit Aposteln zu seiten der Muttergottes die Fenster des Chorpolygons gefüllt haben, während die Medaillonscheiben mit Tugenden und Lastern, Monatsbildern, Bischöfen, Diakonen und Engeln in den Südfenstern des Langchores saßen. Zur Rekonstruktion der in Resten im Freiburger Münster und im Augustinermuseum erhaltenen Verglasung vgl. BECKSMANN, Die mittelalterlichen Glasmalereien in Freiburg i.Br. (CVMA Deutschland II,2), in Vorbereitung.

[11] Vgl. hierzu das vorzügliche Bildmaterial bei OTTO SCHMITT, Gotische Skulpturen des Straßburger Münsters, Frankfurt a.M. 1924, S. 20–26, XII–XVII, Taf. 81–90, 97–115, 129–139, sowie die ikonographischen und stilgeschichtlichen Ausführungen von HANS REINHARDT, La Cathédrale de Strasbourg, Paris 1972, S. 123–132. Zu monumentalen Thron-Salomonis-Darstellungen zuletzt BECKSMANN, in: Für irdischen Ruhm und himmlischen Lohn, Stifter und Auftraggeber in der mittelalterlichen Kunst (FS Beat Brenk), Berlin 1995, S. 247–263, vor allem S. 258f., Anm. 10.

[12] Grundlegend: WILLIBALD SAUERLÄNDER, Die kunstgeschichtliche Stellung der Westportale von Notre-Dame in Paris. Ein Beitrag zur Genesis des hochgotischen Stils in der französischen Skulptur, in: Marburger Jb. für Kunstwissenschaft 17, 1959, S. 6–11, Abb. 4, 7–15. Zu ikonographischen Einzelheiten vgl. außerdem DERS., Gotische Skulptur in Frankreich 1140–1270, München 1970, S. 132–135, Abb. 145–151.

[13] In der Grabungspublikation (s. Anm. 5) finden sich hierzu weder bei GÜNTER P. FEHRING/BARBARA SCHOLKMANN noch bei ANSTETT, 1995, S. 208f., nähere Angaben.

[14] ANSTETT, 1995, S. 15, verzeichnet unter Nr. 14 für den Zeitraum von 1280–1300 zahlreiche Quellenbelege für die Verhandlung von Rechtsangelegenheiten in der Stadtkirche, die in diesem Zusammenhang 1290 erstmals als *ecclesia sancti Dyonisij apud Ezzelingen* bezeichnet wird.

[15] ERNST SCHUBERT, Zum ikonographischen Programm der Farbverglasung im Westchor des Naumburger Domes, in: Deutsche Glasmalerei des Mittelalters II: Bildprogramme, Auftraggeber, Werkstätten, Berlin 1992, S. 43–52. Vgl. außerdem BECKSMANN, Esslingen, 1992, S. 34f., wo erst-

mals auf den Zusammenhang mit den französischen Weltgerichtsportalen aufmerksam gemacht wird.

[16] In der Glasmalerei ist bisher nur eine weitere, jüngere, bis auf das Spruchband ARISTOTELES DICIT fast vollständig erneuerte thronende Figur des Aristoteles im Straßburger Münster zu nennen. Im Rahmen einer *Psychomachie*, eines Kampfes der Tugenden und Laster, sind hier Aristoteles und Ezechiel als »Autoren« im westlichsten Obergadenfenster der Langhausnordseite dargestellt. Vgl. hierzu Victor Beyer, in: Les vitraux de la cathédrale Notre-Dame de Strasbourg (Corpus Vitrearum France IX,1), Paris 1986, S. 462–470, Fig. 408f.

[17] Dieses für Augustins Haltung gegenüber der Wirksamkeit der Naturgesetze sehr aufschlußreiche Zitat findet sich in der vorzüglichen Darstellung von Kurt Flasch, Das philosophische Denken im Mittelalter, Stuttgart 1986, S. 121f.

[18] Wentzel, 1958, S. 123. Zu Person und Werk des Esslinger Magisters vgl. neuerdings Klaus Graf, in: Die deutsche Literatur des Mittelalters, Verfasserlexikon IX, 1995, Sp. 1109–1111; dort wird Wentzels Vermutung jedoch als Spekulation zurückgewiesen.

[19] Codex Manesse. Die Miniaturen der Großen Heidelberger Liederhandschrift, Frankfurt a.M. 1988, S. 196f. Vgl. hierzu auch Borst, 1977, S. 96, 221.

[20] Zur Ikonographie dieser Verglasung vgl. Haussherr, 1979, S. 95–128, zur stilgeschichtlichen Lokalisierung und Datierung zuletzt Becksmann, 1995, S. 54–56. Zur Entwicklung des typologischen Bibelfensters vgl. Becksmann, 1986, S. 145–149, sowie ders., 1989, S. 362–365.

[21] Vgl. Bernhardt, 1983, S. 91, der in diesem Konrad, einem offenbar angesehenen und wohlhabenden Esslinger Bürger, den Leiter der nach seiner Meinung zwischen 1335 und 1350 tätigen »Lampertuswerkstatt« sieht, und im Anhang S. 98f., für 1364 und 1373 weitere Nennungen dieses Glasers vermerkt.

[22] Für einen um 1280 in Regensburg illuminierten hebräischen Pentateuch hat dies Robert Suckale, in: Kat. Ausst. Regensburger Buchmalerei, München 1987, S. 87f., überzeugend nachweisen können. Ohne nähere Begründung hält er ebenda auch die Miniaturen der Esslinger Machsor-Handschrift für regensburgisch. Beide Teile dieser Handschrift waren 1991 in Berlin in der Ausstellung »Jüdische Lebenswelten« zu sehen; vgl. daher Kat. Ausst. Jüdische Welten, Frankfurt a.M. 1991, S. 447f.

[23] Vgl. zuletzt hierzu Joachim Hahn, Jüdisches Leben in Esslingen (Esslinger Studien, Schriftenreihe 14), Esslingen 1994, S. 17f., Abb. 1–4.

[24] Zu beiden Beständen grundlegend Wentzel, 1958, S. 234–243, Abb. 577–597, 610f., Farbtaf. 12, sowie S. 177–189, Abb. 402–408, 410–420, 425–430.

[25] Beide Fenster sind bisher weder im Hinblick auf ihren Bestand und seine Überlieferung noch auf dessen stilgeschichtliche Einordnung näher untersucht worden. Vgl. daher einstweilen Gatouillat, 1994, S. 221, Fig. 205, Taf. XXIII, sowie S. 225, Fig. 209.

[26] Vgl. hierzu nochmals Wentzel, 1958, S. 24f., 181–183, Textabb. 5–7, sowie ders., 1949, S. 59f., Abb. 11–13. Der Vorschlag wurde bisher nur von Becksmann, 1988, S. 131, bzw. 1995, S. 111, aufgegriffen und von Robert Suckale, Die Hofkunst Kaiser Ludwigs des Bayern, München 1993, S. 142, Anm. 38, übernommen. Edeltraud Rettich, Staatsgalerie Stuttgart, Alte Meister, Stuttgart 1992, S. 54–56, hält an der alten Einordnung »Bodenseeschule« fest, obgleich sie Wentzels Vorschlag »vielleicht am überzeugendsten« findet.

ZUR ENTWICKLUNG ESSLINGENS IM 13. JAHRHUNDERT

[1] Die Erforschung der schriftlichen Quellen des Mittelalters, die von Otto Borst und Walter Bernhardt, den Archivaren des Esslinger Stadtarchivs, in den letzten Jahrzehnten geleistet wurde, ist für die archäologische Arbeit eine große Hilfe. Die beiden Überlieferungsstränge zu einem Gesamtbild zusammenzufügen, bleibt jedoch mit Schwierigkeiten verbunden.

[2] Die durch Baumaßnahmen bedingten Bodeneingriffe wurden in Esslingen in den zurückliegenden Jahren stets archäologisch begleitet. Einzelaspekte wurden in knappen Darstellungen bekannt gemacht, eine abschließende Behandlung steht jedoch noch aus.

[3] Günter P. Fehring/Barbara Scholkmann, Die Stadtkirche St. Dionysius in Esslingen a.N., Archäologie und Baugeschichte I (Forschungen und Berichte der Archäologie des Mittelalters in Baden-Württemberg 13,1), Stuttgart 1995.

[4] Dieser Befund wurde wie die anderen Befunde der unter der Leitung von Günther P. Fehring 1960–63 durchgeführten Grabung mit einer Decke überspannt und ist seit 1968 öffentlich zugänglich. Eine Neugestaltung des Grabungsmuseums ist derzeit in Vorbereitung.

[5] Vgl. Borst, 1977, S. 80–86, Bernhardt, 1984, S. 25, 34, sowie ders., in: Esslinger Studien 29, 1990, S. 2–5, 8.

[6] Da die Rechtsqualität einer Stadt archäologisch nicht faßbar ist, ist die Unterscheidung von Siedlungen, die noch nicht Stadt sind (und vielleicht nie geworden sind) und Städten auf der Grundlage der Sachkultur nicht möglich.

[7] Vgl. nochmals Borst, 1977, S. 86–89.

[8] Wenn Bernhardt, 1984, S. 88, bei der Datierung des Chores u.a. von einer Definition der für Esslingen »guten« Zeiten ausgeht, bei denen ihm ein solches finanzielles Engagement möglich erscheint, und bürgerliche Stiftungen einen Chorneubau erfordern, liegt das ermittelte Datum der Holzfällung außerhalb dieser Bereiche. Auch die Datierung von Koepf, 1983, S. 46, der die Jahre 1330/50 vorschlägt, erscheint damit hinfällig.

[9] Grundlegend: Falk Jaeger, Das Dominikanerkloster in Esslingen (Esslinger Studien, Schriftenreihe 13), Esslingen 1994. Vgl. außerdem Walter Bernhardt, Esslingen im Früh- und Hochmittelalter. Gedanken zur Geschichte und Topographie, in: Esslinger Studien 23, 1984, S. 27f., 33f., sowie ders., 1989, S. 3–7.

[10] Zur Geschichte der Franziskaner in Esslingen vgl. Uhland, 1973, S. 304–348.

[11] Bernhardt, in: Esslinger Studien 25, 1986, S. 10.

[12] Der Geiselbach wurde im Auftrag des Tiefbauamtes der Stadt Esslingen vermessen, der historische Bestand seiner Fassungsmauern und Gewölbe dokumentiert. Vgl. Karlheinz Eckhardt, Der Geiselbach. Baugeschichtliche Forschungen 1989–1992, Esslingen 1993.

[13] Vgl. hierzu Hartmut Schäfer, in: Archäologische Ausgrabungen in Baden-Württemberg 1987, S. 196–199, sowie Michael Weihs, ebenda 1992, S. 300–303.

[14] Werner Haug, Das St.-Katharinen-Hospital der Reichsstadt Esslingen (Esslinger Studien, Schriftenreihe 1), Esslingen 1965.

[15] Bei Fundamentuntersuchungen am südwestlichen Strebepfeiler des Langhauses wurde der anstehende Boden bei einer Tiefe von 7 m noch nicht erreicht (Dokumentation LDA, ES 15). Anstett, 1995, S. 195, datierte die Langhauserweiterung »um 1370/80«, dem steht jedoch das

dendrochronologische Datum 1313 für den Dachstuhl entgegen; vgl. ebenda, S. 348f.

16 Ins Deutsche übertragen lautet sie: Anno Domini 1237 sind wir Minderbrüder in diese Stadt eingezogen, um dauerhaft hier zu bleiben.

17 Diese Ansicht vertrat Bernhardt, 1984, S. 27.

18 Vgl. hierzu Walter Bernhardt und Hans Koepf, in: Kat. Ausst. Die Pfleghöfe in Esslingen, Esslingen 1992, sowie Elisabeth Bunner, in: Esslingen. Geschichte – Wirtschaft – Persönlichkeiten 3, 1993.

19 Hartmut Schäfer/Uwe Gross, in: Archäologische Ausgrabungen in Baden-Württemberg 1989, S. 326–332.

20 Unveröffentlichtes Ms. von Dorothee Ade-Rademacher, 1996 (LDA).

21 Dokumentation LDA 1990, ES 25.

22 Diese These äußerte Bernhardt (wie Anm. 5), 1990, S. 15; vgl. hierzu auch Hans Koepf, in: Esslinger Studien 25, 1986, S. 33–68.

23 Die Karte beruht auf der historischen, baugeschichtlichen und archäologischen Literatur sowie auf bisher unveröffentlichten Unterlagen des LDA.

24 Bernhardt, in: Esslinger Studien 25, 1986, S. 10.

25 Ganze GrundRisse aller Häußer, Gütter, Wäsen, Algemeinden, Straßen, Weegen u.d.g. so in der des Heylig. Röm. Reichs Stadt Eßlingen Territorial und Zehend Marckung nach der Anno 1769 neuen Einrichtung sich befinden. Verfertiget von Johann Gottlieb Kandler, Feldmeßer alhier, Anno 1774 (Stadtarchiv Esslingen).

26 Bernhardt (wie Anm. 5), 1986, S. 1–19, hält den Übergang über den Neckar für eine spätere Entwicklungsstufe, während der Fernweg in Richtung Cannstatt rechts des Neckars verlaufen sei. Auf diese These, die die Annahme einer Furt über den Neckar in den Bereich der Legende verweist, soll hier nicht näher eingegangen werden. Eine künstliche Verlegung des Neckars in den achtziger Jahren des 13. Jh. wäre jedoch eine beachtliche Ingenieursleistung. Die im Bereich des heutigen Wehrneckars festgestellten Trockenlegungsmaßnahmen von 1222/23 könnten auch als Indiz dafür verstanden werden, daß eine natürliche Verlagerung des Hauptflußbettes stattgefunden hat. Vgl. hierzu auch Otto Borst, Die Esslinger Pliensaubrücke (Esslinger Studien, Schriftenreihe 3), Esslingen 1971, S. 54–84.

27 Archäologische Untersuchung des Hofraumes und von Teilen der Gebäude (Dokumentation 1989 LDA, ES 22); Gutachten zum historischen Baubestand des Grundstücks von Burghard Lohrum (LDA, Ortsakten).

28 Dokumentation 1990 LDA, ES 24 (Datierung durch Hans-Jürgen Bleyer).

29 Der Neckarübergang, ob auf Booten, über eine Furt oder eine hölzerne Brücke, kann nicht so unbedeutend gewesen sein, wie Bernhardt (s. Anm. 26) annimmt.

30 Vgl. hierzu Hans Koepf, in: Esslinger Studien 24, 1985, S. 225–242.

31 Uhland, in: Alemania Franciscana Antiqua 19, 1974/76, S. 6.

32 Vgl. hierzu Hartmut Schäfer, in: Archäologische Ausgrabungen in Baden-Württemberg 1991, S. 250–257, 1992, S. 339–343, sowie Joseph A. Elders, Farmers, Friars, Millars, Tanners. A study of the development of a late medieval suburb based on recent excavations on the site of a Carmelite friary in the Obertorvorstadt, Esslingen am Neckar, Germany, unveröffentlichte Diss. Nottingham 1996.

33 Zur Konkurrenzsituation der Ordensklöster in den Städten vgl. allgemein Brigide Schwarz, in: Kat. Ausst. Die Stadt im Wandel IV, Braunschweig 1985, S. 63–73. Konflikte zwischen kirchlichem und weltlichem Rechtsbereich blieben nicht aus. Im mittleren Neckarraum war Esslingen in der fraglichen Zeit die Stadt mit der größten Anzahl von Kirchen, Kapellen, Klöstern und Klausen.

34 Nach der Auswertung durch A. Billamboz, LDA, ist der letzte erhaltene Wachstumsring in des Jahr 1268 zu datieren, die Fällung um 1288 anzunehmen.

35 Für das 13. Jh. sind fünf Mühlen überliefert. Die vermutlich nur saisonweise betriebene Klostermühle läßt sich mit keiner Quelle verbinden. Vgl. hierzu nochmals Bernhardt (wie Anm. 11), 1986, S. 2–10.

36 Zum Kandlerschen Riß vgl. Anm. 25.

37 Aufschluß Erweiterungsbau Fachschule Technik (Dokumentation 1993 LDA, ES 30).

DIE STADTKIRCHE ST. DIONYS UND IHRE GLASMALEREIEN

1 So hat er einen Kostenvoranschlag vom 1. Oktober 1898 in Höhe von M 1642,– für eine Restaurierung, d.h. für eine stilgerechte Wiederherstellung bzw. Erneuerung der Farbfenster, mit dem Vermerk versehen: »Lieber nicht!« Die 1899 durchgeführten Maßnahmen beschränkten sich denn auch auf *Reparaturen der alten gemalten Fenster*, für die die Werkstatt Waldhausen & Ellerbeck, Stuttgart, lediglich M 165,– in Rechnung stellte, während die Neuanfertigung der Maßwerkverglasungen für die drei mittleren Chorfenster Kosten in Höhe von M 1350,– verursachte. Diese Angaben finden sich bereits bei Wentzel, 1958, S. 55, Anm. 7. Bisher nicht bekannt war, daß schon 1862 *die Reinigung und Ergänzung dieser so werthvollen Glasmalereien in dem Chor* in Angriff genommen werden sollten. Für 226 Scheiben wurden damals 375 fl. veranschlagt. Zuvor hatte man mit dem Reutlinger Glasmaler Friedrich Pfort Kontakt aufgenommen; es kam jedoch zu keiner Beauftragung. 1862 wurden nur kleinere Ausbesserungen und Reparaturen durch die Esslinger Glaser Frasch und Günther durchgeführt. Hätte man damals Pfort beauftragt, hätte dieser wie im Chor der Tübinger Stiftskirche alle gesprungenen Teile, vornehmlich in den Köpfen, durch Kopien und sämtliche Flickstücke durch freie Ergänzungen ersetzt, die originalen Teile als Anschauungsmaterial behalten oder verkauft. Vgl. hierzu Rüdiger Becksmann, Die mittelalterlichen Glasmalereien in Schwaben von 1350 bis 1530 (CVMA Deutschland I,2), Berlin 1986, S. 263, Abb. 440–443, 465–476.

2 Da Demmler, 1900, S. 103, ausdrücklich vermerkt, daß das Maßwerk der Chorfenster »bis 1899 nur mit weißem Glas versehen« gewesen sei, ist die ursprüngliche Farbverglasung der Maßwerke möglicherweise bereits während der für die Jahre 1703/05 überlieferten Innenrenovierung der Stadtkirche dem gesteigerten Lichtbedürfnis dieser Zeit zum Opfer gefallen. Damals wurden auch die Gewölbe und Wände des Chores neu bemalt. Vgl. hierzu die Quellennachweise bei Anstett, 1995, S. 20, Nr. 92.

3 Am 12. Mai 1828 beschloß die Stiftungsverwaltung laut Protokoll, *die in der Stadtkirche befindl. gemalt. Fenster nach u. nach u. zwar jedes Jahr eines derselben herstellen zu lass., u. sogl. mit Draht zu vergittern. Zur Reparation* [sind] *die in der untern Kirche* [Franziskanerkirche] *befindl. gemalten Scheiben zu verwenden, daß doch wenigstens eines dieser Alterthümer vollständig erhalten wird* (Esslingen, StA, Stiftungsverwaltung 166). Mit der Durchführung dieser Arbeiten wurde 1829 der Esslinger Glasermeister Günther d.Ä. beauftragt, während die auf der Verbleiung in nord III, 2 b eingeritzte Jahreszahl 1839 (Abb. 106) vermutlich das

Ende dieser Arbeiten bezeichnet. Für jedes der fünf Fenster hätte man dann zwei Jahre benötigt.

[4] Dies kommt vor allem in den Besprechungen des in höchstem Maße bewundernswerten Werkes durch Louis Grodecki, in: Gazette des Beaux-Arts 52, 1958, S. 254f., Aron Andersson, in: Kunsthistorik tidskrift 28, 1959, S. 64f., und nicht zuletzt durch Jean Lafond, den Begründer der französischen Glasmalereiforschung, in: Archaeological Journal 116, 1961, S. 271–273, zum Ausdruck, wo es zusammenfassend heißt: »Such an opportunity for enligtening comparisons and deep-going analyses only occurs in very few privileged cities, such as York, Rouen, Troyes and Florence«.

[5] Georg Dehio, Handbuch der Deutschen Kunstdenkmäler III, Süddeutschland, Berlin ²1920, S. 132. Der Frühdatierung in die Zeit von 1275–1300 durch Hans Arnold, Die Stadtkirche St. Dionys in Esslingen a. N. (Veröffentlichungen des Württembergischen Landesamtes für Denkmalpflege), Würzburg 1935, S. 67, 82, hatte Hans Klaiber, in: Württembergische Vierteljahreshefte für Landesgeschichte 42, 1936, S. 256ff., entschieden widersprochen, und eine Datierung in die ersten beiden Jahrzehnte des 14. Jh. vorgeschlagen.

[6] Erstmals angedeutet in: 1200 Jahre Stadtkirche St. Vitalis und St. Dionys Esslingen a. N., Frankfurt/Main (1963), S. 25. Auf einen am 20. Januar 1969 von Peter Anstett in Tübingen gehaltenen Vortrag nahm dann Wentzel, 1969, S. 80–82, Bezug. In der 1995 aus dem Nachlaß herausgegebenen abschließenden Darstellung greift Anstett, S. 175f., ähnliche, 1969 erstmals publizierte Überlegungen Becksmanns, nicht jedoch diejenigen Wentzels auf. Seine diesbezüglichen Erörterungen bleiben, da sie sich nicht auf Befundbeobachtungen an den Glasmalereien stützen, hypothetisch-spekulativ.

[7] Vgl. Becksmann, 1979, S. LIII–LVI. Diese These war in Esslingen am 15. Januar 1976 und am 14. Juni 1990 vorgetragen und in der letzten Fassung 1992, S. 21–62, veröfffentlicht worden. Zur Frage der Wiederverwendung älterer Glasmalereien in jüngeren Farbverglasungen allgemein ders., in: Zs. des Deutschen Vereins für Kunstwissenschaft 23, 1969, S. 11f., Anm. 12.

[8] Die 1993/94 im Auftrag des LDA von Hans-Jürgen Bleyer durchgeführten Untersuchungen sind noch nicht veröffentlicht. Aus den mir überlassenen Unterlagen geht jedoch eindeutig hervor, daß für die in Höhe der Spornspitze des Strebepfeilers zwischen den zweibahnigen Fenstern nord IV und V in der Mauer bzw. im Gewände verbliebenen eichernen Gerüsthölzer ebenso wie für diejenigen in den Bogensteinen des Maßwerks von Fenster nord II ein Fälldatum 1295 bzw. 1295/96 ermittelt werden konnte. Da Gerüsthölzer in aller Regel sofort verarbeitet und verwendet wurden, ist damit auch die Vierbahnigkeit der Chorschlußfenster für diese Zeit gesichert.

[9] Die Ergebnisse der dendrochronologischen Untersuchungen des Chordachwerks durch Bernd Becker/Hans-Jürgen Bleyer/Burghard Lohrum sind im Anhang zu Anstett, 1995, S. 345–365, veröffentlicht; sie legen eine Fertigstellung des Chores im Jahre 1297 nahe.

[10] Hannelore und Rainer Jooss, Esslingen, St. Dionys (Kleine Kunstführer Nr. 12 299), Regensburg 1997, berufen sich hierfür auf Matthias Untermann und nehmen darüber hinaus offenbar an, daß der 1297 fertiggestellte Chor auch im Chorschluß lediglich zweibahnige Fenster besaß.

[11] Von historischer Seite hatte bereits Bernhardt, 1983, S. 89–93, den Neubau des Chores einschließlich der aus der Lampertus-Werkstatt stammenden Fenster in die Zeit bald nach 1330 bis 1350 gerückt, da erst in dieser Zeit für Stadt und Domkapitel ein entsprechender Handlungsbedarf bestanden habe und die finanziellen Voraussetzungen zu seiner Umsetzung gegeben gewesen wären. Nach Bekanntwerden der dendrochronologischen Daten für das noch bestehende Chordachwerk (s. Anm. 10) korrigierte Bernhard, 1991, S. 88–94, sein Datum der Fertigstellung des Chores auf »um 1355« und rückte die Ausführung der Farbverglasung – mit Ausnahme des Marienfensters, das bereits den Vorgängerchor geziert habe –, in die Zeit zwischen 1355 und 1370.

[12] Im Gegensatz zu Wentzel, 1958, S. 101, der im Marienfenster das frühere Achsenfenster vermutet hat, hatte Becksmann noch 1992, S. 36, eine Herkunft aus dem vierbahnigen Fenster der Westfassade angenommen.

[13] An Beispielen aus der Zeit vor und nach 1300 sind Münchenbuchsee und Kappel am Albis (Abb. 63) zu nennen. Vgl. Beer, 1956, S. 98–119, Taf. 51–66, sowie dies., 1965, S. 13–40, Taf. 1–27.

[14] Zur Geschichte dieses Baues und seiner Verglasung vgl. Becksmann, 1967, S. 126–131, zu der bereits in der Einführung im Zusammenhang mit der Esslinger Dominikanerkirche erwähnten Scheibengruppe aus dem 1260 vollendeten Chor nochmals Beyer, in: Bulletin de la Société des Amis de la Cathédrale de Strasbourg 7, 1960, S. 76–82, zum Achsenfenster des nach 1307 errichteten Chores Gatouillat, 1994, S. 211f., Fig. 194.

[15] Eines der frühesten Beispiele für solche asymmetrischen Lösungen hat sich in der Ostchorverglasung des Naumburger Domes erhalten. Vgl. Becksmann, 1995, S. 112.

[16] Als Einführung noch immer grundlegend: Peter Bloch, Typologische Kunst, in: Miscellanea Mediaevalia 6, Berlin 1969, S. 127–142, und ders., in: Handbuch zur Ausstellung Monumenta Judaica, 2000 Jahre Geschichte und Kultur der Juden am Rhein, Köln 1963, S. 735–786.

[17] Zum Jessefenster in St. Kunibert vgl. Becksmann, 1995, S. 52–54, zum Bibelfenster im Dom Rode, 1974, S. 48–57, Abb. 3–42. Die entwicklungsgeschichtliche Bedeutung dieser Inhalt und Form ganz neu strukturierenden Fensterschöpfung hat Kemp, 1991, überzeugend herausgearbeitet.

[18] In einer der monumentalsten Bildkompositionen des Wurzel-Jesse-Themas, der um 1220/30 entstandenen Holzdecke in St. Michael zu Hildesheim, wird dem aus der Seite Jesses herauswachsenden Stammbaum Christi, wie im Legdener Jessefenster, die Darstellung des Sündenfalles vorangestellt. Vgl. hierzu Johannes Sommer, Das Deckenbild der Michaeliskirche zu Hildesheim, Hildesheim 1966, S. 70–76.

[19] Sie fehlen auch bei dem gegen 1280 für den Chor der Oppenheimer Katharinenkirche geschaffenen Bibelfenster. Vgl. Becksmann, 1989, S. 362–365. Wird hier vielleicht eine für die Region Mainz-Worms-Speyer charakteristische Sonderform erkennbar?

[20] Zuletzt hierzu Brinkmann (1984).

[21] Zu Rufach vgl. Becksmann, 1986, S. 143–152, zu Stetten Wentzel, 1958, S. 197–211, Farbtaf. 9, Abb. 470, 474–505.

[22] Zu Paris vgl. Robert Branner, The painted Medallions in the Sainte-Chapelle in Paris, in: Transactions of the American Philosophical Society 58, 1969, S. 3–42, zu Konstanz Walz, 1989, S. 97–119, 146–156, 204, Abb. 30–126. – Das um 1280 entstandene Märtyrerfenster im Langhaus des Freiburger Münsters (Becksmann, 1995, S. 93f.) enthielt ursprünglich sechzehn Medaillons mit Martyrien männlicher und weiblicher Heiliger, darunter auch dasjenige Leodegars.

[23] Wentzel, 1958, S. 120–122, hat nicht mit einer entsprechenden Sockelzone gerechnet und daher Spekulationen darüber angestellt, ob nicht ursprünglich die von Thomas von Aquin († 1274) aufgestellten vier-

zehn Artikel des Glaubensbekenntnisses dargestellt waren. Dies kann jedoch ausgeschlossen werden, da zwei Artikel versehentlich zweimal verwendet wurden und drei fehlen, obgleich nur zwei Apostel verloren sind.

[24] Man lese dieses Erbauungsbuch in der Übersetzung von Otto Seel, Der Physiologus, Tiere und ihre Symbolik, Zürich [7]1995, sowie sein facettenreiches Nachwort als Einführung in die überaus verworrene Überlieferungsgeschichte. Vgl. hierzu außerdem Nikolaus Henkel, Studien zum Physiologus im Mittelalter (Hermaea, Germanistische Forschungen NF 38), Tübingen 1976, und Paul Michel, Tiere als Symbol und Ornament, Wiesbaden 1979.

[25] Um 1270/80 in den Bibelfenstern aus der Wimpfener Ritterstiftskirche und der Rufacher Marienkirche, aber auch schon um 1260/70 im Maßwerk des dreibahnigen Achsenfensters im Chor des Meißener Domes, einer Vorform des dreibahnigen typologischen Fensters, in welcher die Gegenüberstellung alt- und neutestamentlicher Szenen noch mit über Prophetenpaaren thronenden Vorfahren, einer den älteren Jessefenstern verpflichteten Darstellungsform, verbunden worden war. Vgl. hierzu Becksmann, 1986, S. 146–148.

[26] Auffällig häufig begegnet dies in Österreich: um 1290 in den Fenstern des Babenberger Stammbaums im Brunnenhaus des Zisterzienserklosters Heiligenkreuz und um 1330 in den Resten der nach dem Vorbild des berühmten Verduner Altars geschaffenen typologischen Kreuzgangsverglasung des Augustinerchorherrenstifts Klosterneuburg bei Wien. Zu beiden Farbverglasungen vgl. Eva Frodl-Kraft, in: CVMA Niederösterreich II,1, Wien 1972, S. 113–125, 165–199, Abb. 349–393, 531–631.

[27] Noch 1992 hatte Becksmann, Esslingen, S. 34, angenommen, die Scheiben des Credo-Tugenden-Zyklus seien ursprünglich schmäler gewesen und »nach 1330 durch eine Eichenlaubborte auf das Maß der übrigen Scheiben gebracht worden«. Der technische Befund spricht jedoch für eine Gleichzeitigkeit von Binnenfeld und Borten.

[28] Zur einzigartigen Architektur dieses Baues und seiner Farbverglasung vgl. noch immer Lisa Schürenberg, Die kirchliche Baukunst in Frankreich zwischen 1270 und 1380, Berlin 1934, S. 206–212, Taf. 92f., und Louis Grodecki, Les vitraux de Saint-Urbain de Troyes, in: Congrès archéologique de France 113, Troyes 1955, S. 123–138.

[29] Zum Vergleich heranziehen lassen sich vor allem die heftig bewegten Engel in den Maßwerkrosetten der gegen 1270 anzusetzenden westlichen Obergadenfenster, aber auch die kleinen Figuren, die in den Bahnen darunter die Baldachine bevölkern. Aber auch zu fast allen Ornamentborten finden sich dort die Vorbilder. Vgl. hierzu Wild-Block, in: Corpus Vitrearum France IX, 1, 1986, S. 289–298, Fig. 260–262, sowie S. 300–310, vor allem Fig. 286–289, 338.

[30] Einen Glasmaler des 13. Jh. in den Quellen nachweisen zu wollen, bleibt ein aussichtsloses Unterfangen. Vielleicht aber vermag der Vorname *Lampertus* insofern einen Hinweis auf Speyer zu geben, als der Hl. Lambrecht in der Pfalz seit dem späten 10. Jh. besonders verehrt worden war; ein später von Dominikanerinnen übernommenes Benediktinerkloster wie der daraus hervorgegangene Ort trägt seinen Namen. Noch Mitte des 14. Jh. hieß ein Speyerer Bischof Lambert von Burn (1364–1371). Ihn in dem zu Füßen des Hl. Dionys Dargestellten zu identifieren, wie dies Bernhardt, 1991, S. 93, versucht hat, ist jedoch schon der Tracht wegen auszuschließen.

[31] Noch um 1315 wurde ein derartiges Bildprogramm im Chor des Regensburger Domes im Maßwerk des Apostelfensters mit den Darstellungen ihrer Martyrien in den Fensterbahnen verbunden. Vgl. hierzu Fritzsche, 1987, S. 45f., 56–58, Abb. 53, 62–64.

[32] Vgl. hierzu wiederum Willibald Sauerländer, Gotische Skulptur in Frankreich 1140–1270, München 1970, S. 160f., Abb. 229–233, und Wild-Block, in: Corpus Vitrearum France IX,1, Paris 1986, S. 284–462.

[33] Darauf hat schon Wentzel, 1958, S. 70, unter Verweis auf die grundlegende Untersuchung von Karl Müller, Die Eßlinger Pfarrkirche im Mittelalter, Stuttgart 1907, S. 62, aufmerksam gemacht.

[34] Vgl. hierzu Becksmann, 1967, S. 14–18, und zuletzt ders., in: Kat. Ausst. Straßburg 1989, S. 296–305.

[35] Hierauf hat bereits Becksmann, 1967, S. 17, hingewiesen und damit die von Wentzel, 1958, S. 39, erwogene direkte Ableitung von französischen Farbverglasungen zurückgewiesen. Aber auch die Vorbilder für die Randborten finden sich in Straßburg in dem um 1260/70 ausgeführten Langhausfenster NORD IV. Vgl. hierzu Wild-Block (wie Anm. 32), 1986, Fig. 263.

[36] Sie sind sicher nicht, wie Wentzel, 1958, S. 99–101, annahm, einer nachträglichen Verbreiterung zuzuschreiben, auch nicht mit dem Argument, daß nur dadurch ihre häufig gestörte Anordnung zu erklären sei. Vielmehr gehen diese Mißverständnisse sicher auf die Neuverbleiung im frühen 19. Jh. zurück. Damals hat man den vor allem im Marienfenster hochkomplizierten, sich nach oben verjüngenden Architekturaufriß mit seinen unterschiedlich proportionierten Fialentürmchen und unterschiedlich breiten Randstreifen auf Grund der bereits durch das Ineinanderschieben von zwei Fenstern verursachten Störungen nicht durchschaut.

[37] Zu Kappel vgl. Beer, 1965, S.13–40, Farbtaf. 1, Taf. 1–27, und Becksmann, 1967, S. 86-91, Abb. 58-60, zu Konstanz ders., 1979, S. XLVI-LII, 147, Textabb. 25f., zu Heiligkreuztal Wentzel, 1958, S. 190–196, Farbtaf. 7f., Abb. 431–469, und Becksmann, 1967, S. 32, 84–86, Abb. 66f.

[38] Voraussetzungen hierfür muß es, wie das Mutziger Kreuzigungsfenster zeigt, in Straßburg gegeben haben. Ohne solche Voraussetzungen ist etwa das um 1300 entstandene Westfenster der Freiburger Dominikanerkirche (Becksmann, 1995, S. 99–101) gar nicht denkbar.

[39] Vgl. etwa die Reste der um 1280/90 für den Chor der Freiburger Dominikanerkirche geschaffenen Farbverglasung (Becksmann, 1995, S. 95f.).

[40] Demmler, 1900, S. 99, äußerte die Vermutung, daß diese Zyklen bereits »bei der Chorrestauration in den 60er Jahren des 17. Säculums« (gemeint ist wohl die für 1703/05 überlieferte Renovierung des Innenraumes) aus anderen Kirchen hierher verbracht worden seien, während Wentzel, 1958, S. 108, den heutigen Standort der beiden Christuszyklen in nord III für den ursprünglichen hielt. Becksmann, Esslingen, 1992, S. 43f., hatte die Frage des Standorts offen gelassen.

[41] Als einziger hatte dies bisher Frenzel, 1995, S. 313–317, auf Grund umfangreicher Scherbenfunde (II, 1–20) angenommen, die er zu Recht der jüngeren Chorverglasung zugewiesen hat. Auch die von ihm um 1300 datierten Reste von Grisailleornamenten (III, 32–39) könnten nach unseren Überlegungen (s. S. 45) zu diesen beiden Fenstern gehört haben.

[42] Man vergleiche hierzu nur die Szene mit Maria am Webstuhl in beiden Verglasungen (Becksmann, Esslingen, 1992, Abb. 27f.), um das Abhängigkeitsverhältnis richtig zu beurteilen.

[43] Solche Vexierbilder tauchen in der deutschen Hochgotik erst um 1330 auf, etwa im Fliesenboden der sog. Gerichtslaube, des alten Ratssaales im Lüneburger Rathaus. Vgl. hierzu Becksmann, in: CVMA Deutschland VII, 1, Berlin 1992, S. 86.

[44] Zu den in der Kunst um 1330 vielerorts festzustellenden historisieren-

den Tendenzen vgl. Fritzsche, 1985. Im Charakter vergleichbarer dürften die umfangreichen Reparaturmaßnahmen sein, die man nach Zerstörungen um 1350 an der Lanhausverglasung der Colmarer Dominikanerkirche durchgeführt hat. Vgl. hierzu Becksmann, 1967, S. 54.

ZUR DOKUMENTATION, KONSERVIERUNG UND RESTAURIERUNG DER GLASMALEREIEN DER STADTKIRCHE ST. DIONYS

1 Statisches Gutachten des Ingenieurbüros Dietrich & Partner, Esslingen vom 15. Juli 1993 (LDA Objektakte Esslingen, St. Dionys).

2 Allgemein hierzu: Erfassen und Dokumentieren im Denkmalschutz (Schriftenreihe des Deutschen Nationalkomitees für Denkmalschutz 16), Bonn 1982; Bestandserfassung und Bestandsanalyse an Kulturdenkmälern (Niedersächsisches Landesverwaltungsamt, Materialien zur Fort- und Weiterbildung), Hannover 1993; Wolf Schmidt, Bestandsuntersuchung (Arbeitsblätter des Bayerischen Landesamtes für Denkmalpflege), München 1995.

3 Wentzel, 1958, S. 55-59.

4 Johanna Leißner/Dieter R. Fuchs, Fraunhofer Institut für Silikatforschung, Würzburg: Sensorstudie zur Überprüfung der Außenschutzverglasung am Objekt Stadtkirche St. Dionysius, Esslingen vom 18. März 1991.

5 Dieter R. Fuchs/Hannelore Römich, Fraunhofer Institut für Silikatforschung, Würzburg: Pilotstudie zur Malschichtsicherung an Originalen mittels SZA (Silicium-Zirkon-Alkoxiden), Objekt St. Dionys, Esslingen: 1. Zwischenbericht 1992.

6 An dieser Stelle sei besonders Herrn Dombaumeister Prof. Dr. Arnold Wolff und seiner wissenschaftlichen Mitarbeiterin, Frau Ulrike Brinkmann, aber auch dem Leiter der Glasrestaurierungswerkstatt, Herrn Peter Decker, für ihre Unterstützung sehr herzlich gedankt.

7 An den Kommissionssitzungen haben teilgenommen: Vertreter der Evangelischen Gesamtkirchengemeinde Esslingen (Dekan Scheffbuch, Kirchenpfleger Berger, Herr Clauss), Oberkirchenrat Stuttgart (Baudirektor Memmert), Corpus Vitrearum Medii Aevi Deutschland, Freiburg i. Br. (Prof. Dr. Becksmann), Vertreter der Dombauhütte Köln (Frau Brinkmann, Herr Berkenkopf), Stadtplanungsamt Esslingen (Dr. Hövelborn), Architekturbüro Metzger, Esslingen (Architekten Metzger und Rainer), Vertreter des Landesdenkmalamtes Baden-Württemberg (Landeskonservator Meckes, Gebietsreferentin Frau Dr. Weyrauch, Restaurator Wölbert).

8 Peter Berkenkopf/Otto Wölbert, Bericht zur exemplarischen Untersuchung und Dokumentation der Chorverglasung Esslingen, St. Dionys, August 1993 (LDA Objektakte Esslingen, St. Dionys).

9 Dieser Katalogbeitrag stellt somit eine Kurzfassung der die Gesamtmaßnahme begleitenden Dokumentation dar. Peter Berkenkopf, Restaurator bei der Dombauhütte Köln, leitete die Untersuchungen der sechs Scheiben im Landesdenkmalamt in Stuttgart und war während der Gesamtmaßnahme als Gutachter tätig. Bärbel Roth, Kunsthistorikerin, ist bei der Glasmalereiwerkstatt Saile, Stuttgart, für die Dokumentation verantwortlich. Valentin Saile, Glasmaler und Restaurator, Mitinhaber der Fa. V. Saile, ist beauftragt mit der Durchführung der Dokumentation, Restaurierung und Konservierung. Otto Wölbert, Restaurator beim Landesdenkmalamt Baden-Württemberg, ist Mitglied der Gutachterkommission. Nach Abschluß der Arbeiten kann die Gesamtdokumentation im Archiv der Restaurierungswerkstatt des LDA in Stuttgart eingesehen werden.

10 Die Neuaufnahmen fertigte die Photographin des LDA, Iris Geiger. Bei den 1942 von Robert Bothner anläßlich der Kriegsschutzmaßnahmen angefertigten Aufnahmen handelt es sich um Gesamt- und Detailaufnahmen aller Felder nach Angaben von Prof. Wentzel. Die Negative befinden sich in der Landesbildstelle Württemberg, Stuttgart.

11 Sämtliche Analysen stammen von Frau Prof. Dr. Elisabeth Jägers und Dr. Erhard Jägers, Dipl. Chemiker, Bornheim. Die Ergebnisse sind in den Berichten vom 18. März 1995 und 15. Januar 1997 festgehalten (LDA, Objektakte Esslingen, St. Dionys).

12 Wichtig war hierbei, daß die Viskosität des Paraloids durch Verdünnung in Lösemittel so eingestellt war, daß einerseits ein Durchdringen durch alle Schichten bis zum Glasuntergrund und damit eine neue Haftung gewährleistet war, andererseits ein unkontrolliertes Auseinanderfließen des Harzes in die stark saugenden Ablagerungen der angrenzenden Bereiche verhindert wurde. In einem Teilbereich mußte das Harz zweimal aufgetragen werden, um die gewünschte Stabilität der Malschicht zu erlangen.

13 Das bei Wentzel, 1958, S. 126, in süd III, 6 c noch erwähnte Flickstück aus einer Renaissancescheibe war bereits 1949 durch ein farblich passendes Glasstück ersetzt worden.

14 Wentzel, 1958, S. 122, vertrat die Ansicht, daß es sich hier »entweder um seit alters durch den Brand verschieden ausgefallenes oder aber um krankes Glas« handle.

15 Die Untersuchung der Proben hat wiederum Frau Prof. Dr. Elisabeth Jägers, Bornheim, durchgeführt.

DIE FRANZISKANERKIRCHE UND IHRE GLASMALEREIEN

1 In diesem Sinne hatte bereits Werner Gross, Die Hochgotik im deutschen Kirchenbau. Der Stilwandel um das Jahr 1250, in: Marburger Jb. für Kunstwissenschaft 7, 1933, S. 48, die Esslinger Franziskanerkirche charakterisiert. Auf die Problematik des Langhausabbruchs geht schon die erste monographische Behandlung dieses Baues durch Arthur Renner, Die Barfüßerkirche in Eßlingen (Wissenschaftliche Beilage zum Jahresbericht des Kgl. Gymnasiums in Eßlingen für das Schuljahr 1912/13), Esslingen 1913, S. 17–41, ein. Vgl. neuerdings hierzu Fekete, 1993.

2 Richard Krautheimer, Die Kirchen der Bettelorden in Deutschland, Köln 1925, S. 62f., 139 (Anm. 35f.), 127f., hatte das Langhaus zwar um 1270, den Chor jedoch um 1310 datiert. Er hatte damit Renner (wie Anm. 1), 1913, S. 6–10, 60, widersprochen, der unter Verweis auf umfängliche Stiftungen für den Bau bzw. seine Ausschmückung angenommen hatte, das Langhaus sei um 1246 bereits im Bau, der Chor spätestens um 1275 vollendet gewesen.
Eine gute Abbildung des Freiburger Westfensters findet sich bei Anstett, 1995, S. 116f., dort allerdings als Nordfenster bezeichnet und wohl zu früh datiert.

3 Dies legen zahlreiche Übereinstimmungen in der Schreibweise mit den um 1280 entstandenen Scheiben in St. Dionys nahe. Zur Entwicklung der gotischen Majuskel vgl. Walter Koch, in: CVMA Österreich II,1, Wien 1972, S. LI–LVI.

[4] Der Lettner der Esslinger Franziskanerkirche vertritt den älteren, auf italienische Vorbilder zurückgehenden Typus, derjenige der Gebweiler Dominikanerkirche den jüngeren, bei dem die geschlossenen Wände zwischen den Kapellen fortgefallen sind. Beide Anlagen gehören nach Helma Konow, Die Baukunst der Bettelorden am Oberrhein (Forschungen zur Geschichte der Kunst am Oberrhein 6), Berlin 1954, S. 29, 59 (Anm. 35), zu den wenigen in Bettelordenskirchen aus der Erbauungszeit erhaltenen.

[5] Der Nachweis hierzu bei Fekete, 1993, S. 121. Der Glaser ersetzte damals *16 alte unbrauchbare Stücke* durch Scheiben *von weißem Glas* und bemerkte, *an denen gemalten Fenstern sind 18 Stück schadhaft, welche ganz frisch verbleit werden sollten*, offenbar die noch heute erhaltenen Felder.

[6] Vgl. Karl Jäger, Pfarrer in Bürg, in: Kunst-Blatt Nr. 92 vom 18. Nov. 1834, S. 367. Es heißt dort: »Ihre Glasmalereien verdienen fast noch mehr Aufmerksamkeit, als die der anderen Kirchen. Sie zeichnen sich durch ihre reiche Erfindung aus. Eines der Fenster hat durchaus Blumen und Vögel. Auf der anderen Seite sehen wir z.B. den Fisch des Jonas, Abrahams Opfer, Daniel in der Löwengruppe. Besonders hat uns eine zusammenhängende Darstellung des Lebens Jesu von der Verkündigung seiner Geburt bis zur Himmelfahrt sehr angesprochen.« Zitiert nach Wentzel, 1958, S. 140.

[7] Esslingen, StA, Stiftungsverwaltung 166 (Protokoll vom 12. Mai 1828). – Den bis 1899 bestehenden Zustand hatte noch Heinrich Oidtmann, Die Glasmalerei I: Die Frühzeit bis zum Jahre 1400, Köln 1898, S. 278f., recht genau beschrieben.

[8] Vgl. hierzu nochmals Fekete, 1993, S. 145–155.

[9] Gute Außenaufnahmen beider Chorbauten bei Anstett, 1995, Abb. 126, 142.

[10] Erstmals wurden die Ornamentscheiben der seitlichen Fenster und die figürlichen Scheiben des Achsenfensters von Grodecki/Brisac, 1984, Abb. 195, 203, zeitlich auseinandergerückt.

[11] Vgl. hierzu die zahlreichen Beiträge in den Katalogen der Ausstellungen Die Zisterzienser. Ordensleben zwischen Ideal und Wirklichkeit, Aachen 1980 (Schriften des Rheinischen Museumsamtes 10), Bonn 1980 (zur Glasmalerei der Zisterzienser: Brigtte Lymant, ebenda, S. 345–378), und 800 Jahre Franz von Assisi. Franziskanische Kunst und Kultur des Mittelalters, Krems-Stein 1982 (zur Glasmalerei der Franziskaner: Ernst Bacher, ebenda, S. 638–649).

[12] Ebenso exemplarisch wie überzeugend herausgearbeitet von Hans Belting, Die Oberkirche von San Francesco in Assisi. Ihre Dekoration als Aufgabe und die Genese einer neuen Wandmalerei, Berlin 1977. Daß sich auch in der Farbverglasung der Oberkirche zwei Ausstattungsphasen unterscheiden lassen, ist bisher übersehen worden. Offensichtlich gehören jedoch jene Reste einer farbigen Blankverglasung, die sich in einigen Maßwerkfeldern der Chor- wie der Langhausverglasung (Giuseppe Marchini, in: CVMA Italia I, Florenz 1973, Taf. LXI) erhalten haben, zur Erstverglasung des Baues, die damit den Armutkriterien entsprochen hat.

[13] Grundlegend: Maercker, 1976, S. 1-34, Farbtaf. I–VI, Abb. 1–61; zuletzt hierzu Becksmann, 1995, S. 54–56.

[14] Vgl. hierzu wiederum Becksmann, 1995, S. 101.

[15] Ausführlich bearbeitet von Erhard Drachenberg, in: CVMA DDR 1.1, Berlin 1976, S. 85–147, 151, Abb. 83–107, 217–219; ebenda, S. 115–117, werden auch die Esslinger Ornamentscheiben zum Vergleich herangezogen.

[16] Für die Quadratnetze mit Löwenköpfen und die Blattsterne hatte er bereits auf die um 1300/10 noch nach dem gleichen Kompositionsprinzip geschaffenen Ornamentscheiben im Chor der Erfurter Barfüßerkirche (Maercker, 1976, Abb. 64, 68) verwiesen. Ähnliche Gestaltungselemente begegnen bereits um 1290 in der an ornamentalen Formerfindungen sehr reichen Chorverglasung der Colmarer Dominikanerkirche (Abb. 111). Für die Verbindung von gegenständigen Vögeln mit Eichen- bzw. Weinlaub hatte er auf das wohl erst um 1330 entstandene Ornamentfenster mit gegenständigen Löwen und Papageien im Chor der Erfurter Augustinerkirche (Erhard Drachenberg, Mittelalterliche Glasmalerei in Erfurt, Dresden 1990, Abb. 43f.) verwiesen, doch begegnet dieses Motiv um 1280/90 bereits in der ehemaligen Stiftskirche von Saint-Dié (Meredith Lillich, Rainbow like an Emerald. Stained Glass in the Thirteenth and Early Fourteenth Centuries, London 1991, S. 87, Taf. IV, 19).

[17] Eine umfassende, diese Aspekte berücksichtigende Bearbeitung der hochgotischen Ornamentverglasungen ist noch immer ein dringendes Desiderat der Forschung.

[18] Vgl. hierzu Brigitte Lymant, Die mittelalterlichen Glasmalereien der ehemaligen Zisterzienserkirche Altenberg, Bergisch Gladbach 1979, und die Rez. von Rüdiger Becksmann, in: Kunstchronik 34, 1981, S. 391–402.

[19] Bereits das dreibahnige Westfenster der Wilhelmerkirche (gegen 1310?) und das um 1325 verglaste Chorachsenfenster der ehemaligen Dominikanerkirche in Straßburg (Gatouillat, 1994, Fig. 194, 205) zeigen reine Christuszyklen; für das Chorachsenfenster der Kirche des Doppelklosters der Franziskaner und Klarissen in Königsfelden (Maurer, 1954, S. 92–105, 316-320) wurden gleichzeitig sogar nur vier Passionsszenen ausgewählt und erstmals in Großmedaillons dargestellt. Zu den typologischen Farbverglasungen der Spätgotik vgl. demnächst Sabine Rehm, Typologische Farbverglasungen des 14. bis frühen 16. Jh. im deutschsprachigen Raum (Phil. Diss. München 1997).

[20] Grundlegend: Henrik Cornell, Biblia Pauperum, Stockholm 1925, und Gerhard Schmidt, Die Armenbibeln des XIV. Jh., Graz/Köln 1959. Zur Frage, ob der möglicherweise älteste Typus einer bebilderten Biblia pauperum in St. Florian nicht auf eine Pariser Bilderfindung des späten 13. Jh. zurückgeht, vgl. zuletzt Becksmann, 1992, S. 66–70.

[21] Darauf hat bereits Wentzel, 1958, S. 141, hingewiesen. Offenbar tauchen die in der deutschen Glasmalerei bis zur Mitte des 13. Jh. so beliebten Rankengründe, von einzelnen Ausnahmen abgesehen, erst im zweiten Drittel des 14. Jh., wieder in größerem Umfang auf, bezeichnenderweise in den jüngeren Chorfenstern der Straßburger Dominikanerkirche (Becksmann, 1979, Abb. 398–400). Den französischen Beispielen dürfte daher für Esslingen besondere Bedeutung zukommen. Außer in Troyes, worauf bereits Wentzel hinwies, gibt es in der um 1260 verglasten Südrose von Notre-Dame in Paris (Jean Lafond, in: CVMA France I, 1959, Taf. 9) und um 1270/85 in Saint-Gengoult in Toul (Meredith Lillich, Rainbow like an Emerald. Stained Glass in Lorraine in the Thirteenth and Early Fourteenth Centuries, London 1991, Taf III) mit Rankengründen hinterlegte Szenen.

[22] Grundlegend: Jean Lafond, Essai historique sur le jaune d'argent, in: Trois études sur la technique du vitrail, Rouen 1943, S. 39–116. Zuletzt hierzu Lillich, 1986.

[23] Genannt seien der Märtyrerzyklus in der ehemaligen Konstanzer Dominikanerkirche, der Markusschrein in Reichenau-Mittelzell, das Westfenster aus der ehemaligen Freiburger und die vielleicht aus der Köl-

ner Dominikanerkirche stammenden Reste des Thron-Salomonis-Fensters. Zu diesen um 1300/10 entstandenen Werken vgl. BECKSMANN, 1992, wo auch auf die Rolle der Bettelorden bei der Vermittlung der Pariser Kunst eingegangen wird.

24 Vgl. zu allen genannten Handschriften das bewundernswerte Werk von STERLING, 1987, insbesondere S. 48–50, 54–61, 67–87.

25 Zu den zahlreich aus den Quellen zu erschließenden Pariser Glasmalerei-Werkstätten der Zeit um 1300 vgl. LILLICH, 1985.

26 Sämtliche Spruchbandtexte dieses Fensters sind in gotischer Minuskel geschrieben, wie sie in Nordfrankeich seit dem späten 13. Jh. selbst für monumentale Inschriften üblich geworden war. Der Umstand, daß die Minuskel in der schwäbischen Glasmalerei erst gegen Ende des 14. Jh. auftaucht, hatte BERNHARDT, 1991, S. 94, noch veranlaßt, die Farbverglasung der Franziskanerkirche um 1400 anzusetzen.

DIE FRAUENKIRCHE UND IHRE GLASMALEREIEN

1 Nach KARL PFAFF, Geschichte der Frauenkirche in Eßlingen und ihrer Restauration, Stuttgart 1863, S. 21f., waren hiermit die Münchner Glasmaler Ferstl, Dopfer und Scherer beauftragt worden. Sie haben auch die neuen Ornamentfenster für den Chor angefertigt, nachdem sie zuvor schon die schlichte Farbverglasung der Langhausfenster entworfen und ausgeführt hatten.

2 Vgl. hierzu vor allem das Protoevangelium des Jacobus in der vorzüglichen Edition von EDGAR HENNECKE/WILHELM SCHNEEMELCHER, Neutestamentliche Apokryphen in deutscher Übersetzung I, Tübingen [3]1959. Die um 1260/70 erstmals zusammengestellte *Legenda aurea* lese man in der klassischen Übersetzung von RICHARD BENZ, Jena 1925 (jüngere Ausgaben: Heidelberg o.J.), für seinen Autor sei auf MARIA VON NAGY/N. CHRISTOPH DE NAGY, Die Legenda aurea und ihr Verfasser Jacobus de Voragine, Bern/München 1971, verwiesen. Auch in den Portalprogrammen begegnen seit der Mitte des 14. Jh., gerade im oberrheinisch-schwäbischen Raum, ausführliche Darstellungen des Marienlebens. Vgl. hierzu OTTO SCHMITT, Das Marienleben am Thanner Westportal, in: Oberrheinische Kunst 9, 1940, S. 45–62.

3 Erstmals geschah dies offensichtlich in dem nur in einer Nachzeichnung überlieferten Katharinenfenster im Chor der Oppenheimer Katharinenkirche aus der Zeit um 1280. Vgl. hierzu BECKSMANN, 1989, S. 370f., und KEMP, 1991, S. 280f.

4 Ausgehend von den Esslinger Darstellungen hat HANS WENTZEL, Maria mit dem Christuskind an der Hand. Ein seltenes deutsches Bildmotiv, in: Zs. des Deutschen Vereins für Kunstwissenschaft 9, 1942, S. 203–250, die Entwicklung und Bedeutung dieser Bilderfindung erschlossen.

5 Da WENTZEL, 1958, S. 154f., jedoch davon ausgegangen war, daß der gesamte für St. Dionys bestimmte Scheibenbestand um 1300 entstanden sei, hatte er in den heute in süd IV eingesetzten Scheiben des Marienlebens die Vorbilder für den Zyklus der Frauenkirche gesehen.

6 Das Original dieser Urkunde ist verloren, ihr Inhalt jedoch durch PFAFF (wie Anm. 1), 1863, S. 1, glaubwürdig überliefert. Zuletzt hierzu BERNHARDT, 1980, S. 47.

7 Zur Kapellenordnung von 1321 vgl. BERNHARDT, 1983, S. 89, 96.

8 Grundlegend JOSEPH VON EGLE, Die Frauenkirche in Esslingen. Ein Meisterwerk der Gotik des fünfzehnten Jh., Stuttgart 1908; zuletzt hierzu KOEPF, 1980, S. 6–8.

9 Für die Astwerkrahmung der Mittelbahn hat man übrigens ein zinnobergrünes Glas gewählt, das bereits in den beiden um 1300 für die Stadtkirche geschaffenen architektonischen Bildfenstern in einem gesättigteren Ton verwendet worden war – ein Hinweis auf die gleiche Bezugsquelle?

10 Etwa BECKSMANN, Esslingen, 1992, S. 42, doch mit ähnlichen Einschränkungen wie WENTZEL, 1958, S. 39. Zur Chorverglasung von Saint-Ouen in Rouen vgl. LAFOND, 1970, besonders S. 27–45, 129–144.

Verzeichnis der abgekürzt zitierten Literatur

Lexika

LCI – Lexikon der christlichen Ikonographie I–VIII, begründet von ENGELBERT KIRSCHBAUM, Freiburg i. Br. 1968–1976 (Sonderausgabe 1994)

RDK – Reallexikon zur deutschen Kunstgeschichte, begründet von OTTO SCHMITT, Stuttgart 1937ff.

Reihenwerke und Einzelpublikationen

ANSTETT, 1995 – PETER ANSTETT, Die Baugeschichte von der Spätromanik zur Neuzeit, in: Die Stadtkirche St. Dionysius in Esslingen a. N., Archäologie und Baugeschichte II (Forschungen und Berichte der Archäologie des Mittelalters in Baden-Württemberg 13,2), Stuttgart 1995, S. 9–309

BALET, 1912 – LEO BALET, Schwäbische Glasmalerei (Kataloge der Kgl. Altertümersammlung in Stuttgart 2), Stuttgart/Leipzig 1912

BANGE, 1955 – HANS BANGE, Lux splendida. Szenen aus dem Bibelfenster des Gladbacher Münsters, Mönchengladbach 1955

BECKSMANN, 1966 – RÜDIGER BECKSMANN, Bemerkungen zu einer gotischen Ornamentscheibe aus der Colmarer Franziskanerkirche in der Sammlung Bremen, in: Bonner Jahrbücher 166, 1966, S. 287–292

BECKSMANN, Bildfenster, 1967 – RÜDIGER BECKSMANN, Die architektonische Rahmung des hochgotischen Bildfensters. Untersuchungen zur oberrheinischen Glasmalerei von 1250–1350 (Forschungen zur Geschichte der Kunst am Oberrhein 9/10), Berlin 1967

BECKSMANN, Fensterstiftungen, 1975 – RÜDIGER BECKSMANN, Fensterstiftungen und Stifterbilder in der deutschen Glasmalerei des Mittelalters, in: Vitrea dedicata. Das Stifterbild in der deutschen Glasmalerei des Mittelalters, Berlin 1975

BECKSMANN, 1979 – RÜDIGER BECKSMANN, Die mittelalterlichen Glasmalereien in Baden und der Pfalz ohne Freiburg i. Br. (CVMA Deutschland II,1), Berlin 1979

BECKSMANN, 1986 – RÜDIGER BECKSMANN, Elsässische Scheiben des späten 13. Jh. auf Burg Kreuzenstein. Ein Beitrag zur Rekonstruktion der Chorverglasung der Rufacher Marienkirche, in: Österreichische Zs. für Kunst und Denkmalpflege 40, 1986, S. 143–152

BECKSMANN, 1988 – RÜDIGER BECKSMANN, Deutsche Glasmalerei des Mittelalters. Eine exemplarische Auswahl (Katalog zur Wanderausstellung des Instituts für Auslandsbeziehungen), Stuttgart 1988

BECKSMANN, 1989 – RÜDIGER BECKSMANN, Die mittelalterliche Farbverglasung der Oppenheimer Katharinenkirche, in: St. Katharinen zu Oppenheim, Lebendige Steine – Spiegel der Geschichte, Alzey 1989, S. 357–405

BECKSMANN, Bettelorden, 1992 – RÜDIGER BECKSMANN, Die Bettelorden an Rhein, Main und Neckar und der höfische Stil der Pariser Kunst um 1300, in: Deutsche Glasmalerei des Mittelalters II: Bildprogramme, Auftraggeber, Werkstätten, Berlin 1992, S. 53–75

BECKSMANN, Esslingen, 1992 – Die mittelalterlichen Glasmalereien der Esslinger Kirchen, in: Vom Quellenwert der Inschriften, Vorträge und Berichte der Fachtagung Esslingen 1990 (Supplemente zu den Sitzungsberichten der Heidelberger Akademie der Wissenschaften, Phil.-hist. Klasse 7), Heidelberg 1992, S. 21–62

BECKSMANN, 1995 – RÜDIGER BECKSMANN, Deutsche Glasmalerei des Mittelalters I: Voraussetzungen, Entwicklungen, Zusammenhänge, Berlin 1995

BECKSMANN, 1996 – RÜDIGER BECKSMANN, Die Glasmalereien des Freiburger Münsters und ihre Geschichte, in: Geschichte der Stadt Freiburg im Breisgau I, Stuttgart 1996, S. 359–366

BEER, 1956 – ELLEN J. BEER, Die Glasmalereien der Schweiz vom 12. bis zum beginnenden 14. Jh. (CVMA Schweiz I), Basel 1956

BEER, 1965 – ELLEN J. BEER, Die Glasmalereien der Schweiz aus dem 14. und 15. Jh. ohne Königsfelden und Berner Münsterchor (CVMA Schweiz III), Basel 1965

BEER, 1983 – ELLEN J. BEER, Die Buchkunst des Graduale von St. Katharinenthal, in: Das Graduale von Sankt Katharinenthal, Kommentar zur Facsimile-Ausgabe, Luzern 1983, S. 103–224

BERNHARDT, 1980 – WALTER BERNHARDT, Die Quellen zur Geschichte der Esslinger Frauenkirche und ihre Meister, in: Esslinger Studien 19, 1980, S. 47–71

BERNHARDT, 1983 – WALTER BERNHARDT, Die Quellen zur Geschichte der Esslinger Stadtkirche im Mittelalter, in: Esslinger Studien 22, 1983, S. 85–106

BERNHARDT, 1991 – WALTER BERNHARDT, Die Datierung der mittelalterlichen Glasmalereien in den Esslinger Kirchen, in: Esslinger Studien 30, 1991, S. 87–104

BEYER/WILD-BLOCK/ZSCHOKKE, 1986 – VICTOR BEYER/CHRISTIANE WILD-BLOCK/FRIDTJOF ZSCHOKKE, Les vitraux de la Cathédrale Notre-Dame de Strasbourg (Corpus Vitrearum France IX,1), Paris 1986

BORST, 1977 – OTTO BORST, Geschichte der Stadt Esslingen am Neckar, Esslingen 1977

BRINKMANN (1984) – ULRIKE BRINKMANN, Das jüngere Bibelfenster (Meisterwerke des Kölner Domes 1), Köln o.J. (1984)

DEMMLER, 1900 – EMIL DEMMLER, Die mittelalterlichen Glasmalereien in Eßlingen, in: Christliches Kunstblatt 42, 1900, S. 81–86, 88f., 97–106, 123–128

FEKETE, 1993 – JULIUS FEKETE, Denkmalpflege im 19. und frühen 20. Jahrhundert am Beispiel der Esslinger Franziskanerkirche, in: Esslinger Studien 32, 1993, S. 111–163

FISCHER, ²1937 – JOSEF LUDWIG FISCHER, Handbuch der Glasmalerei (Hiersemanns Handbücher 8), Leipzig 1937

FRITZSCHE, 1985 – GABRIELA FRITZSCHE, Das Speinsharter Wurzel-Jesse-Fenster. Überlegungen zu Datierung und Einordnung einer nicht erhaltenen Farbverglasung, in: Pantheon 43, 1985, S. 5–14

FRITZSCHE, 1987 – GABRIELA FRITZSCHE, Die mittelalterlichen Glasmalereien im Regensburger Dom (CVMA Deutschland XIII,1), Berlin 1987

FRODL-KRAFT, 1967 – EVA FRODL-KRAFT, Die »Figur im Langpaß« in der österreichischen Glasmalerei und die Naumburger Westchor-Verglasung, in: Kunst des Mittelalters in Sachsen (FS Wolf Schubert), Weimar 1967, S. 309–314

FRODL-KRAFT, 1985 – EVA FRODL-KRAFT, Zur Frage der Werkstattpraxis in der mittelalterlichen Glasmalerei, in: Glaskonservierung. Historische Glasfenster und ihre Erhaltung (Arbeitshefte des Bayerischen Landesamtes für Denkmalpflege 32), München 1985, S. 10–22

GATOUILLAT, 1994 – FRANÇOISE GATOUILLAT, in: Les vitraux de Lorraine et d'Alsace (Corpus Vitrearum France, Recensement V), Paris 1994

GEIGES, 1931–1933 – FRITZ GEIGES, Der mittelalterliche Fensterschmuck des Freiburger Münsters, in: Schau-ins-Land 56–58, 1931–1933

GRODECKI/BRISAC, 1984 – LOUIS GRODECKI/CATHERINE BRISAC, Le vitrail gothique au XIIIe siècle, Fribourg/Paris 1984

HAUSSHERR, 1979 – REINER HAUSSHERR, Der typologische Zyklus der Chorfenster der Oberkirche von S. Francesco zu Assisi, in: Kunst als Bedeutungsträger, Gedenkschrift für Günter Bandmann, Berlin 1979, S. 95–128

Kat. Ausst. Heidelberg 1988 – Codex Manesse. Die große Heidelberger Liederhandschrift, Texte, Bilder, Sachen, Universitätsbibliothek Heidelberg, Heidelberg 1988

Kat. Ausst. Krems-Stein 1982 – 800 Jahre Franz von Assisi. Franziskanische Kunst und Kultur des Mittelalters, Krems-Stein 1982

Kat. Ausst. Ottawa 1972 – Art and the Courts. France and England from 1259 to 1328, The National Gallery of Canada, Ottawa 1972

Kat. Ausst. Providence 1977 – Transformations of the Court Style. Gothic Art in Europe 1270 to 1330, Providence/Rhode Island 1977

Kat. Ausst. Straßburg 1989 – Les bâtisseurs des cathédrales gothiques, Les Musées de la Ville de Strasbourg, Straßburg 1989

Kat. Ausst. Zürich 1991 – *edle frouwen – schoene man.* Die Manessische Liederhandschrift in Zürich, Schweizerisches Landesmuseum, Zürich 1991

Kat. Ausst. Zürich/Stuttgart 1992/1993 – Stadtluft, Hirsebrei und Bettelmönch. Die Stadt um 1300, Zürich 1992/Stuttgart 1993

KEMP, 1991 – WOLFGANG KEMP, Parallelismus als Formprinzip. Zum Bibelfenster der Dreikönigenkapelle des Kölner Domes, in: Kölner Domblatt 56, 1991, S. 259–294

KOEPF, 1980 – HANS KOEPF, Die Esslinger Frauenkirche, in: Esslinger Studien 19, 1980, S. 1–46

KOEPF, 1983 – HANS KOEPF, Die Esslinger Stadtkirche St. Dionys, in: Esslinger Studien 22, 1983, S. 1–84

KRUMMER-SCHROTH, 1967 bzw. ²1978 – INGEBORG KRUMMER-SCHROTH, Glasmalereien aus dem Freiburger Münster, Freiburg i.Br. 1967, ²1978

LAFOND, 1970 – JEAN LAFOND, Les vitraux de l'église Saint-Ouen de Rouen I (CVMA France IV,2), Paris 1970

LILLICH, 1985, MEREDITH PARSONS LILLICH, Gothic Glaziers: Monks, Jews, Taxpayers, Bretons, Women, in: Journal of Glass Studies 27, 1985, S. 72–92

LILLICH, 1986, MEREDITH PARSONS LILLICH, European Stained Glass around 1300: The Introduction of Silver Stain, in: Europäische Kunst um 1300 (Akten des XXV. Internationalen Kongresses für Kunstgeschichte Wien 1983, VI,6), Wien/Köln/Graz 1986, S. 45–60

MAERCKER, 1976 – KARL-JOACHIM MAERCKER, in: Die mittelalterliche Glasmalerei in den Ordenskirchen und im Angermuseum zu Erfurt (CVMA DDR 1.1), Berlin 1976, S. 1–83, Abb. 1–82

MAURER, 1954 – EMIL MAURER, Das Kloster Königsfelden (Die Kunstdenkmäler der Schweiz, Kanton Aargau III), Bern 1954

MAURER/GRATWOHL, 1986 – EMIL MAURER/STEPHAN GRATWOHL, Silbergelb in Königsfelden, in: Österreichische Zs. für Kunst und Denkmalpflege 40, 1986, S. 171–175

MAURER, 1989 – HELMUT MAURER, Geschichte der Stadt Konstanz I: Konstanz im Mittelalter 1, Konstanz 1989

OIDTMANN, 1912 – HEINRICH OIDTMANN, Die rheinischen Glasmalereien vom 12. bis zum 16. Jh. I, Düsseldorf 1912

RÖTTGER, 1934 – BERNHARD HERMANN RÖTTGER, Die Kunstdenkmäler der Pfalz III: Stadt und Bezirksamt Speyer (Die Kunstdenkmäler von Bayern, Pfalz III), München 1934

RODE, 1974 – HERBERT RODE, Die mittelalterlichen Glasmalereien des Kölner Domes (CVMA Deutschland IV,1), Berlin 1974

SAUERLÄNDER, 1988 – WILLIBALD SAUERLÄNDER, Medieval Paris, Center of European Taste. Fame and Realities, in: Paris, Center of Aristic Enlightenment, Papers in Art History from the Pennsylvania State University 4, 1988, S. 12–45

SCHILLER, 1980–1988 – GERTRUD SCHILLER, Ikonographie der christlichen Kunst, Gütersloh 1966–1988; I: Inkarnation – Kindheit – Taufe – Versuchung – Verklärung – Wirken und Wunder Christi, ³1981; II: Die Passion Jesu Christi, ²1983; III: Die Auferstehung und Erhöhung Christi, ²1986; IV,1: Die Kirche, ²1988; IV,2: Maria, 1980

STERLING, 1987 – CHARLES STERLING, La peinture médiévale à Paris 1300–1500, I, Paris 1987

SWARZENSKI, 1936 – HANNS SWARZENSKI, Die lateinischen illuminierten Handschriften des XIII. Jh. in den Ländern an Rhein, Main und Donau, Text- und Tafelband, Berlin 1936

VERDIER, 1980 – PHILIPPE VERDIER, Le couronnement de la Vierge, Les origines et les premiers développements d'un thème iconographique, Montréal/Paris 1980

WALZ, 1989 – ALFRED WALZ, Die mittelalterlichen Wandgemälde der ehemaligen Dominikanerkirche in Konstanz (Europäische Hochschulschriften XXVIII, 63), Frankfurt a.M. 1989

WENTZEL, 1949 – HANS WENTZEL, Glasmaler und Maler im Mittelalter, in: Zs. für Kunstwissenschaft 3, 1949, S. 53–62, Abb. 1–29

WENTZEL, 1953 – HANS WENTZEL, Das Mutziger Kreuzigungsfenster und verwandte Glasmalereien der 1. Hälfte des 14. Jh. aus dem Elsaß, der Schweiz und Süddeutschland, in: Zs. für schweizerische Archäologie und Kunstgeschichte, 14, 1953, S. 159–179, Taf. 54–75

WENTZEL, ²1954 – HANS WENTZEL, Meisterwerke der Glasmalerei, Berlin ²1954

WENTZEL, 1958 – HANS WENTZEL, Die Glasmalereien in Schwaben von 1200–1350 (CVMA Deutschland I, 1), Berlin 1958

WENTZEL, 1969 – HANS WENTZEL, Glasmalerei am Bodensee im 14. Jh., in: Beiträge zur Kunstgeschichte des Bodenseeraumes und des Oberrheines (FS Albert Knoepfli), Bern 1969, S. 76–87

Bildnachweis

Corpus Vitrearum Medii Aevi Deutschland (Arbeitsstelle der Akademie der Wissenschaften und der Literatur Mainz), Freiburg i.Br.: 12, 28, 29, 41–54, 57–62, 72-77, 80–83, 98, 100, 101, 106, 113–116 (A. Gössel); 14, 16, 129 (J. L. Fischer); 15, 69 (J. Mutter); 21, 26, 27, 108 (R. Wohlrabe); 24 (G. Dettling); 32, 33 (R. Becksmann); 122–124, 136–138 (R. Harling); 111, 112, 119, 125 (Archiv); 4, 5 (Repros aus: Schmitt, 1924, Taf. 83, 132), 7 (Repro aus: Codex Manesse. Die Miniaturen der Großen Heidelberger Liederhandschrift, Frankfurt a.M. 1988, Taf. 96), 110 (Repro aus: Wentzel, 1958, Textabb. 43), 128 (Repro aus Lafond, 1970, Taf. II)

Landesbildstelle Württemberg, Stuttgart: 1, 8, 9, 34–40, 55, 56, 66, 68, 70, 71, 78, 79, 93, 117, 120, 121, 126, 130–135 (R. Bothner); Archives photographiques, Paris: 2; Bildarchiv Foto Marburg, Marburg: 3; Klaus G. Beyer, Weimar: 6, 23; Sächsische Landesbibliothek Dresden/Deutsche Fotothek: 10 (R. Richter); Universitätsbibliothek, Wroclav (Breslau): 11; Württembergisches Landesmuseum, Stuttgart: 13; Staatsgalerie, Stuttgart: 17; Landesdenkmalamt Baden-Württemberg, Stuttgart: 18–20, 22 (T. Uhland-Clauss), 84-92, 94–97 (I. Geiger), 109 (Archiv); Institut für Glasmalereiforschung und -restaurierung, Nürnberg: 25 (G. Frenzel); Archives des Monuments Historiques d'Alsace, Strasbourg: 30, 35; Kantonales Hochbauamt, Zürich: 63, 64; Ermitage, St. Petersburg: 65; Hessisches Landesmuseum, Darmstadt: 67; Glasmalerei V. Saile, Stuttgart: 99–101 (B. Roth), 102–105; Stadtmuseum Esslingen: 106; Service photographique de la Réunion des Musées Nationaux, Paris: 118; The British Library, London: 127.